非医疗健康管理系列丛书
“双一流”高校本科规划教材

营养与健康促进

主　编　叶心明　马文领
副主编　冯　莉　王　静
主　审　郭红卫

華東理工大學出版社
EAST CHINA UNIVERSITY OF SCIENCE AND TECHNOLOGY PRESS
·上海·

图书在版编目(CIP)数据

营养与健康促进 / 叶心明，马文领主编. —上海：华东理工大学出版社，2021.3

ISBN 978 - 7 - 5628 - 6476 - 9

Ⅰ.①营… Ⅱ.①叶… ②马… Ⅲ.①营养卫生—关系—健康—教材 Ⅳ.①R151.4

中国版本图书馆 CIP 数据核字(2021)第 046700 号

内容提要

本教材以营养促进人体健康、提高各类人群健康水平为着眼点，以高中生物学知识为起点，以提高在校大学生营养科学素养、普及营养与健康促进的基础知识为目的，重点阐述营养学的基本理论和基础知识，并通过营养学的理论和实践，提高不同年龄段和不同生理功能人群、运动员和运动健身人群以及慢性病人群的合理化饮食水平，进而提高机体的健康水平。本教材包括营养与健康促进概述、食物的消化和吸收、能量和营养素、食物营养价值、膳食营养指南、运动员及健身爱好者的营养需求、不同人群的营养需求、慢性病人群的营养需求以及食品安全与管理等内容。本教材具备完善的理论知识体系，内容深入浅出，并密切联系实际，适用于非医学类专业大学生，也可供各类营养师、营养学爱好者学习和参考。

策划编辑 / 吴蒙蒙
责任编辑 / 左金萍
装帧设计 / 徐　蓉
出版发行 / 华东理工大学出版社有限公司
地址：上海市梅陇路 130 号，200237
电话：021 - 64250306
网址：www.ecustpress.cn
邮箱：zongbianban@ecustpress.cn
印　　刷 / 广东虎彩云印刷有限公司
开　　本 / 787 mm×1092 mm　1/16
印　　张 / 13
字　　数 / 281 千字
版　　次 / 2021 年 3 月第 1 版
印　　次 / 2021 年 3 月第 1 次
定　　价 / 48.00 元

本书编委会

主　编　叶心明　马文领

副主编　冯　莉　王　静

编　委　（按姓氏笔画排序）

马文领　海军军医大学（原第二军医大学）

王　静　华东理工大学体育科学与工程学院

叶心明　华东理工大学体育科学与工程学院、非医疗健康管理研究所

史仍飞　上海体育学院运动科学学院

冯　莉　复旦大学附属闵行医院

伍佩英　上海市交通大学附属第一人民医院

陈　燕　杭州师范大学医学部

主　审　郭红卫　复旦大学公共卫生学院

前言

近年来，我国越来越关注国民健康及其身体素质，而通过国民营养学理论和实践知识的普及，不但可以提高国民的身体素质和健康水平，还可以通过营养促进措施遏制慢性病高发的势头，降低国民的疾病负担，提高国民幸福指数。

本教材以高中生物学知识为起点，以向普通大学的非医学类专业在校大学生普及营养学基本知识和技能，促进和提高不同人群的健康水平为目的，系统介绍营养与健康促进相关的基本理论、基本知识和实际操作技能，提高大学生的营养学素养和实际操作能力；使大学生通过系统的学习和实践，掌握营养学的基本理论，并根据不同个体的代谢特征和对营养素需求的不同，提出有针对性的营养指导建议，制定具有特色的饮食规划，切实提高大学生的营养学素养和实际操作水平。

本教材共分为九章，包括营养与健康促进概述、食物的消化和吸收、能量和营养素、食物营养价值、膳食营养指南、运动员及健身爱好者的营养需求、不同人群的营养需求、慢性病人群的营养需求以及食品安全与管理等内容。

本教材的最大特点是兼顾理论性和专业知识完整性的同时，针对非医学类专业大学生医学基础知识较弱的特点，深入浅出地介绍营养与健康促进的专业知识，重视教学实践内容和实际操作技能的培养，目的是提高整个大学生群体的营养与健康素质，并通过广大在校大学生传播给整个社会，最终提高整个国民的营养和健康水平。

在本教材的编写过程中，各位编者均付出了大量的时间和心血，参考了大量营养学界优秀的专著和教材。值得欣慰的是，在编写本教材的过程中我们得到了多位专家和教授的鼓励和鞭策，其中著名营养学家、中国营养学会理事、上海市营养学会理事长、复旦大学公共卫生学院郭红卫教授更是对本教材进行了认真的审阅并提出了宝贵的修改意见，在此一并表示衷心的感谢。但是，由于时间紧促和编者水平所限，本教材肯定会有不足之处，因此希望各位专家和读者不吝指正。

本系列教材得到了华体健康管理(上海)有限公司的鼎力资助，在此深表感谢！

编　者

2020 年 12 月于上海

目录

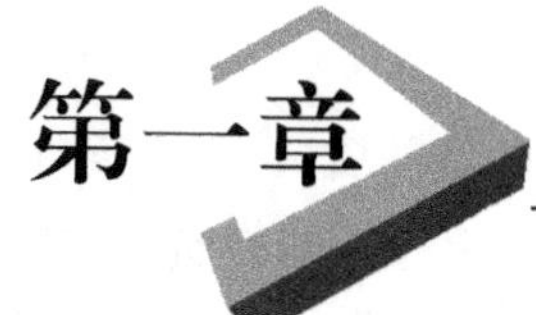

第一章 营养与健康促进概述

[内容提要]

1. 营养学的定义，营养和营养素的区别与联系
2. 营养素的分类、作用和主要食物来源
3. 营养素参考摄入量及其意义
4. 合理营养与平衡膳食的意义及实施方法
5. 运动人群对营养的基本需求

“营养与健康促进”是通过研究营养与人体健康的关系，探讨营养学的基本理论和实践知识，提高全民的营养状况和健康水平的一门学科，是营养学在实践中具体应用的一个分支。营养与健康促进覆盖的范围相当广泛，主要涉及通过营养改善的措施，提高全民的营养水平和生命质量，防治与营养密切相关的营养不足、营养过剩和营养失衡等疾病，促进疾病康复，降低医疗卫生支出，提高人们的幸福指数等内容。

第一节 营养学概述

从字义上来讲，“营”的含义是“谋求”，“养”的含义是“养生”，“营养”就是“谋求养生”。在现代医学体系内，营养被定义为“人体消化、吸收、利用食物或营养物质的动态过程，是人类从外界获取食物满足自身生理需要的过程，包括摄取、消化、吸收和体内利用等”。

营养学是研究机体营养规律以及改善措施的科学，即研究食物与机体的相互作用，食物营养成分(包括营养素、非营养素、抗营养素等)在机体内分布、运输、消化、代谢和利用规律，以及在此基础上采取具体的、宏观的、社会性的措施改善人类健康、提高生命质量的一门学科。根据营养学的定义，我们可以进一步将营养学概括为“研究营养过程、营养需要和营养来源以及营养与健康关系的科学”。其目的是通过研究食物中对人体有益的成分及人体摄取和利用这些成分以维持与促进健康的规律和机制，并采取具体的、宏观的、社会性的措施提高人类健康水平。

现代营养学起源于18世纪末，整个19世纪和20世纪初是发现和研究营养素的鼎盛时期。营养学在发展过程中，不断分化出不同的学科和应用领域，如基础营养学、食物营养学、公共营养学、临床营养学、运动营养学、分子营养学和营养流行病学等。这些学科和领域拓展并深化了营养学的研究范围与应用领域，其中基础营养学是所有营养学分支学科的基础，一方面不同学科和领域的发展完善了基础营养学的理论，另一方面分支学科反过来又拓展了基础营养学的应用范畴，从而形成良性互动。

在营养学中，食物是一个经常被提及的概念。食物和食品的含义基本等同，都是指"能够满足机体正常生理和生化需求，并能延续正常寿命和繁衍种族的物质"。在《中华人民共和国食品安全法》(以下简称《食品安全法》)中，食品是指各种供人食用或者饮用的成品和原料，以及按照传统既是食品又是中药材的物品，但是不包括以治疗为目的的物品(药品)。食品能为机体活动提供能量和各种营养物质，不同的食品提供的营养物质的种类、含量和质量各不相同，这些营养物质就是营养素。

营养素是指食物中可为人体提供能量、构成机体和组织修复以及具有生理调节功能的化学成分。食物除了含有营养素外，还可能含有非营养素类物质，这些物质对人体仍有某些作用和好处，只是没有被归入营养素范畴，这些物质目前被统称为植物化合物，而营养素和植物化合物之外的成分如果在疾病治疗方面能够发挥作用，就可能属于药物的范畴，如某些植物中的生物碱就属于药物成分的范畴，而对人体有害、有毒的物质则属于有毒有害物质的范畴，这样食物成分的特性和归属就可以被分得很清楚。

传统的营养素共分为蛋白质、脂类、碳水化合物、维生素和矿物质五大类。近年来有些人认为水是人体需要的第六大营养素，碳水化合物中的膳食纤维是第七大营养素，但是传统营养素仍指前面的五大类营养素。

第二节　膳食营养素参考摄入量

人体摄入的营养素对人体产生的健康效应，不但与摄入的营养素种类密切相关，还与营养素摄入的量密切相关。一般来说，摄入过多或过少都可能会对机体产生不利的影响，不益于人的身体健康。为此，制定一系列膳食营养素相应的参考摄入量就显得极为必要。

我国自 1955 年开始制定"每日膳食中营养素供给量"(Recommended Dietary Allowance，RDA)，并把 RDA 作为设计和评价膳食质量标准、制订食物发展计划及指导食品加工的参考依据。随着科学研究和社会实践的发展，特别是强化食品及营养补充剂的发展，国际上自 20 世纪 90 年代初期就逐渐开展了关于 RDA 的性质和适用范围的讨论。欧美各国先后提出了一些新的概念或术语，逐步形成了比较系统的新概念体系——膳食营养素参考摄入量(Dietary Reference Intakes，DRIs)，中国营养学会根据中国居民的饮食特点和营养供给需求的变化，于 2000 年 10 月制定并出版了《中国居民膳食营养素参考摄入量》。

进入 21 世纪以来，我国的膳食结构、营养素摄取数量和比例都发生了新的变化，因此中国营养学会组织专家对 DRIs 进行了修订，《中国居民膳食营养素参考摄入量(2013 版)》于 2014 年正式出版。新版本的膳食营养素参考摄入量不仅贯彻了循证医学、风险评估、统计比较等更加科学的研究方法，还大大增加了针对中国居民的内容，因此更加适应中国人的需要。值得欣喜的是，新版本中出现了一个“预防慢性病”的概念，如多摄入钾、少摄入钠有利于预防高血压等，丰富了人们对膳食营养素参考摄入量的认知及其应用范围。

一、膳食营养素参考摄入量的基本概念

膳食营养素参考摄入量是在“每日膳食中营养素供给量”的基础上发展起来的一组每日平均膳食营养素摄入量的参考值，包括平均需要量(Estimated Average Requirement, EAR)、推荐摄入量(Recommended Nutrient Intake, RNI)、适宜摄入量(Adequate Intakes, AI)和可耐受最高摄入量(Tolerable Upper Intake Level, UL)4 项内容(图 1-1)。

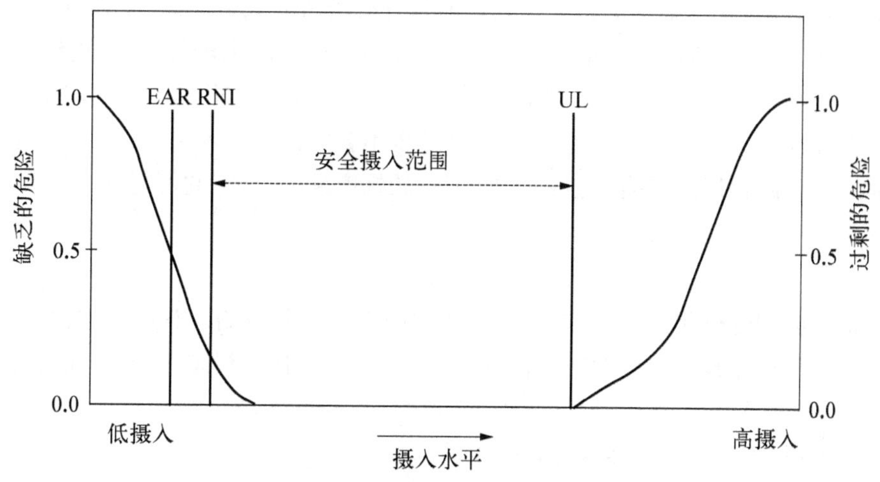

图 1-1　膳食营养素参考摄入量

(一) 平均需要量

平均需要量是根据个体需要量的研究资料，以满足某一特定性别、年龄及生理状况群体中 50%个体需要量的摄入水平。这一摄入水平是制定 DRIs 的基础，但不能满足群体中另外 50%个体对该营养素的需要。

(二) 推荐摄入量

推荐摄入量相当于传统使用的 RDA，是可以满足某一特定性别、年龄及生理状况群体中绝大多数(97%～98%)个体需要量的摄入水平。长期摄入 RNI 水平，可以满足身体对该营养素的需要，保持健康和维持组织中有适当的储备。RNI 的主要用途是作为个体每日摄入该营养素的目标值。RNI 是以 EAR 为基础制订的。如果已知 EAR 的标准差(SD)，则 RNI 为 EAR 加两个标准差，即 RNI＝EAR＋2SD。如果关于需要量的资料不够充分，不能计算 SD 时，一般设 EAR 的变异系数为 10%，这样 RNI＝1.2×EAR。

(三) 适宜摄入量

适宜摄入量是在个体需要量的研究资料不足，不能计算 EAR 并且无法进一步计算

RNI时，而设定的以代替RNI的摄入水平。AI是通过观察或实验获得的健康人群某种营养素的摄入量来估算的。例如，纯母乳喂养的足月产健康婴儿，从出生到4～6个月，他们的营养素全部来自母乳。母乳中供给的营养素量就是他们的AI值，AI的主要用途是作为个体营养素摄入量的目标值。

AI与RNI的相似之处是两者都用作个体摄入的目标值，能满足目标人群中几乎所有个体的需要。AI和RNI的区别在于AI的准确性远不如RNI，并且AI可能显著高于RNI。因此使用AI时要比使用RNI更加小心。

(四) 可耐受最高摄入量

可耐受最高摄入量是平均每日可以摄入某营养素的最高量，这个量不至于损害一般人群中的几乎所有个体的健康。

人体每天都需要从膳食中获得一定量的各种必需营养成分，当一个人群的平均摄入量达到EAR水平时，人群中有半数个体的需要量可以得到满足；当摄入量达到RNI水平时，几乎所有个体都没有发生营养缺乏症的危险。摄入量在RNI和UL之间是一个安全摄入范围，在此范围内，一般不会发生营养缺乏也不会中毒。摄入量超过UL水平再继续增加，则产生毒副作用的可能性随之增加，超过的幅度越大，危害的可能性越大。

二、DRIs的应用

DRIs的应用范围非常广泛，主要包括膳食评价和膳食规划。在膳食评价工作中，用它作为一个尺度，来衡量人们的实际摄入量是否适宜；在膳食规划工作中，用它作为营养状况适宜的目标，以制订既能满足营养需求又经济实惠的膳食计划。

(一) 应用DRIs评价个体营养素摄入量

膳食评价是营养状况评价的重要组成部分，为了获得可靠的结果，评价者需要准确的收集膳食资料，正确选择评价参考值，并且合理地解释所得到的结果。而评价一个人营养状况的理想方法是把膳食评价结果和体格测量、生化检验及临床观察资料结合起来进行分析。

1. 利用EAR和RNI评价个体摄入量

由于在一般的调查中只能收集一个人在有限几天内的膳食资料，所以评价者只能评估在一段时间内观察到的摄入量是高于还是低于相应人群的平均需要量。当观测到的摄入量低于EAR时可以认为被评价对象的营养素的摄入严重不足，且不足的概率高达50%；通过很多天的观测，摄入量达到或超过RNI时可以认为摄入量是充足的。当摄入量在EAR和RNI之间时就难以确定摄入量是否适宜，为了安全起见，还是应当进行改善。

2. 利用UL评价个体摄入量

利用UL衡量个体摄入量的方法是将观测到的摄入量和UL进行比较，推算该个体的日常摄入量是否过高。营养素的摄入量计算应包括膳食摄入、营养强化剂补充和膳食补充剂摄入的总和。如果日常摄入量超过了UL，就有可能对某些个体造成危害。有些营养素过量摄入的后果比较严重，有些甚至是不可逆的。因此摄入量一旦超过了 UL，一定要认真对待。

总体来说，在任何情况下一个人的真正营养素需要量和日常摄入量只能是一个估算结果，因此对个体膳食适宜性的评价结果都是不够精确的，应当结合该个体其他方面的材料谨慎对待。

（二）应用 DRIs 评价群体营养素摄入量

群体中个体对某营养素的摄入量和需要量都是彼此不相同的，如果知道群体中所有个体的日常营养素摄入量和需要量，我们就可以直接算出摄入量低于其需要量的人数占比，确定有多少个体摄入不足。但实际上我们不可能获得此类完备资料，因而只能用适当的方法来估测群体摄入不足的概率。

1. 利用 EAR 评价群体营养素摄入量

EAR 切点法是评价群体营养素摄入量的一种简单而实用的方法。使用这种方法的条件包括三点：营养素的摄入量和需要量之间没有相关，群体需要量的分布可被视为呈正态分布，摄入量的变异要大于需要量的变异。根据现有知识，我们可以假定凡已制定了 EAR 和 RNI 的营养素都符合上述条件，都可以用 EAR 切点法进行评价。

EAR 切点法不要求计算每一摄入水平的摄入不足危险度，只需简单地计算在观测群体中有多少个体的日常摄入量低于 EAR。这些个体在群体中的比例就等于该群体摄入不足个体的比例。

2. 利用 RNI 和 AI 评价群体摄入量

当群体的平均摄入量或中位摄入量等于或大于该群体的 RNI 或 AI 时，则我们可以认为群体中发生摄入不足的概率很低。当平均摄入量或中位摄入量在 RNI 或 AI 以下时，则我们不可能判断群体摄入不足的程度。

3. 用 UL 评价群体摄入量

根据日常摄入量的分布可以确定摄入量过高的风险。把 UL 作为安全摄入量的切点来使用，则群体中日常摄入量超过 UL 的这一部分人就是面临健康风险的人群。

（三）应用 DRIs 为个体制订膳食计划

为个体制订膳食计划的目的是使个体的营养素摄入量接近其 RNI 或 AI，包括设定膳食摄入目标和制订膳食计划两部分。

1. 设定营养素摄入目标

设定营养素摄入目标是参考已经建立的 DRIs 中的所有营养素，设法使膳食提供的各种营养素的摄入量都在安全摄入范围之内，即能达到各自的 RNI 或 AI，而又不超过其 UL。能量的 RNI 等于它的 EAR，所以在计算膳食中能量摄入量时，我们应当用平均能量摄入量作为唯一参考值，而且要随时检测体重，根据体重的情况适时地调整能量目标，以保持适宜的体重。同时考虑膳食的构成，使能量的来源分布更为合理。

2. 制订膳食计划

制订膳食计划常将以食物为基础的膳食指南作为依据。以往营养学界都用 RDA 作为标准，通过多种途径指导人们的饮食消费。在实际工作中制订计划人员可以基于《中国居民膳食指南(2016)》和中国居民平衡膳食宝塔制订食物消费计划，然后再根据食物营养成分数据复查计划的膳食是否满足 RNI 或 AI 而又不超过 UL。

(四) 应用 DRIs 为群体制订膳食计划

为群体制订膳食计划的目的是确定一种日常摄入量的分布，在这种状态下摄入不足或摄入过量的概率都很低。制订群体膳食计划需要分步进行，即确定营养目标，再计划怎样达到这些目标及评估这些目标是否都可以达到。为群体制订膳食计划的方法要根据群体的特点来决定，主要看该群体是一个均匀的群体(如年龄、性别、劳动状况等比较一致)，还是由若干个营养素需要量不同的亚群组成的不均匀的群体。

1. 为均匀的群体制订膳食计划

为一个均匀的群体制订膳食计划，主要步骤包括：确定计划目标(对每一种营养素确定一个摄入不足和摄入过量风险的概率)，计算每一种营养素的"靶日常营养素摄入量分布"(Target Usual Nutrient Intake Distribution)，设计食谱使它能够达到靶日常营养素摄入量分布，并负责监督实施。

2. 为不均匀的群体制订膳食计划

如果群体当中对营养素和能量的需要不是一致的，那么制订计划人员可以将整个群体分为相对均一的亚群，对各个亚群分别制订合理的膳食计划。在对亚群制订膳食计划时，需要特别关注脆弱亚群(营养素的需要量相对他们的能量需要高的群体)膳食计划的制订。

第三节 合理营养与平衡膳食

人们在与大自然的长期斗争中，逐渐发现获取能够维持生命活动的各种食物对人类的生存、种族的延续和人类活动能力的提高发挥着至关重要的作用，而人们在长期的生活实践过程中，由于生产力发展水平的限制，长期处于食物短缺的状态，以致人们为了获取足够的食物以及生产食物的土地和生产资料，不惜发动战争。由于食物短缺，人们在长期与饥饿进行抗争的过程中，逐渐发展起来一套"节俭"基因，即在条件允许的情况下尽可能多地摄取食物以储存能量，供人们不时之需。但是，时至近代，由于生产力水平的高度提升，以西方发达国家为首的国家和地区的食物生产水平得到极大的提高，而人们的"节俭"基因却没有得到改变，人们仍习惯于尽可能多地摄取食物，特别是以高脂肪为主的高能量食物，从而导致肥胖和与此相关的慢性病的流行。

目前，从全世界范围来看，在非洲和拉丁美洲等贫穷落后的国家中，由于食物短缺导致的营养不足(缺乏)的情况仍很普遍，而欧美等发达国家由于食物的丰富和人们富裕程度的提高，导致以肥胖为主的营养过剩非常流行。营养不足和营养过剩都不属于合理营养的范畴，而属于营养不良的范畴。从营养不良的表现形式上来说，营养不良包括营养不足(缺乏)、营养过剩和营养不均衡三种状态,这三种状态均不利于健康,甚至会导致疾病和早亡。

合理营养是指膳食中所提供的营养素种类齐全、数量充足、比例适当,既能满足机体当时的需要,维持人们的正常生产劳动、生长发育,又能促进个人的身体健康,提高健康水平,预防疾病并促进康复。因此,合理营养包含以下几个方面的内容:① 食物所提供的营养素种类齐全、数量充足、比例适当,既不过多也不过少,同时还要保证各种营养素间的均衡;② 保证机体良好功能状态的需要,保证机体整体和各器官的良好功能状态;③ 保证机体良好的生长发育;④ 有足够的能力抵御外来入侵和体内各种组织器官的过早衰老,具有良好的免疫力和抵抗疾病的能力;⑤ 保证机体有一定的营养素储备,以使机体在遭遇特殊情况使营养物质不能足量供给时,通过利用机体的储备物质而渡过难关;⑥ 能够预防疾病、降低疾病的发病率,促进疾病的康复。

为了获得合理的营养,必须提供给机体一种合理而均衡的食物结构或者不同类别食物的合理比例,这种不同食物类别和比例就是食物的膳食模式。能满足人体对能量和各种营养素的需要,保障健康的膳食,即称为合理膳食,也称为均衡膳食。由于受生产水平、文化差异、经济和科学发展水平、饮食习惯、地理地域以及不同社会制度和人群构成等因素的影响,膳食类型形形色色、各不相同。合理膳食首先要做到膳食结构合理,其次要考虑合理的饮食习惯、适宜的烹调方法和合理的膳食制度等。

合理营养的基本要求包括:食品本身应当无毒无害,不含有毒物质及致病微生物;保证用餐者获取必需的能量和各种营养素;保持各营养素之间(如三大营养素之间、必需氨基酸和不同脂肪酸之间、三大营养素与维生素和矿物质之间以及维生素和矿物质内部)的相对平衡,并选择合理的烹调方法、建立适宜的膳食制度和养成良好的饮食习惯,以保证与人体功能状态和体力活动能力相适应的能量及各种营养素的需求,使机体处于一种良好的机能状态,并有利于疾病的预防、治疗和康复,提高生活质量。

第四节　营养对运动的促进作用

人的生命在于运动,这种运动既包括专业的运动训练,也包括平时的生产生活中的各项运动和劳动。其中,运动员的运动能力不仅取决于科学的训练、优秀的身体素质和心理素质,而且取决于良好的健康状态和合理的营养供给。合理营养是科学训练的物质基础,有利于代谢过程的顺利进行和器官功能的调节,对运动员的机能状态、体力适应、运动后的恢复和伤病防治都具有良好作用,能够提高运动员的训练效果和竞技能力。相反,营养不良会削弱训练效果,降低运动竞技能力,影响运动后的康复,甚至对运动员的身体健康和运动生涯造成较大的伤害。因此,在制定全面科学的训练制度时应当优先考虑运动员的合理营养问题。

一、合理营养对运动能力和体能恢复的促进作用

合理营养可以补充运动过程中消耗的能量，以及各种营养素特别是维生素和矿物质，同时可以避免运动对机体造成的伤害。

合理营养可以保证运动的质量和效果，及时补充营养在运动期间显得尤为重要。运动时为了满足供氧的需求，身体会发生一系列变化，这些变化一方面改善了身体机能，另一方面也使机体的营养状况发生改变，主要表现在营养物质消耗增多和有害代谢产物增多。因此，合理营养是保证运动效果、增进身体健康的基础。

合理营养可以促进运动后体能恢复，消除疲劳。运动后能量大量消耗，蛋白质大量分解，电解质丢失，酸性代谢产物堆积等多种原因，会导致身体出现疲劳。及时、合理的营养补充措施，不仅可以在运动中延缓疲劳出现的时间、减轻疲劳的程度，而且可以快速消除疲劳，促进体能恢复，从而保证次日正常的工作和训练，为运动员稳步提高运动成绩奠定基础。

二、运动人群对合理营养的基本要求

合理营养与平衡膳食对促进运动人群的体格发育和提高身体素质，尤其是在提高体力和耐力水平方面，具有重要意义。运动人群对摄取食物种类、食物的数量和质量、进食时间和次数以及食物的烹调方法均有特殊的要求。运动人群的合理膳食包括以下六个方面。

(1) 食物的数量和质量应满足需要。运动人群食物的数量和质量应当满足运动训练或比赛能量消耗的需要，保证全面的营养需要和适宜的食物配比，使运动员能够保持适宜的体能、体重和体脂。

(2) 食物应当营养平衡和多样化。充分保证主食、肉类、乳类、豆类、蔬菜和水果以及菌菇类的均衡摄取，保证每天摄取 12 种以上的食物，每周摄取 25 种以上的食物，以保证食物的多样性和营养摄入的均衡。

(3) 高能量密度和高营养素密度。运动人群一日摄取食物总重量不宜超过 2.5 kg，否则会导致食物体积过大而增加胃肠道负担，影响运动能力。

(4) 注意食物的色、香、味、形状和硬度。

(5) 进食时间应考虑人体的消化机能和运动员的饮食习惯。

(6) 运动前后的食物选择：运动前应摄入含高碳水化合物、低脂肪、适量蛋白质的食物，补充足够水分；训练或比赛中要实时补充水分；训练或比赛结束后，适当补充水分和电解质。

思考题

1. 基本概念：营养、营养素、合理营养、膳食营养素参考摄入量（平均需要量、推荐摄入量、适宜摄入量、可耐受最高摄入量）。

2. 问答题：

(1) 如何理解营养与营养素的关系？

(2) 如何理解合理营养对健康的促进作用？

(3) 如何利用膳食营养素参考摄入量评价个体和群体的营养摄入量是否合理？

(4) 合理营养在提高人的运动能力方面可以发挥哪些作用？

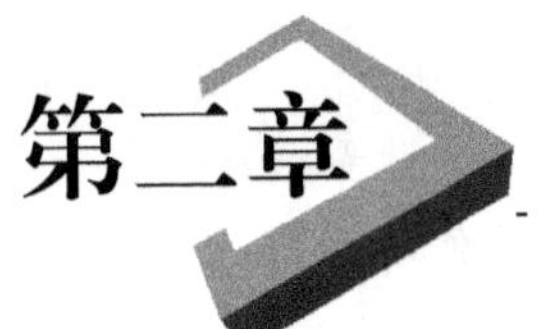

第二章　食物的消化和吸收

[内容提要]

1. 细胞的结构、形态
2. 组成人体九大系统的名称和功能
3. 消化系统的组成和不同消化器官的功能
4. 食物消化和吸收的基本过程

人体是一个有机的整体，其基本的结构和功能单位是细胞。细胞形态各异，但基本结构相似，都包括细胞膜、细胞质和细胞核三个部分。结构、功能相同和相似的细胞及其周围的细胞间质结合在一起构成机体的组织。人体共有四类组织：上皮组织、结缔组织、肌组织和神经组织。不同的组织有机结合在一起，构成有一定形态和特定功能的器官。若干个器官结合起来组成完成某种生理功能的系统。

人体包括运动、消化、呼吸、循环、免疫、泌尿、生殖、神经和内分泌九大系统。各系统在神经体液的调解下，彼此联系、相互协作，共同构成一个完整的有机体(图 2 - 1)。在九

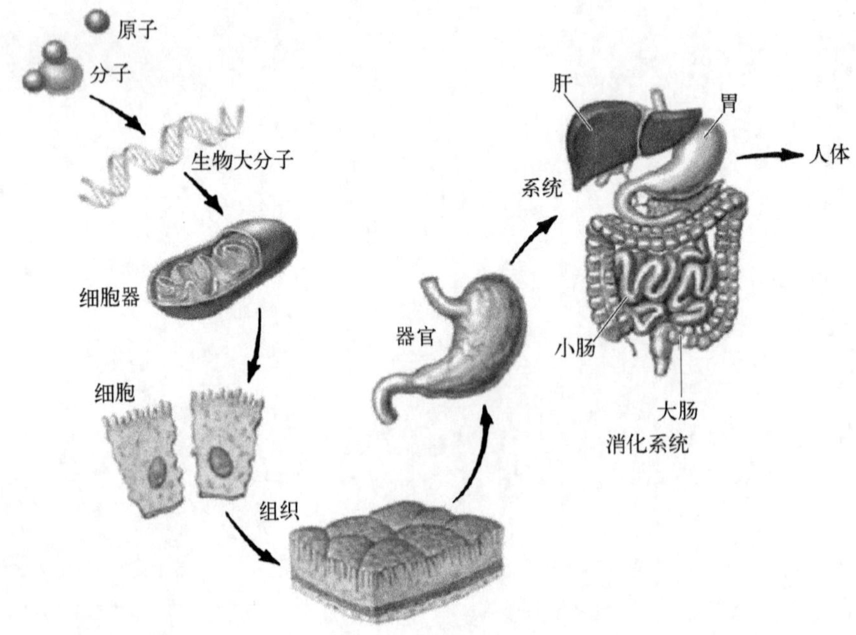

图 2 - 1　人体的组成

大系统中，消化系统负责食物的摄取、消化、吸收和排泄功能，我们所摄取的食物经过消化系统消化后，其所含的营养物质和部分非营养物质被胃肠道吸收，食物的部分残渣和部分有毒有害物质以粪便的形式排出体外。因此，完整的消化系统结构和良好的消化系统功能是保证食物消化吸收的前提。

第一节　消化系统的基本结构和功能

一、消化系统概述

消化系统由消化管和消化腺两大部分组成。

消化管是摄取、消化、吸收食物和排出粪便的管道部分，包括口腔、咽、食管、胃、小肠（十二指肠、空肠、回肠）和大肠（盲肠、结肠、直肠）等。其中口腔至十二指肠（包括口腔、咽、食管、胃、十二指肠）被称为上消化道，空肠以下部分（包括空肠、回肠、大肠）被称为下消化道（图 2-2）。

消化腺能够分泌消化液，促进食物的消化和吸收。消化腺包括大消化腺和小消化腺，大消化腺包括三对唾液腺（腮腺、舌下腺、下颌下腺）、肝和胰。小消化腺分散于消化管各部的管壁内，它们均借导管将分泌物排入消化道内。

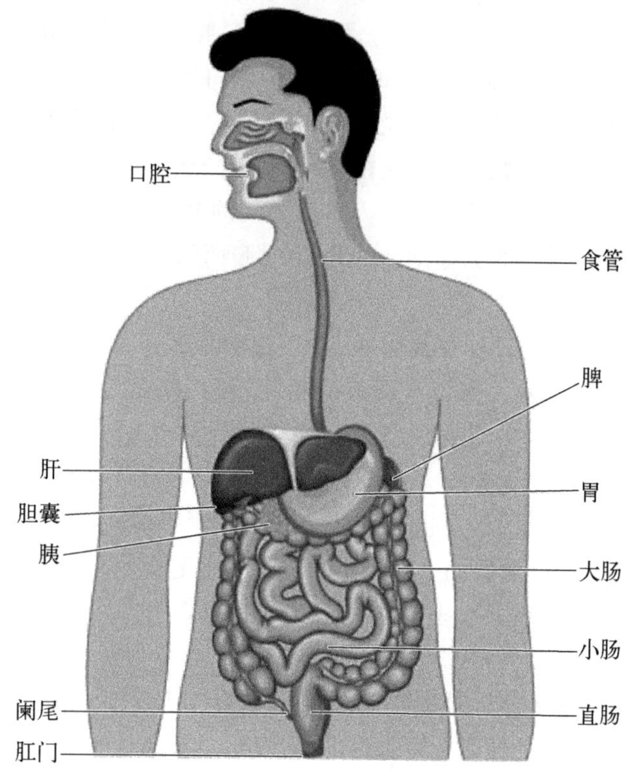

图 2-2　消化系统模式

消化系统的主要功能有如下四个方面。

(1) 消化：食物的消化包括物理性消化和化学性消化两种形式。物理性消化是指消化管对食物的机械作用，包括口腔对食物的切割、研磨、咀嚼，咽、食管的吞咽，胃、小肠和大肠的蠕动，使食物逐渐被研磨、粉碎和推进，食物颗粒逐渐变得细小后，再与消化液充分混合形成食团，并推动食团或食糜下移；化学性消化是指消化腺分泌的消化液对食物进行化学分解作用，例如，把蛋白质分解为肽和氨基酸，把多糖分解为单糖，把脂肪分解为脂肪酸和甘油等。

(2) 吸收：分解后的营养物质被小肠（主要是空肠）吸收，进入血液和淋巴；水分主要在大肠被吸收。

(3) 排出残渣（粪便）：食物残渣以粪便形式排出体外。

(4) 口腔、咽等还与呼吸、发音和语言活动有关。

二、消化道

(一) 口腔

口腔是以骨性口腔为基础，由上下唇包围而构成。其前方经口裂与外界相通，后方经咽峡与咽相通。咽峡由腭垂、两侧腭舌弓及舌根共同围成，是口腔和咽的分界。口腔上壁（顶）为腭，下壁为口底，两侧壁叫颊。口唇分上、下唇，上、下唇结合处称作口角，上唇外面正中的纵行浅沟称作人中，口角外方和鼻翼外侧之间的弧形浅沟称作鼻唇沟。

腭包括硬腭（前 2/3）和软腭（后 1/3），硬腭分隔口腔和鼻腔，软腭后缘游离，其正中央向下的乳头样突起称为腭垂，又名悬雍垂。腭垂两侧向外下方分出两条弓状皱襞，前方的称为腭舌弓，后方的称为腭咽弓，两弓之间形成的凹窝容纳腭扁桃体。咽喉发炎时，腭扁桃体可肿大，突出腭舌弓和腭咽弓，使人在吞咽食物时产生不适和疼痛感。

口腔内的主要器官有牙和舌。牙是人体最坚硬的器官，具有对食物进行机械加工和辅助发音的作用。舌以骨骼肌为基础，表面覆以黏膜而构成，具有搅拌食物、协助吞咽、感受味觉和辅助发音等功能。

口腔附近有三对唾液腺，分别为腮腺、舌下腺和下颌下腺，这三对腺体均开口于口腔，分泌唾液进入口腔。唾液内含有唾液淀粉酶，可以将部分食物中的淀粉分解为麦芽糖。

(二) 咽与食管

咽为漏斗形的肌性管道，上方起于颅底，下方与食管相接，后壁与侧壁完整，前方分别与鼻腔、口腔和喉腔相通。食管为一前后略扁的肌性管道，上端起于咽，下端续于胃。咽和食管将口腔咀嚼与研磨后的食物，以食团的方式推入胃中。

(三) 胃

胃位于腹腔上部，是消化管最膨大的部分，其大小和形态因充盈程度、体型和体位不同而变化。食管送来的食团暂时贮存胃内，与胃液充分混合并进行部分化学性消化后，以食糜形式移送入小肠。

（四）小肠

小肠是消化管中最长的一段，成人的小肠全长为5～7 m，上端从幽门起始，下端与大肠相接，可分为十二指肠、空肠和回肠三个部分。小肠（特别是空肠）黏膜具有许多环状皱襞，皱襞表面的黏膜形成微小的指状凸起，称为小肠绒毛。绒毛中有丰富的毛细血管和淋巴管，可吸收葡萄糖、氨基酸和部分脂肪酸。环状皱襞和绒毛极大地增加了小肠黏膜的吸收面积。此外，黏膜下层中的肠腺还能分泌含有多种消化酶的肠液，也有助于营养物质的吸收。因此小肠是食物消化、吸收的主要部位，其中空肠是吸收营养物质的主要场所。

（五）大肠

大肠是消化管的最后一段，长约1.5 m，起自右髂窝，终于肛门，可分为盲肠、结肠、直肠和肛管。大肠的主要机能是吸收水分，将不消化的残渣以粪便的形式排出体外。

三、消化腺

（一）唾液腺

唾液腺的内容已在口腔中介绍，此处不再赘述。

（二）肝

肝是人体内最大的腺体，我国成年人的肝重占全身总重量的1/40～1/50。肝的功能多样，除能分泌胆汁促进脂肪的消化吸收外，还具有参与多种物质的合成、分解与转化、解毒、吞噬防御以及胚胎时期造血等功能。

1. 参与营养物质的代谢

肝是一个重要的代谢器官，身体内的蛋白质、脂肪和碳水化合物的合成与分解都在肝中进行。

肝在蛋白质的合成和分解的过程中都起着重要的作用。人体组织细胞一般都能合成自己所需要的蛋白质，但是肝除能合成自身所需要的蛋白质以外，还能合成大部分血浆蛋白质（如白蛋白、纤维蛋白原等）。据估计，肝合成的蛋白质占全身合成蛋白质总量的40%以上。患慢性肝炎或严重肝病变的患者，由于蛋白质的合成功能低下，会导致血液中的白蛋白含量显著降低。肝中的氨基酸代谢比其他组织中的氨基酸代谢更为活跃，这是因为肝中含有丰富的催化氨基酸代谢的酶类，谷氨酸-丙酮酸转氨酶（以下简称"谷丙转氨酶"，Glutamate Pyruvic Transaminase，GPT）就是其中之一。正常肝细胞中的GPT很少进入血液，只有肝病变时细胞膜通透性增加，或肝细胞坏死，GPT才会大量进入血液。所以，临床上通过测定血清中GPT的数值，作为反映肝疾病严重程度的重要指标之一。

肝在碳水化合物代谢中也占有重要地位。在肝中，葡萄糖和糖原可以互相转化；从小肠吸收的其他单糖（如果糖、半乳糖等）可以转化为葡萄糖；脂肪和蛋白质代谢过程中产生的某些非糖物质也可以转化成糖。这种转化对维持血液中葡萄糖（以下简称"血糖"）含量的相对恒定至关重要，而恒定的血糖水平可以保证全身（特别是脑组织）葡萄糖的持续供应。血糖的含量通常为3.9～6.1 mmol/L。当大量的食物经过消化，陆续吸收到体内，血糖含量会显著地增加。这时，肝可以把一部分葡萄糖转变成糖原暂时贮存起来，使血糖含量仍然相对稳定。由于细胞进行生理活动需要消耗血糖，因此血糖的含量会逐渐降低。这时肝中的糖原又可以转变成葡萄糖，陆续释放到血液中，使血糖的含量仍然维持在正常范围。

肝在脂类代谢中同样发挥着重要作用。肝细胞分泌的胆汁可以促进脂类的消化和吸收。肝功能障碍时，胆汁分泌减少，脂肪消化不良，就会出现腹胀、厌油腻食物等症状。此外，肝还是合成磷脂和胆固醇的重要场所。

2. 分泌胆汁

肝可以分泌胆汁，成年人每日由肝输出的胆汁为 500～1 000 mL，胆汁经过胆囊储存和浓缩后，排入小肠。胆汁由肝细胞分泌，在胆囊内贮存。当食物进入口腔、胃和小肠时，可以反射性地引起胆囊收缩，胆汁经过胆总管流入十二指肠。胆汁中胆盐的作用是激活胰脂肪酶，将脂肪乳化成极细小的微粒，可以增加脂肪与胰脂肪酶的接触面积，有利于脂肪的消化和吸收；胆汁可以与脂肪酸和脂溶性维生素等结合，形成水溶性复合物，以促进人体对这些物质的吸收。

3. 解毒功能

肝可以将进入体内的有毒物质转化为低毒和无毒的物质。在日常生活中，有些有毒物质(如来自体外的农药，大肠内蛋白质经过细菌的腐败作用而产生的胺等)常常被吸收进入人体，随着血液进入肝；此外，还有一些体内代谢过程中产生的有毒物质也可以随血液进入肝。这两类有毒物质在肝内各种酶的作用下，通过氧化分解或与其他物质结合等方式进行复杂的化学反应，变成无毒或毒性较小或溶解度较大的物质，最后排出体外。例如，肝能将蛋白质分解后产生的对人体有害的氨，转变成对人体无害的尿素，尿素可以经肾脏随尿排出体外；有毒重金属(如铅、汞等)被吸收以后，经过肝的处理，可以随着胆汁经过肠道排出体外。不过，如果毒物过多超过肝的解毒能力，或肝功能减弱时，则会发生中毒现象。

4. 储存功能

肝是维生素 A、D、E、K、B_1、B_6 和 B_{12} 等多种维生素的贮存场所。肝能把食物中的类胡萝卜素转变为维生素 A，因此多吃含有类胡萝卜素的蔬菜(如胡萝卜、番茄等)，就不容易发生维生素 A 缺乏症。

(三) 胰

胰呈长条状，位于腹腔上部胃的后方，胰实质上由外分泌部和内分泌部两部分组成。占大部分的外分泌部分泌胰液(包括淀粉酶、蛋白酶、脂肪酶和碳酸氢钠)，经胰管排入十二指肠，有分解、消化蛋白质以及糖和脂肪的作用。内分泌部是指分散于外分泌部之间大小不等的细胞团，又称为胰岛。胰岛的 α-细胞分泌胰高血糖素、β-细胞分泌胰岛素，这些激素直接进入血液，调节血糖的代谢。其中，胰高血糖素会使血糖升高，胰岛素可通过分布于不同细胞表面的胰岛素受体促进葡萄糖转入细胞内，并促进细胞对葡萄糖的利用以降低血糖。分泌足量的胰岛素和组织细胞表面的受体对胰岛素保持足够的敏感性，是维持正常血糖浓度的必要条件。

外分泌部分泌的胰液呈碱性，pH 为 7.8～8.4，成人每日分泌的胰液为 1～2 L。胰液的主要成分有碳酸氢钠、胰淀粉酶、胰脂肪酶、胰蛋白酶原和糜蛋白酶原等。碳酸氢钠能够中和由胃进入十二指肠的盐酸，并且为小肠内消化酶提供适宜的弱碱性环境。胰蛋白酶原进入小肠以后，在小肠液中的肠激酶的作用下，被激活为胰蛋白酶。胰蛋白酶又可以迅速激活其余的胰蛋白酶原，也可以激活糜蛋白酶原，使其转变为糜蛋白酶。胰蛋白酶和糜蛋白酶共同作用于蛋白质，将蛋白质分解为多肽、短肽和氨基酸。存在于胰液中的胰淀粉酶和少量的胰麦芽糖酶，又可以分别促使淀粉和麦芽糖分解为葡萄糖。胰脂肪酶在胆汁的协同作用下，促使脂肪分解为脂肪酸和甘油。

胰液由于含有消化三种主要营养成分的消化酶，因而是所有消化液中最重要的一种。当胰液缺乏时，即使其他消化液的分泌都很正常，食物中的蛋白质和脂肪仍然不能完全被消化，从而影响食物营养成分的消化和吸收，造成蛋白质、脂肪的消化吸收障碍并影响脂溶性维生素的吸收。

第二节　食物的消化与吸收

一、食物的消化

食物的消化是指食物中的淀粉、蛋白质和脂肪等大分子物质，在消化酶作用下转变成能被肠黏膜吸收的小分子的、分子结构简单物质的过程。食物经过消化后，通过消化管黏膜上皮细胞进入血液循环的过程被称为“吸收”。

食物进入口腔后就开始进行消化，唾液由唾液腺分泌，近于中性，pH 为 6.6～7.1，成人每日分泌的唾液为 1～1.5 L，其中约有 99.4%是水，其余为唾液淀粉酶、溶菌酶和少量的无机物(如含钠、钾、钙的矿物质)等。唾液的主要作用有三点：湿润口腔和食物，便于吞咽；唾液中含有的唾液淀粉酶能促使一部分淀粉分解为麦芽糖；唾液中含有的溶菌酶，有一定的杀菌作用。

食物经口腔的切割和唾液的湿润作用，经舌搅拌后形成食团，经咽、食管进入胃。胃是一个囊状器官，胃壁有很多小腺体，分泌的胃液与食物混合，对食物进行初步的消化。胃壁内的平滑肌具有很大的伸展性，伸长时可达原来长度的 2～3 倍。因此，胃通常可以容纳好几倍于自己排空状态下容积的食物。胃的平滑肌具有持续而微弱的收缩功能，使胃保持一定的紧张性。当大量食物进入胃里时，胃的平滑肌主动放松，使胃的紧张性和胃内压不至于有很大变化。食物进入胃以后，胃体中部开始产生蠕动。蠕动的主要作用是使胃液和食物充分混合，形成食糜，便于消化酶发挥作用，并且把食糜推送到幽门部，然后经过幽门进入十二指肠。

食糜由胃进入十二指肠的过程即胃的排空。胃的排空时间，与食物的数量和质量以及胃的运动状况有关。一般来说，水只需 10 min 就可以由胃排空，碳水化合物则需要 2 h

以上，蛋白质的排空较慢，脂肪更慢。吃了油性大(脂肪含量高)的食物不容易感到饥饿，就是因为这类食物的胃排空时间长。一般混合食物的胃排空时间为4～5 h。胃排空后不久，人体将出现强烈的空胃运动从而产生饥饿的感觉。

胃液呈酸性，pH为0.9～1.5，成人每日分泌的胃液为1.5～2.5 L。胃液的主要成分有胃蛋白酶、胃酸(盐酸)和黏液。此外还含有钠盐、钾盐等无机物。胃蛋白酶能促使蛋白质分解为胨以及少量的多肽。盐酸除能激活胃蛋白酶原以外，还有以下的作用：为胃蛋白酶分解蛋白质提供适宜的酸性环境；抑制或杀死胃内的细菌；进入小肠，能促进胰液、胆汁和小肠液的分泌。黏液的作用是覆盖在胃黏膜的表面形成一层黏液膜，有润滑作用，使食物容易通过，并且能够保护胃黏膜不受食物中的坚硬物质的机械损伤；黏液为中性或偏碱性，能够中和盐酸，减弱胃蛋白酶的活性，从而防止盐酸和胃蛋白酶对胃黏膜的消化作用。

小肠的全长为5～6 m，小肠的运动方式主要有分节运动和蠕动两种。小肠腔面有许多由黏膜和黏膜下层向肠腔突出而形成的环形的皱襞，以及皱襞表面的绒毛。由于皱襞和绒毛的存在，小肠的吸收面积增大了30倍。用光学显微镜观察，可以看到绒毛壁是一层柱状上皮细胞，细胞顶端(面向肠腔的一端)有明显的纵纹。近年来通过电子显微镜观察，可看到上皮细胞顶端的纵纹是细胞膜突起，即微绒毛。每个柱状上皮细胞可以有1 700条左右的微绒毛。微绒毛的存在，又使小肠的吸收面积比上面所估计的数值增大20倍以上。总之，由于环形皱襞、绒毛和微绒毛的存在，小肠的吸收表面积比原来的表面积增大了600倍左右。

小肠液呈弱碱性，pH约为7.6，成人每日分泌的小肠液为1～3 L。小肠液含有多种消化酶，如淀粉酶、麦芽糖酶、蔗糖酶、乳糖酶、肽酶和脂肪酶等。通过这些酶的作用，人体可进一步分解碳水化合物、蛋白质和脂肪，使之成为可以吸收的物质。

二、营养素的消化吸收和转化

(一) 碳水化合物的消化吸收和转化

碳水化合物经过消化分解为单糖(主要是葡萄糖，还有部分果糖和半乳糖)以后，由小肠黏膜吸收入小肠绒毛内的毛细血管，再通过肝门静脉入肝，一部分合成肝糖原贮存起来，另一部分由肝静脉进入体循环，供全身组织利用。

食物中的多糖和二糖在小肠内消化成为单糖(如葡萄糖、果糖、半乳糖等)以后，才被吸收到血液内。所有非葡萄糖的单糖被吸收到血液后，也都要转变为葡萄糖。葡萄糖通过血液循环被运输到人体的各个部分，向下述三个方面转变：① 一部分氧化分解，最后生成二氧化碳和水，并释放能量供生命活动需要；② 一部分被各种组织合成为糖原(肝和骨骼肌是合成糖原的主要器官，糖原在肝中是作为能量暂时贮备，但在肌肉中则能为肌肉活动提供能量)；③ 还有一部分转变为脂肪和某些氨基酸的非氮部分。

(二) 蛋白质的消化吸收和转化

蛋白质主要以氨基酸的形式被小肠黏膜吸收，经过小肠绒毛内的毛细血管进入血液循环。有些未经消化的天然蛋白质或蛋白质分解的中间产物，也可以被小肠黏膜吸收，但吸收量极少。有些人对某种食物过敏，可能是由于某种蛋白质被小肠直接吸收而引起的。近年来的研究指出，蛋白质分解为二肽或三肽后，也可以在肠黏膜处被直接吸收，是蛋白质分解产物的一种新的吸收途径。

食物中的蛋白质消化成各种氨基酸，被吸收到体内以后，有以下四个方面的转变：① 直接被用来合成各种组织蛋白质，包括血浆蛋白和血红蛋白；② 经脱氨基作用而分解为含氮部分（氨基）和不含氮部分，氨基可以转变为尿素而排出体外，不含氮部分可以合成糖类、脂肪，也可以分解成二氧化碳和水，同时释放能量；③ 通过氨基转换作用，氨基可以转移给其他化合物以形成新的氨基酸；④ 经过脱羧基作用，可以产生胺类，如组氨酸脱去羧基（COOH）后，可以生成组织胺。

（三）脂类的消化吸收和转化

脂类在胆盐、胰液和小肠液的作用下消化分解，形成甘油、游离脂肪酸和甘油一酯，以及少量的甘油二酯和未消化的甘油三酯（TG）。胆盐可以与脂肪的水解产物形成水溶性复合物。这些水溶性复合物聚合成脂肪微粒（主要成分为胆盐、甘油一酯和脂肪酸）。有人认为，这种脂肪微粒能被小肠上皮细胞通过吞饮作用而直接吸收；但也有人认为这种脂肪微粒在被吸收时，各主要成分先分离再分别进入小肠上皮细胞。当上述物质（主要是甘油一酯和脂肪酸）进入小肠上皮细胞后，重新合成为中性脂肪，并在外面包上一层由卵磷脂和蛋白质形成的膜，而成为乳糜微粒。乳糜微粒和多数长链脂肪酸进入小肠绒毛内的毛细淋巴管（也称为中央乳糜管），再经过淋巴循环间接进入血液。多数短、中链脂肪酸和甘油可以溶于水，被吸收入毛细血管，直接进入血液循环。由于食物中的动物性和植物性油脂含长链脂肪酸较多，因此脂类的吸收以淋巴途径为主。

食物中的脂类经过消化，再被吸收到体内以后，可能发生以下四个方面的转变：① 在皮下、肠系膜等处贮存起来；② 再分解为甘油和脂肪酸等，然后直接氧化生成二氧化碳和水，或者转变为肝糖原等；③ 参与构成人体的组织；④ 被各种腺体用来产生特殊的分泌物，如外分泌腺所分泌的乳汁、皮脂，内分泌腺所分泌的各种类固醇激素（肾上腺分泌的肾上腺皮质激素，性腺分泌的性激素）等。

思考题

1. 基本概念：消化、吸收、上消化道、下消化道、胰岛。

2. 问答题：

（1）简述细胞的组成。

（2）消化管和消化腺分别由哪些器官组成？

（3）胰岛分泌哪些主要激素，这些激素是如何调节血糖的？

（4）简述蛋白质、脂肪和碳水化合物在消化道内消化吸收的基本过程。

（5）小肠被大部分切除后会形成短肠综合征，将会对消化和吸收产生哪些影响？

第三章 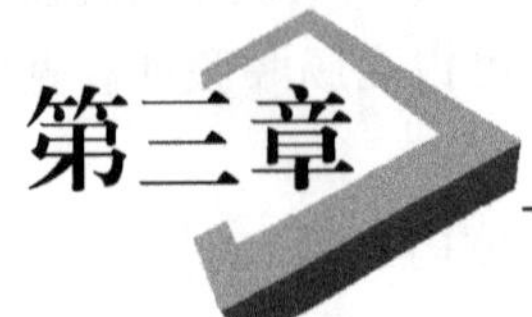 能量和营养素

[内容提要]

1. 能量的单位、能量的来源和消耗途径
2. 蛋白质的功能及分类、氨基酸的分类、蛋白质的互补作用、蛋白质的来源
3. 脂类的功能及分类、脂肪酸的分类及来源
4. 碳水化合物的功能、来源
5. 维生素和矿物质的功能与分类，不同维生素和矿物质的来源、功能、缺乏症的表现
6. 矿物质的功能和分类，影响钙、铁吸收的因素
7. 膳食纤维的分类和作用

人体摄取的食物，在消化道的物理作用和各种消化液的化学作用下，可分解为葡萄糖、脂肪酸、各种氨基酸、维生素和矿物质。这些物质被消化道吸收后，一部分在体内合成机体所需要的物质，参与机体的构成和组织器官的更新；一部分在体内酶的作用下进行分解和代谢，同时产生能量，用以保持正常的体温，供机体做功而完成各种活动，还有一部分物质通过在体内合成激素、细胞因子等调节机体的代谢，以维持机体的功能和活力。

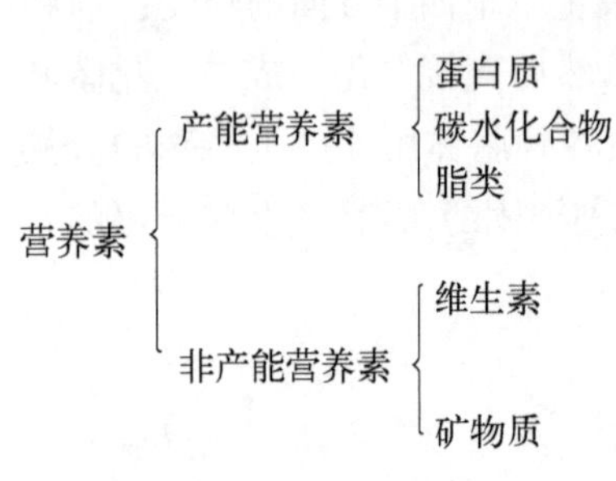

图 3-1 营养素的分类

营养素包括蛋白质、碳水化合物、脂类、维生素和矿物质五大类。其中，前三种在体内能够产生能量，并且机体需要量巨大，因此被称为产能营养素或宏量营养素；后两种在体内不产生能量，需要量也远没有前三种大，因此被称为非产能营养素或微量营养素(图 3-1)。在五大营养素之外，有人将水称为第六大营养素，将膳食纤维从碳水化合物中独立出来，称为第七大营养素。本章首先介绍能量，然后分别介绍不同种类的营养素。

第一节 能 量

能量是一个物理学概念，是用来表征物理系统做功本领的一个物理量。简单来说，一个物理系统做功能力的强弱就代表能量的大小，做功能力越强，所蕴含的能量就越大，否则就越小。

自然界在进化的过程中，包括人类在内的大部分动物都丧失了直接从太阳光获取能量的能力，而必须从食物中储存的能量获得。为了维持生命活动和从事各种劳动，人类必须从食物中获得能量以满足机体需要。食物中的能量以蛋白质、脂类和碳水化合物三种形式储存，进入体内后经过复杂的代谢和分解过程，产生能供机体直接利用的能量。一般情况下，健康的成年人从食物中摄取的能量与消耗的能量经常保持平衡状态，否则就会导致体重有所增减。

一、能量单位

营养学上所使用的能量单位，多年来一直用卡或千卡(kcal)来表示。1 kcal 是指 1 000 g 纯水在一个大气压下的温度由 14.5℃上升到 15.5℃所需要的热量。目前国际通用的能量单位是焦耳(J)，简称焦。1 焦耳是指用 1N 的力将 1 kg 物质移动 1 m 所需要的能量。1 000 J 等于 1“千焦耳”(kJ)；1 000 kJ 等于 1“兆焦耳”(MJ)。两种能量单位的换算关系如下：

1 kcal＝4.184 kJ　　　1 kJ＝0.239 kcal

1 000 kcal＝4.184 MJ　　　1 MJ＝239 kcal

二、生理卡价

1 g 产能营养素在体内氧化产生的能量，称为能量系数，亦称为生理卡价(Caloric Value)。

不同营养素的生理卡价也不同，三种产能营养素在体内氧化实际产生的能量(生理卡价)分别如下：

1 g 碳水化合物：16.81 kJ(4.0 kcal)

1 g 脂肪：37.56 kJ(9.0 kcal)

1 g 蛋白质：16.74 kJ(4.0 kcal)

此外，酒精(乙醇)在体内氧化也可以产生能量，1 g 可提供 29.29 kJ(7.0 kcal)，但多不被利用。

三种产能营养素在体内氧化都可以产生能量，而且三者在代谢过程中可以互相转化，但却不能完全相互替代。在膳食中三者应当有一个适当的比例分配，根据我国居民的膳食习惯，碳水化合物、蛋白质和脂类所提供的能量以分别占总能量的 55%～65%、11%～15%和 20%～30%为宜。

三、能量消耗

机体能量消耗主要用于维持基础代谢、从事体力活动、食物特殊动力作用和生长发育四个方面。

(一) 维持基础代谢

基础代谢是指人体在基础状态下的能量消耗，即排除肌肉活动、环境温度、食物和精神紧张等因素影响条件下的能量代谢。基础代谢应符合以下四个条件：① 进食后12～14 h；② 清醒，静卧0.5 h以上，全身肌肉松弛；③ 避免精神紧张；④ 室温保持在20～25℃。

单位时间内人体每平方米体表面积所消耗的基础代谢能量被称为基础代谢率(Basal Metabolic Rate, BMR)，单位是kJ/(m^2·min)或kcal/(m^2·min)，若以每小时每平方米体表面积的能量消耗为单位，则表示为kJ/(m^2·h)或kcal/(m^2·h)。

正常条件下相同年龄、相同性别的人基础代谢率相近，但不同年龄段和不同性别的人基础代谢率可以相差很大。一般来说，人的年龄越小，基础代谢率越高，婴幼儿的基础代谢率非常高，处于青春期的人会出现一个代谢活跃阶段，以后随着年龄的增长而不断下降，30岁以后每十年下降约2%，60岁以后下降更多，因此老年人的基础代谢率也最低；同年龄的人，由于男性骨骼肌一般较发达，因此男性的基础代谢率要高于女性5%～10%。

人的体型对基础代谢率也有影响。同等性别、年龄和体重条件下，体表面积大者能量散发高，因此瘦高个的基础代谢率高于矮胖者。人体瘦组织(包括肌肉、心、脑、肝和肾等)消耗的能量占基础代谢的70%～80%，因此瘦体重大、肌肉发达者基础代谢率高。除此之外，孕妇、甲状腺功能亢进和应用兴奋剂者也可使基础代谢率有所提高。

在实际应用时，我们常常需要计算一个人的基础代谢率，现在有一些先进的仪器可以根据单位时间内摄入的O_2和呼出的CO_2的量测定基础代谢值，也可以根据表3-1查出的人体基础代谢率乘以体表面积来推算基础代谢的值。

表3-1 人体基础代谢率

年龄/岁	人体基础代谢率/(kJ/m^2)		人体基础代谢率/(kcal/m^2)		年龄/岁	人体基础代谢率/(kJ/m^2)		人体基础代谢率/(kcal/m^2)	
	男	女	男	女		男	女	男	女
1	221.8	221.8	53.1	53.1	30	154.3	146.9	36.9	35.1
3	214.6	214.2	51.3	51.2	35	152.7	146.4	36.5	35.0
5	206.8	202.5	49.5	48.4	40	151.9	146	36.3	34.9
7	197.6	200	47.3	47.8	45	151.5	144.3	36.2	34.5
9	189.1	179.1	45.2	42.8	50	149.8	139.7	35.8	33.4
11	179.9	175.7	43.0	42.0	55	148.1	139.3	35.4	33.3
13	177.0	168.6	42.3	40.3	60	146.0	136.8	34.9	32.7
15	174.9	158.8	41.8	38.0	65	143.9	134.7	34.4	32.2
17	177.0	151.9	42.3	36.3	70	141.7	132.6	33.9	31.7
19	164.0	148.5	39.2	35.5	75	138.9	132.6	33.2	31.7
20	161.0	147.7	38.5	35.3	80	138.1	129.3	33.0	30.9
25	156.0	147.3	37.3	35.2					

体表面积可以由1984年赵松山提出的一个适合中国人的体表面积计算公式(体表面积单位为m^2,身高单位为cm,体重单位为kg)得出:

$$体表面积=0.006\,59\times身高+0.012\,6\times体重-0.160\,3$$

(二) 从事体力活动

除了基础代谢以外,体力活动是影响人体能量消耗的主要因素。因为生理情况相近的人,基础代谢消耗的能量是相近的,而体力活动情况却相差很大。两个年龄、身高和体重相近的人,即使摄入同样的食物,由于所从事体力劳动的劳动强度和持续时间不同,体力活动所消耗的能量可相差2～3倍,一两个月以后体重可以出现明显的差异。

影响体力活动能量消耗的因素主要有三点:① 去脂组织含量(瘦体重)越高者,活动时消耗的能量越高;② 体重越重者,做相同运动消耗的能量越高;③ 活动强度越大、时间越长,能量消耗量越高。总之,体力活动所消耗的能量与劳动强度、持续时间以及工作的熟练程度有关,其中劳动强度为主要影响因素。劳动强度主要涉及人在劳动时牵动的肌肉多少和负荷的大小。某些体育活动和日常生活动作的能量消耗率如表3-2所示[①]。

表3-2　某些体育活动和日常生活动作的能量消耗率

活动/动作名称	能量消耗率		活动/动作名称	能量消耗率	
	kJ/(m^2·min)	kcal/(m^2·min)		kJ/(m^2·min)	kcal/(m^2·min)
睡眠	2.736	0.654	洗手	5.777	1.333
午睡	3.192	0.763	上下坡	26.966	6.445
坐位休息	3.628	0.867	乘坐汽车	4.820	1.152
站位休息	3.690	0.882	打排球	13.615	3.254
走路	11.234	2.685	打乒乓球	14.146	3.381
跑步	28.602	6.836	单杠运动	16.564	3.959
整理床铺	8.841	2.113	双杠运动	18.108	4.328
穿脱衣服	7.012	1.676	爬绳运动	14.058	3.360
看报	3.481	0.832	跳高	22.334	5.338
集合站队	5.268	1.259	拖地板	11.698	2.796
上下楼	18.518	4.426	室内上课	3.770	0.901
洗衣服	26.967	6.445	扫院子	11.820	2.825

关于精神活动对能量代谢的影响:人在平静思考问题时,对能量消耗影响不大,一般不超过4%;但在精神紧张,如烦恼、恐惧或情绪激动时,由于无意识的肌肉紧张以及某些激素分泌增加,可使能量消耗显著增加。

---

① 中国人民解放军总后勤部卫生部.军队卫生学[M].北京:人民军医出版社,2011.

(三) 食物特殊动力作用

食物特殊动力作用又称为食物热效应，是指由于摄取食物而引起能量消耗增加的现象。食物热效应的机制目前还没有被完全研究清楚，但是可能与进食后食物的消化和吸收以及食物在体内生物代谢和生物转化过程中，需要额外增加能量消耗有关。进食碳水化合物时多消耗的能量为其摄入量的 5%～6%；进食脂类时多消耗的能量为其摄入量的 4%～5%；进食蛋白质时多消耗的能量约为其摄入量的 30%；如进食混合膳食，这种多消耗的能量约为原基础代谢的 10%或总能量的 6%。

食物热效应不是凭空产生的，而是需要消耗体内储备的能量。这一部分能量需要通过食物得到不断的补充。如果不能补充这一部分能量，将会导致营养不良。

(四) 生长发育

胎儿、儿童和青少年生长发育时，需要构建新的组织。有学者曾经测定，每增加 1 g 新组织，需要约 20.9 kJ(5.0 kcal)能量。能量摄入必须和生长速度相适应。如果能量摄入不足，生长便会减慢甚至停止。

四、中国居民和运动员的能量需要量

正常成人用于基础代谢和维持体温所消耗的能量差别并不显著，而体力劳动是造成能量消耗差异的主要因素，因此能量参考摄入量是按体力劳动强度制定的。正常人的体力劳动分为轻度、中度、重度三个等级，运动员的体力劳动则分为五个等级。中国居民能量参考摄入量如表 3-3 所示，推荐的运动员膳食能量供给量如表 3-4 所示。

表 3-3 中国居民能量参考摄入量

人群年龄或状态	能量/(kcal/d)					
	轻度体力劳动		中度体力劳动		重度体力劳动	
	男	女	男	女	男	女
6 岁	1 400	1 250	1 600	1 450	1 800	1 650
7 岁	1 500	1 350	1 700	1 550	1 900	1 750
8 岁	1 650	1 450	1 850	1 700	2 100	1 900
9 岁	1 750	1 550	2 000	1 800	2 250	2 000
10 岁	1 800	1 650	2 050	1 900	2 300	2 150
11 岁	2 050	1 800	2 350	2 050	2 600	2 300
14 岁	2 500	2 000	2 850	2 300	3 200	2 550
18 岁	2 250	1 800	2 600	2 100	3 000	2 400
50 岁	2 100	1 750	2 450	2 050	2 800	2 350
65 岁	2 050	1 700	2 350	1 950	—	—
80 岁	1 900	1 500	2 200	1 750	—	—

续　表

人群年龄或状态	能量/(kcal/d)					
	轻度体力劳动		中度体力劳动		重度体力劳动	
	男	女	男	女	男	女
孕妇(早)	—	+0	—	+0	—	+0
孕妇(中)	—	+300	—	+300	—	+300
孕妇(晚)	—	+450	—	+450	—	+450
乳母	—	+500	—	+500	—	+500

注：1. 未制定参考值者用“—”表示。
2. “+”表示在同龄人群参考值基础上的额外增加量。

表 3－4　推荐的运动员膳食能量供给量

运动项目	推荐的能量供给量		
	kcal/d	kcal/kg	kJ/kg
棋盘类(男、女)	2 400 (2 000～2 800)	45±5	188±21
跳水(男、女)、体操(女)、射击(女)、射箭(女)、跳高、跳远	2 800 (2 200～3 200)	50±5	209±21
体操(男)、武术、短跑(女)、乒乓球(男、女)、羽毛球(男、女)、网球、举重(男、<75 kg)、花样游泳、击剑、垒球	3 500 (2 700～4 200)	55±5	230±21
中长跑(男、女)、短跑(男)、篮球(男、女)、排球(男)、足球(男、女)、投掷(女)	4 200 (3 700～4 700)	60±5	251±21
部分足球(男)、投掷(男)、部分游泳(长距离,男、女)、举重(男、≥75 kg)、马拉松长跑	≥4 700	>65	>272

对于从事减肥运动的人来说，选择不同的运动方式和强度与能量消耗的数值密切相关，体力活动强度越大、持续时间越长，消耗能量越多。不同体力活动形式消耗热量参考值如表 3－5 所示，可为日常活动时运动项目的选择提供参考。

表 3－5　不同体力活动形式消耗热量参考值

运动项目	30 min 能量消耗/kcal
静坐、看电视、看书、聊天、写字、玩牌	30～40
轻家务活动：编织、缝纫、清洗餐桌、打扫房间、跟孩子玩(坐位)	40～70
散步(1 600 m/h)、跳舞(慢速)、体操、骑车(8.5 km/h)、跟孩子玩(站位)	100
步行上学或上班、乒乓球、游泳(20 m/min)、骑车(10 km/h)	120

续 表

运动项目	30 min 能量消耗/kcal
快步走 100～200 m/min	175
羽毛球、排球(中等强度)、太极拳、跟孩子玩(走、跑)	150
擦地板、快速跳舞、网球(中等强度)、骑车(15 km/h)	180
网球、爬山(5%坡度)、一般慢跑、羽毛球比赛、滑冰(中等强度)	200
一般跑步、跳绳(中速)、仰卧起坐、游泳、骑车(19～22 km/h)、山地骑车	200～250
上楼、游泳(50 m/min)、骑车(22～26 km/h)、跑步(160 m/min)	300

五、能量与运动能力

(一) 能量平衡

能量平衡即能量的摄入与消耗相等，这是成人能量代谢的最佳状态。但在实际生活和训练中，能量平衡可表现为三种形式。① 能量零平衡：摄入的能量等于消耗的能量，即摄入的能量完全被消耗掉，保持体重不变。② 能量正平衡：摄入的能量大于消耗的能量，婴幼儿和少年儿童在生长发育期的能量处于正平衡阶段，身高体重不断增高；成年人如果处于能量正平衡状态，体重就会不断增加而导致肥胖。③ 能量负平衡：摄入的能量小于消耗的能量，体重不断减轻，减肥即处于能量负平衡的状态。

正常条件下，能量正平衡(能量结余)7 700 kcal，将增加 1 kg 的体重；反之，能量负平衡(能量超支)7 700 kcal，将减少 1 kg 的体重，关于增肥和减重期间的能量需要量，人们可根据预期体重变化速度而相应增减每日摄入的能量。

(二) 提高训练效果

能量摄入量不仅影响耐力，而且影响速度和力量。长时间耐力性运动主要靠有氧代谢供能，糖原储备量对运动耐力极为重要，为提高运动耐力和促进康复，推荐摄糖量为 8～10 g/kg 体重。力量和速度性项目中主要依靠无氧代谢供能，除了促进肌细胞的快速供能之外，肌肉力量极为重要，膳食应提供丰富的蛋白质；另外应多供应碱性食物，防止乳酸性酸中毒。

(三) 提高运动技能

能量摄入过多，会引起体脂肪增加，不利于灵活、高难度动作的完成，还会引起肥胖及相关性疾病；相反，能量摄入不足，体重下降，会导致力量和耐力下降，同时使人的免疫机能减弱，引起各种疾病。

第二节 蛋白质

蛋白质是组成人体一切细胞、组织的重要成分。机体所有重要的组成部分都需要蛋白质的参与，机体的所有代谢过程也都需要在酶的作用下完成，而酶的最主要组成部分就是蛋白质。因此，可以说如果没有蛋白质，机体将失去生命活力，机体的新陈代谢就会终止。

正常人体内的蛋白质含量为16%～19%，并始终处于不断分解又不断合成的动态平衡之中。人体组织蛋白每天都在不断地更新和修复，其量约占人体组织蛋白总量的3%。蛋白质由氨基酸缩合而成，而合成蛋白质的原料氨基酸有一部分可在体内合成，而另外一部分食物来源的蛋白质也是人体合成蛋白质的重要原料。但是食物中的蛋白质，必须在消化道内分解为小分子的低聚肽和氨基酸才能被吸收。如果由于各种因素导致外源性蛋白质直接进入体内，将会引起机体的变态反应，对机体造成损伤。

一、氨基酸

氨基酸是组成蛋白质的基本单位，在人体组织和食物中有20余种。氨基酸主要由碳、氢、氧和氮四种元素组成，有些氨基酸还含有硫和磷等。从化学结构上来说，氨基酸是一种小分子的有机化合物，是羧酸分子中烃基上的氢原子被氨基取代的产物(图3-2)。氨基酸分子中有碱性—NH_2和酸性—COOH，与强酸或强碱都能作用生成盐，因此氨基酸为两性化合物。

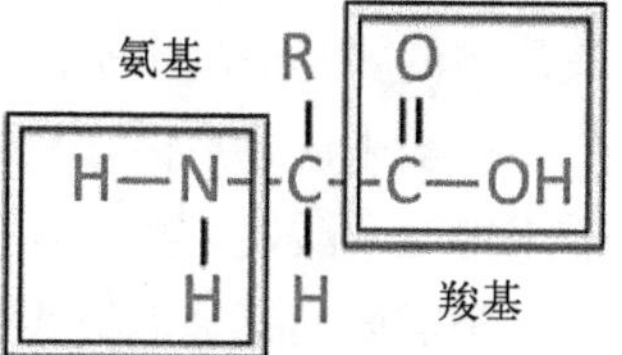

图3-2 氨基酸的分子结构通式

(一) 氨基酸的分类

氨基酸按化学结构可分为脂肪族、芳香族和杂环氨基酸；按是否能在体内合成，则可分为必需氨基酸和非必需氨基酸。

必需氨基酸不能在体内合成或合成量很少，必须由食物蛋白质供给，它们是缬氨酸、亮氨酸、异亮氨酸、苏氨酸、蛋氨酸、苯丙氨酸、色氨酸和赖氨酸8种。后来发现组氨酸为婴儿所必需，因此婴儿的必需氨基酸为9种(表3-6)。

表3-6 人体的必需氨基酸、非必需氨基酸和条件必需氨基酸

	必需氨基酸	非必需氨基酸	条件必需氨基酸
种类	缬氨酸 亮氨酸 异亮氨酸 苏氨酸 蛋氨酸 苯丙氨酸 色氨酸 赖氨酸 组氨酸	天门冬氨酸 天门冬酰胺 谷氨酸 谷氨酰胺 甘氨酸 脯氨酸 丝氨酸 精氨酸 胱氨酸 丙氨酸	半胱氨酸 酪氨酸

非必需氨基酸可在人体内合成或从其他氨基酸转变而来，如天门冬氨酸、天门冬酰胺等(表3-6)。

还有一些氨基酸虽然可在人体内合成，但可能受发育和病理等因素的影响，易发生缺乏，如严重的低体重出生婴儿、处于应激状态或身患某些疾病者等。这些在某些条件下使氨基酸合成受限的氨基酸，被称为条件必需氨基酸，例如，半胱氨酸可由蛋氨酸转变而成，酪氨酸可由苯丙氨酸转变而来，如果膳食能提供这两种氨基酸，则人体对蛋氨酸和苯丙氨酸的需要量可分别减少30%和50%(表3-6)。

(二) 氨基酸模式和限制氨基酸

人体的不同组织所含的蛋白质不同，从不同食物中摄取的蛋白质其氨基酸组成也有巨大差异。每种蛋白质中必需氨基酸的构成比例称为氨基酸模式，即根据蛋白质中必需氨基酸含量，以含量最少的色氨酸为1，计算出的其他氨基酸的相应比值。

将人体必需氨基酸需要量模式作为参考蛋白质，食物蛋白质的氨基酸模式与参考蛋白质的氨基酸模式相比较，可用以评价食物蛋白质的质量。食物蛋白质的必需氨基酸比例越接近参考蛋白质，其营养价值越高。当食物中任何一种必需氨基酸缺乏或过量，则会造成体内氨基酸的不平衡，使其他氨基酸不能被有效利用，从而影响蛋白质的合成。

一般来讲，鱼、肉、奶、蛋等动物性蛋白质和植物中的豆类蛋白质的氨基酸模式与人类需求的氨基酸模式接近，因此营养价值较高，被称为完全蛋白质；植物性蛋白质的氨基酸与人类需要的氨基酸模式相差较大，营养价值较低(表3-7)。

表3-7 几种食物蛋白质和人体蛋白质氨基酸模式

		鸡蛋	牛奶	牛肉	大豆	面粉	大米	人体
氨基酸	异亮氨酸	3.2	3.4	4.4	4.3	3.8	4.0	4.0
	亮氨酸	5.1	6.8	6.8	5.7	6.4	6.3	7.0
	赖氨酸	4.1	5.6	7.2	4.9	1.8	2.3	5.5
	蛋氨酸+半胱氨酸	3.4	2.4	3.2	1.2	2.8	2.8	2.3
	苯丙氨酸+酪氨酸	5.5	7.3	6.2	3.2	7.2	7.2	3.8
	苏氨酸	2.8	3.1	3.6	2.8	2.5	2.5	2.9
	缬氨酸	3.9	4.6	4.6	3.2	3.8	3.8	4.8
	色氨酸	1.0	1.0	1.0	1.0	1.0	1.0	1.0

将食物中的蛋白质的必需氨基酸组成与参考蛋白质相比较，缺乏较多的氨基酸被称为限制氨基酸，其中缺乏最多的一种被称为第一限制氨基酸。例如，谷类蛋白质缺少赖氨酸、色氨酸，影响了其营养价值，我们称为限制氨基酸，其中赖氨酸为第一限制氨基酸。

二、肽

氨基酸分子通过酰胺键形成的化合物称为肽。由两个氨基酸缩合成的肽称为二肽，三个氨基酸缩合成的肽称为三肽，以此类推。氨基酸通过缩合反应形成肽的过程如图 3－3 所示。

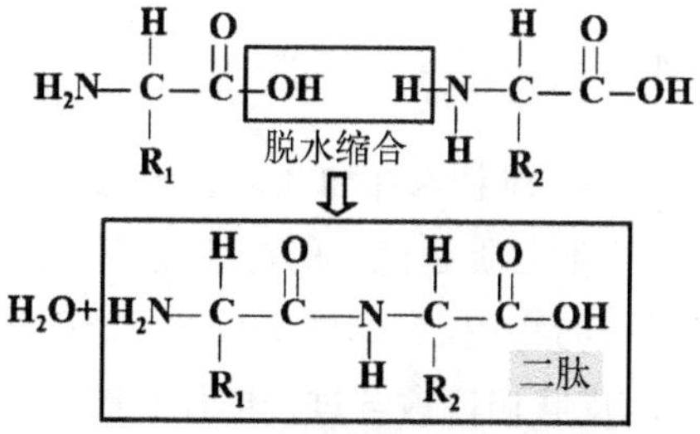

氨基酸缩合后通过酰胺键连接而成的链状结构称为肽链，10 个以下氨基酸残基形成的肽链称为寡肽，也称为短肽或低聚肽，11 个及其以上氨基酸残基组成的肽称为多肽。

图 3－3　氨基酸通过缩合反应形成肽的过程

由于肽同样是由氨基酸缩合而成，因此相同来源的肽和蛋白质具有相同的营养价值，但与蛋白质和氨基酸相比，又有其固有的特点。肽的特点主要有三个方面。① 渗透压低：同等重量时，肽溶液的渗透压比氨基酸溶液要低；当一种液体的渗透压比体液高时，易使人体周围组织细胞中的水分向胃肠移动而出现腹泻。肽溶液的渗透压低，可以克服因氨基酸溶液渗透压高而导致的腹泻。② 溶解度高：与蛋白质相比，肽的溶解度高，能够快速溶解而形成透明的液体。③ 功能活性强：大量研究证明，某些肽特别是寡肽具有提高免疫力、抗氧化、降低血糖和血压、美容和抗衰老等功效。因此，肽是近年来非常活跃的研究领域，其应用涉及生物学、医学、化学等多种学科，在食品科学研究及功能食品开发中也显示出很好的前景。

三、蛋白质的分类

蛋白质根据其化学结构可以分成简单蛋白质和结合蛋白质两个主要类型。简单蛋白质又称为单纯蛋白质，只含氨基酸及其衍生物，结构比较简单，主要有清蛋白、白蛋白、球蛋白、谷蛋白和醇溶蛋白等。结合蛋白质则结合了各种非蛋白质物质，结构较为复杂，如色蛋白、核蛋白、糖蛋白、磷蛋白、脂蛋白、卵磷蛋白、金属蛋白和黏蛋白等。

根据蛋白质的营养价值，蛋白质可分为完全蛋白质、半完全蛋白质和不完全蛋白质三类。

1. 完全蛋白质

完全蛋白质所含必需氨基酸种类齐全、数量充足、比例适当，不但能维持成人的健康，而且能促进儿童的生长发育，例如，乳类中的酪蛋白、乳白蛋白，蛋类中的卵白蛋白、卵磷蛋白，肉类中的白蛋白、肌蛋白，大豆中的大豆蛋白，小麦中的麦谷蛋白，玉米的谷蛋白等。

2. 半完全蛋白质

半完全蛋白质所含必需氨基酸种类齐全，但有的数量不足、比例不适当，可以维持生命，但不能促进生长发育，如小麦中的麦胶蛋白。

3. 不完全蛋白质

不完全蛋白质所含必需氨基酸种类不全，既不能维持生命，也不能促进生长发育，如玉米中的玉米胶蛋白、动物结缔组织和肉皮中的胶原蛋白、豌豆中的豆球蛋白等。

四、蛋白质的生理功能

1. 维持人体组织的生长、更新和修复

蛋白质是机体所有细胞、体液的重要成分，是构成肌肉、内脏、骨骼和内分泌系统等所必需的物质，是机体生长发育、组织更新的物质基础，也是组织器官修复的物质基础。例如，皮肤切口愈合过程即伴有胶原蛋白的增生和愈合。

2. 构成生理活性物质，调节机体的生理功能

机体生命活动之所以能够有条不紊地进行，有赖于多种生理活性物质的调节。而蛋白质在体内是构成某些具有重要生理活性物质的成分，参与调节生理活动。例如，核蛋白构成细胞核的一部分并影响细胞功能；酶蛋白具有促进食物消化、吸收和利用的作用；免疫球蛋白具有维持机体免疫功能的作用；机体的运动是通过骨骼肌的收缩而实现的，而骨骼肌中起收缩作用的是肌纤维蛋白；血液中的脂蛋白、运铁蛋白和视黄醇结合蛋白具有运送营养素的作用，血红蛋白具有携带运送氧的功能，白蛋白具有调节渗透压、维持体液平衡的功能；激素则具有调节体内各器官和生理活性成分的功能。

3. 供给能量

当食物中的碳水化合物和脂肪供给不足时，蛋白质可作为能量来源物质。1 g 蛋白质在体内氧化可提供 16.7 kJ(4.0 kcal)的能量。

五、蛋白质的代谢

(一) 蛋白质的消化与吸收

由于唾液中不含有分解蛋白质的酶，因此食物蛋白质的消化始于胃。胃中的胃酸先使蛋白质变性，破坏其空间结构以利于酶发挥作用。胃内消化蛋白质的酶为胃蛋白酶，在酸性环境下胃蛋白酶将部分蛋白质分解为多肽及少量氨基酸。当发生萎缩性胃炎时，胃黏膜萎缩导致胃酸分泌能力下降，胃内 pH 升高，将导致胃对蛋白质的消化能力减弱而引起消化不良。

食物蛋白质消化的主要场所在小肠。小肠内的蛋白酶主要来源于胰腺的外分泌部的胰蛋白酶和糜蛋白酶，另外小肠黏膜细胞也可以分泌部分蛋白酶。小肠中的胰蛋白酶和糜蛋白酶使蛋白质分解为游离氨基酸和短肽(主要是二肽和三肽)，并迅速地被肠黏膜细胞所吸收。在小肠黏膜刷状缘中肽酶的作用下，短肽进一步分解为氨基酸单体，然后被吸收进入肝门静脉。

游离氨基酸被肠黏膜细胞吸收时，需要与肠黏膜刷状缘存在的载体相结合。这类载体可多达 9 种，其中主要包括分别转运中性氨基酸、酸性氨基酸和碱性氨基酸的载体。短肽的吸收则靠肠黏膜细胞上的二肽或三肽转运体系，此种转运体系也是一个耗能的主动转运过程。不同二肽的吸收具有相互竞争作用。

(二) 蛋白质的利用及排泄

氨基酸被吸收进入血循环后，可被体内不同组织细胞迅速地吸收并利用，用于各种组

织的生长和更新。组织蛋白质更新的速率随组织性质不同而异，肠黏膜蛋白质更新只需要 1～3 d，肝脏组织蛋白质更新亦较快，肌肉组织蛋白更新较慢但数量较大，根据估计成人每天可达 7.5 g。

在肝脏中未被利用合成蛋白质的游离氨基酸，经脱氨基作用，可转化为生糖氨基酸和生酮氨基酸，进而转化成葡萄糖和甘油三酯，以作为能源被利用。未被用于合成组织蛋白质的多余的游离氨基酸，可经脱氨基作用形成尿素被排出体外。

（三）氮平衡

蛋白质是机体重要的氮源，在一定时间内摄入氮和排出氮之间的关系被称为氮平衡。在日常生活中，人体每天会由于皮肤、毛发和黏膜的脱落，妇女月经期的失血及肠道菌体死亡排出等损失 20 g 以上的蛋白质，即必要的氮损失。理论上只要从膳食中获得相当于必要的氮损失量的蛋白质，就可满足人体对蛋白质的需要。

人体摄入氮是指通过蛋白质摄入的氮，排出氮是指机体通过各种途径排出的氮的总量，包括经粪便(粪氮)、尿液(尿氮)和皮肤排出的氮(皮肤氮)。氮平衡状况计算公式如下：

$$B = I - (U + F + S + M)$$

式中，B 代表氮平衡状况，I 代表食物中氮摄入量，U、F、S、M 依次代表尿氮、粪氮、皮肤氮和其他氮排出量。尿氮、粪氮、皮肤氮和其他氮排出量总和为总氮排出量。当 $B=0$ 时表示零氮平衡，$B>0$ 时表示正氮平衡，$B<0$ 时表示负氮平衡。

氮平衡包括以下三种情况。

(1) 零氮平衡：当摄入氮与排出氮相等时，为零氮平衡。

(2) 正氮平衡：当摄入氮多于排出氮时，则为正氮平衡，当儿童处于生长发育阶段时、妇女怀孕时、疾病恢复时以及运动和劳动需要增加肌肉时都应该保持适当的正氮平衡，来满足机体对蛋白质额外的需要。

(3) 负氮平衡：当摄入氮小于排出氮时，则为负氮平衡，人在饥饿、疾病以及老年时往往处于这种状况，应注意尽可能减轻或改变负氮平衡，以促进健康、促进疾病康复和延缓衰老。

六、蛋白质供给量与食物来源

（一）蛋白质的推荐摄入量

我国规定从事轻度体力劳动的成年男性的蛋白质推荐摄入量为 75 g/d，成年女性的蛋白质推荐摄入量为 65 g/d；正常成人的蛋白质推荐摄入量为 1.16 g/(kg·d)，不同年龄的人蛋白质供给量差别很大，儿童每千克体重蛋白质供给量明显高于成人，这是因为儿童基础代谢率高且生长发育需要更多的氮。中国居民膳食蛋白质推荐摄入量如表 3－8 所示。

运动员和健身爱好者在运动训练和比赛期间，蛋白质的需要量大于普通人，蛋白质提供的能量可占总能量的 15%，最大可达到 20%。正常人的蛋白质需要量一般为 1.2 g/kg 体重，运动员可达到 1.5 g/kg 体重，特殊情况下可达到 2 g/kg 体重。但是蛋白质的供给

表 3-8　中国居民膳食蛋白质推荐摄入量

人群年龄或状态	推荐摄入量/(g/d)	
	男	女
6岁	35	35
7岁	40	40
8岁	40	40
9岁	45	45
10岁	50	50
11岁	60	55
14岁	75	60
18岁	65	55
50岁	65	55
65岁	65	55
80岁	65	55
孕妇(早)	—	+0
孕妇(中)	—	+15
孕妇(晚)	—	+30
乳母	—	+25

注：1. 未制定参考值者用“—”表示。
2. “+”表示在同龄人群参考值基础上的额外增加量。

量不宜太高，一般不要超过 150 g/d，如果蛋白质的供给量高于 200 g/d，可能给肾脏造成巨大压力，甚至导致肾功能衰竭。另外，大量摄入蛋白质会导致机体脱水，代谢不利，有可能引起泌尿系统结石和便秘。同时，高蛋白质食物常伴随高脂肪摄入，会提高中年后形成动脉粥样硬化和高脂血症的风险。

(二) 蛋白质的食物来源

蛋白质的食物来源有动物来源和植物来源两大类，即形成动物性蛋白质和植物性蛋白质。动物来源主要包括各种肉类(如禽肉、畜肉、鱼肉、虾肉、蟹肉等)、蛋类和乳类，一般蛋白质含量高，并且营养价值高，为典型的优质蛋白质；植物性蛋白质来自谷薯类、豆类和坚果类，一般其营养价值低于动物性蛋白质，但其中豆类蛋白质的营养价值较高，也属于优质蛋白质。常见食物中蛋白质的含量如表 3-9 所示。

表 3-9　常见食物中蛋白质的含量

单位：g/100 g

食物名称	蛋白质	食物名称	蛋白质	食物名称	蛋白质
黄豆	35.1	羊肉(瘦)	20.5	小豆(赤)	20.2
绿豆	21.6	猪肉(瘦)	20.3	牛肉(瘦)	20.2

续 表

食物名称	蛋白质	食物名称	蛋白质	食物名称	蛋白质
青鱼	20.1	猪肉(肥瘦)	13.2	胡萝卜	1.4
兔肉	19.7	鸡蛋(白皮)	12.7	大白菜	1.3
猪肝	19.3	小麦粉(标准粉)	11.2	芹菜(茎)	1.2
鸡	19.3	挂面(标准粉)	10.1	甘薯	1.1
羊肉(肥瘦)	19.0	稻米(籼米、标二)	9.5	枣(鲜)	1.1
海鳗	18.8	方便面	9.5	杏	0.9
鲳鱼	18.5	玉米(白)	8.8	芹菜	0.8
牛肉(肥瘦)	18.1	稻米(粳米、标二)	8.0	黄瓜	0.8
鲢鱼	17.8	枣(干)	3.2	橙	0.8
带鱼	17.7	牛乳	3.0	南瓜	0.7
鲤鱼	17.6	豆角	2.5	柑	0.7
河虾	16.4	韭菜	2.4	葡萄	0.5
鸭	15.5	马铃薯	2.0	梨	0.4
黄鳝	15.4	豆浆	1.8	苹果	0.2

(三) 蛋白质的互补作用

同时食用两种或两种以上食物蛋白质,其中所含有的必需氨基酸取长补短,能够达到较好的比例,从而提高蛋白质利用率的作用,可称为蛋白质的互补作用。例如,表 3-10 中由小米、大豆和玉米组成的混合物,其蛋白质生物价(BV,即食物中可以被人体吸收保留的氮的百分比)可提高到 73,与肉类蛋白质的生物价相近。在调配膳食时,为充分发挥蛋白质的互补作用,应遵循三个原则:① 食物的生物学种属愈远愈好;② 搭配的种类愈多愈好;③ 食用时间愈近愈好,同时食用最好。因此,在饮食中提倡食物多样化,将多种食物混合食用,使必需氨基酸互相补充,使其蛋白质氨基酸模式更接近人体的需要,以提高蛋白质的营养价值,这种现象被称为“蛋白质的互补作用”。

表 3-10 几种食物混合后蛋白质的生物价

食物名称	生物价	混合食物中所占的比例/%		
		混合食物 1	混合食物 2	混合食物 3
小麦	67	37	—	31
小米	57	32	40	46
大豆	64	16	20	8
豌豆	48	15	—	—

续 表

食物名称	生物价	混合食物中所占的比例/%		
		混合食物 1	混合食物 2	混合食物 3
玉米	60	—	40	—
牛肉(干)	76	—	—	15
混合蛋白质生物价	—	74	73	89

七、人体蛋白质营养状况评价

(一) 身体测量

身体测量是鉴定机体蛋白质营养状况的重要方法。身体测量指标主要包括体重、身高、上臂围、上臂肌围、上臂肌面积、胸围以及生长发育指数等。

(二) 生化检验

生化检验主要包括血液蛋白质含量测定和尿液蛋白质代谢产物测定。

1. 人血清白蛋白

人血清白蛋白在血液中含量较高,半减期为 20 d,正常范围为 35～55 g/L;患蛋白质缺乏症时其含量明显降低。

2. 血清运铁蛋白

血清运铁蛋白在血液中含量较少,半减期为 10 d,正常范围为 2.65～4.30 g/L,是较人血清白蛋白更敏感的指标。

3. 前白蛋白

前白蛋白在血液中含量极少,半减期为 2 d,正常范围为 280～350 mg/L。

4. 视黄醇结合蛋白

视黄醇结合蛋白在血液中含量极微,半减期为 0.5 d,正常范围为 26～76 mg/L。

5. 血清氨基酸含量

血清中一些氨基酸含量及其相互比例在蛋白质缺乏时会发生变化,可表现为丝氨酸、酪氨酸和天门冬氨酸的含量增高,异亮氨酸、亮氨酸和缬氨酸的含量降低,两者的比值增大。

6. 尿肌酐

尿液中的肌酐是肌肉中肌酸的代谢产物,尿肌酐的数量反映肌肉的数量和活动,间接反映体内肌肉中蛋白质的含量。当蛋白质缺乏时,尿肌酐含量则会降低。

八、运动与蛋白质

(一) 运动中蛋白质代谢的特点

人体在运动过程中处于一种特殊的应激状态,身体机能也随之产生一系列的适应性变化。同样,运动中蛋白质的代谢也会因身体机能的变化而变化。

1. 蛋白质合成与分解

不同的运动项目中蛋白质合成和分解的速度不尽相同。人在生理范围内进行力量训练时，机体其他部位的蛋白质合成减少，而骨骼肌中蛋白质合成增加，从而使肌纤维增粗，力量增大。如果运动过程中出现疲劳积累则会引起骨骼肌中蛋白质合成减慢，分解加速，蛋白质含量减少，肌纤维变细，肌肉力量明显下降。

2. 氨基酸的氧化供能作用

在蛋白质、脂类和碳水化合物三大营养物质中，蛋白质在运动中供能的比例相对较小。氨基酸氧化可满足运动中人体5%～15%的能量需求。在体内肌糖原储备充足时，蛋白质供能仅占总能量需求的5%左右；在大部分运动情况下，蛋白质供给总能量的6%～7%。在体内肌糖原耗竭时氨基酸供能可上升至10%～15%，这取决于运动的类型、强度和持续时间。耐力运动时支链氨酸的氧化作用增强，其氧化速度与运动强度呈正比。

(二) 常用的运动营养补充剂

在蛋白质的补充方面，大多数的运动营养补充剂都是以氨基酸和多肽物质的形式进行，以提高蛋白质的吸收和利用率。氨基酸类物质有促进合成代谢的作用。通过营养补充，机体自身分泌的生长激素、胰岛素、睾酮和相关激素水平得以提高，获得适应性应激、超量恢复和运动能力增长的最佳激素环境，达到促合成、增力量的目的。常用的蛋白质类运动营养补充剂及其作用如下。

1. 乳清蛋白

乳清蛋白是含必需氨基酸种类齐全、比例适当的蛋白质，是维持和修复机体及细胞生长所必需的，它不仅影响机体组织如肌肉的生长，还参与激素的产生、免疫功能的维持、营养物质的转运和血红蛋白的生成等多方面。给运动员使用乳清蛋白，无论是单独补充还是与其他产品配合使用，皆有不错的效果。

(1) 纯乳清蛋白：纯乳清蛋白热量低，可较好地控制热量，也可协助推动胰岛素样生长因子 IGF-1，帮助身体燃烧脂肪、增加瘦肌肉组织。

(2) 乳清蛋白加肌酸：可以促进肌肉组织迅速消除疲劳，适用于力量运动员大强度训练期间。

(3) 乳清蛋白加糖：可以增加能量储备，提高免疫力，适合耐力项目使用。

目前最流行的蛋白质类运动营养补充剂中最好的就是乳清蛋白。乳清蛋白易于吸收、含有完整氨基酸群，在市场上拥有极高的评价。

由于乳清蛋白具有优异的生理价值，其生物价高于鸡蛋、牛肉，因此受到健身者极大的欢迎。标准用法是在运动后30～40 min，喝1～2份(22～45 g)乳清蛋白。

不同乳清蛋白在维持人体健康方面的机制是相似的，就是乳清蛋白浓缩物可显著增加机体中谷胱甘肽的能力。谷胱甘肽是体内最重要的水溶性抗氧化剂之一，可保护细胞，并对各种有害物质，如致癌物质、过氧化物和重金属，具有解毒作用。谷胱甘肽也和免疫功能有密切关联。乳清蛋白浓缩物对于增加谷胱甘肽的抗氧化能力显著高于酪蛋白、蓝藻、大豆、小麦、玉米、鱼、牛肉。

2. 支链氨基酸

支链氨基酸(Branched Chain Amino Acids, BCAA)包括亮氨酸、异亮氨酸和缬氨酸,均为必需氨基酸,在人体必须从外界摄取的9种必需氨基酸中支链氨基酸就占3种,由此可见这一类氨基酸的重要性。BCAA是身体的肌肉蛋白质的重要组成部分,当进行超过30 min的长时间运动,身体需要更多燃料和能量时,BCAA便往往被当作能源物质而消耗。

BCAA的作用主要包括五点:① 增强肌肉耐力和重建肌肉内的蛋白质;② 在运动中可被氧化分解而生成三磷酸腺苷(ATP),从而为肌肉活动提供能量;③ 同骨骼肌的蛋白合成有着密切关系;④ 是体内骨骼肌供能的主要氨基酸;⑤ 训练期间摄入BCAA能刺激生长激素的释放和提高胰岛素水平,从而起到促进合成代谢的作用。

BCAA的服用时间:① 运动前60~90 min服用,BCAA既可以作为能源物质供能,又可以有效地保护肌细胞,降低肌肉蛋白质的分解速度;② 运动后服用,BCAA可以作为原料物质用于蛋白质的合成;③ 睡觉前服用,此时的BCAA可以在良好的外部环境下积极地参与肌肉蛋白质的合成。

3. 牛磺酸

牛磺酸是一种由半胱氨酸衍生的β-氨基磺酸。牛磺酸在体内多以游离形式存在,是人体内含量最高的游离氨基酸。牛磺酸绝大部分分布在细胞内,除在中枢神经系统中含量仅次于谷氨酰胺外,在其他组织内的含量都远远超过其他任何氨基酸。

牛磺酸是一种过氧化产物的有效清除剂,并且作为一种或几种调节剂,对肌肉快速增加有促进作用。它发挥生理作用的方式类似于胰岛素。研究显示,补充500 mg牛磺酸,可使血液3-甲基氨酸的浓度下降20%,说明牛磺酸可抑肌肉蛋白质的分解作用,使肌肉壮大。

4. 谷氨酰胺

谷氨酰胺是肌肉组织含量最多的一种氨基酸,占肌肉总氨基酸库的61%,在血浆中占自由氨基酸的20%。在疾病、营养状态不佳或高强度运动等应激状态下,机体对谷氨酰胺的需求量增加,以致自身合成不能满足需要。谷氨酰胺很容易添加在各种饮食中,而不改变原有食品的味道。谷氨酰胺是促进肌肉蛋白质合成、增强机体免疫力的重要物质。谷氨酰胺对机体有多方面的作用:① 增加蛋白质合成或降低蛋白质分解;② 强有力的胰岛素分泌刺激剂;③ 增强免疫系统功能;④ 参与合成谷胱甘肽;⑤ 参与氨代谢,维持体内酸碱平衡。

在高强度运动或疾病、营养状态不佳等情况下,机体自身谷氨酰胺的合成速度远远无法满足此时对谷氨酰胺的需求。当机体在高强度运动时,体内谷氨酰胺的水平会下降50%,而且要在运动后较长一段时间才可恢复到原来的水平。

若运动时不能及时地补充足够的谷氨酰胺,机体就会分解肌肉蛋白以满足其对谷氨酰胺的需求。这不仅影响了肌肉的体积和力量,而且还会降低机体的免疫能力。及时适量地补充谷氨酰胺能够有效地防止肌肉蛋白的分解、增加细胞体积、促进肌肉增长;同时谷氨酰胺可以刺激生长激素、胰岛素和睾酮的分泌，使机体处于合成状态。谷氨酰胺还在一定程度上可以减少运动中的乳酸堆积造成的运动能力下降和疲劳。

过度训练时，实时补充谷氨酰胺能够有效防止运动水平和身体免疫力的下降。高强度运动时全天分多次（每次 2～3 g）补充谷氨酰胺较为合适。维持期使用低剂量的谷氨酰胺也有很好的作用，每天 2 g 谷氨酰胺就可以促进生长激素的释放，使睾酮分泌增加，从而增强肌肉的合成作用，为肌肉组织、肌腱和韧带的修复与维持提供保障。运动员在赛后服用含 3～5 g 谷氨酰胺的运动饮料，对预防运动后感染有较好的效果。但运动后一般不直接补充谷氨酰胺，因为直接服用会增加机体的氨负担，α-酮戊二酸是谷氨酰胺的前体物质，机体能利用鸟苷酸与 α-酮戊二酸合成谷氨酰胺，并且这两种氨基酸结合在一起使用，在胰岛素、生长激素的分泌调节中发挥的作用更大。

5. 肌酸

近年来，肌酸成为一种新的营养补充剂。肌酸可以提高肌肉肌酸储备，促进肌肉收缩后磷酸肌酸（CP）和 ATP 的再合成，从而保证肌肉高强度反复收缩的能量供给，提高训练效果和运动能力。但也有动物研究结果显示，长期使用肌酸可能存在一定的副作用。

6. 增肌粉

增肌粉由清蛋白、L-谷氨酰胺、牛磺酸、肌酸、磷酸钾和肉碱等组成，是一种高蛋白、低能量、低脂肪构成的营养补充剂，不仅能为肌肉的生长提供丰富的原料，还能刺激激素的分泌，抑制肌肉分解和增加糖原的合成，在不增加体脂肪的情况下增加机体的瘦体重。

第三节　脂　　类

脂类是人体必需的一种营养素，是脂肪和类脂的总称。它们的共同特点是溶于有机溶剂而不溶于水。正常人体内，脂类为体重的 14%～19%；肥胖者可达 30%以上。食物中的脂类大部分为脂肪（约占 95%），其余为类脂。

一、脂肪及脂肪酸

（一）脂肪的分布

脂肪即中性脂肪，是含有三个脂肪酸的甘油酯，故也称为甘油三酯（图 3-4）。中性脂肪大部分分布在皮下、大网膜、肠系膜以及肾周围等脂肪组织中，常以大块脂肪组织形式存在，这些部位通常被称为脂库。人体脂肪含量常受营养状况和体力活动等因素的影响而有较大变动。多吃碳水化合物和脂肪会使体内脂肪含量增加，饥饿感减少。当

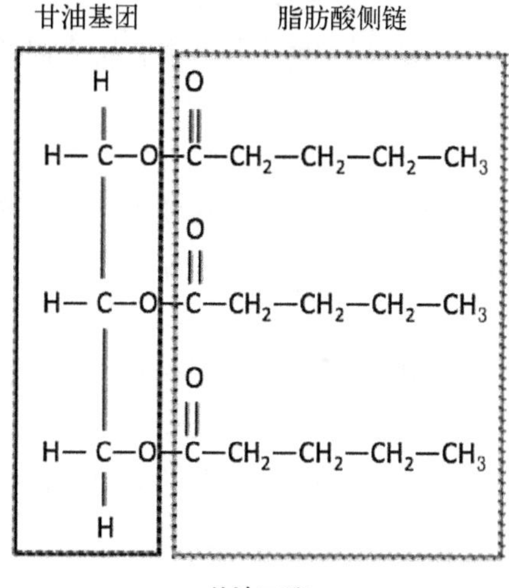

图 3-4　甘油三酯的分子结构

机体能量消耗较多而食物供应不足时，体内脂肪就大量动员，经血循环运输到各组织，被氧化消耗。因其含量很不恒定，故有“可变脂”或动脂之称。

(二) 脂肪的功能

1. 储存和供给能量

脂肪是人体能量的重要来源，每克中性脂肪在体内氧化可供给能量 37.67 kJ (9 kcal)。食物中的脂肪是人体能量的重要来源，不同食物中的脂肪含量差别很大，当机体摄入能量过剩时，即以脂肪的形式储存于内脏和皮下，以备不时之需。但是当机体储存过量脂肪导致肥胖后，就可能对健康构成威胁。

2. 促进脂溶性维生素吸收

脂肪是脂溶性维生素的溶媒，可促进脂溶性维生素的吸收。另外，有些食物脂肪含有脂溶性维生素，如鱼肝油、奶油含有丰富的维生素 A 和维生素 D。有些人为了减肥而摄入脂肪太少，或者经常服用奥利司他等抑制脂肪吸收的药物，影响脂肪的吸收，就容易导致脂溶性维生素的缺乏。

3. 维持体温、保护脏器

脂肪是热的不良导体，在皮下可阻止体热散失，有助于御寒，在寒冷地区的冬季，体型偏胖的人更耐寒。另外，在器官周围的脂肪有缓冲机械冲击的作用，可固定和保护内脏器官，如心脏的心外膜和腹腔大小网膜的脂肪对心脏及腹腔脏器均具有保护作用。

4. 具有内分泌功能

脂肪组织不仅是脂肪储存库，也是活跃的内分泌器官。目前研究发现脂肪细胞能分泌多种激素和细胞因子，如瘦素、肿瘤坏死因子-α、白细胞介素-6、纤维蛋白溶酶原激活因子抑制剂、血管紧张素原、雌激素和胰岛素样生长因子等。脂肪组织可以通过这些物质与其他组织之间进行信息传递，整合内分泌、代谢和炎症信号，感知自身能量储备和控制自身体积，调控机体的能量稳态。

5. 调节人体生理活动

脂肪是女性生长和发育所必需的重要物质，参与性激素的合成，对保证正常月经周期和生育能力起着重要的作用。研究表明：少女体内脂肪含量达到体重的 17%才能维持正常的月经周期，如果体脂过少，则雌激素合成不足，易造成月经失调，出现初潮推迟、痛经、闭经和功能性子宫出血等多种妇科疾病；如果孕妇体脂含量过低，还会对胎儿的发育造成不良的影响。

6. 增加饱腹感

脂肪在胃内停留时间较长，则会延长胃排空时间，使人不易感到饥饿。

7. 提高膳食感官性状

脂肪可使膳食增味添香，增强食欲。

(三) 脂肪的消化与吸收

由于唾液中无消化脂肪的酶，胃液中虽含有少量脂肪酶，但成人胃液酸度很强，不适用于脂肪酶的作用，故脂肪在成人口腔和胃中不能被消化。婴儿胃液的 pH 较高(约为

6)，且奶中脂肪已经乳化，故在婴儿胃中可消化一部分脂肪。

脂肪的消化主要在小肠内进行。食糜通过胃肠黏膜时，刺激其产生胃肠激素，此激素能引起胰液和胆汁的分泌，并进入小肠。胆汁中的胆盐是强有力的乳化剂，脂肪受到胆盐的乳化，分散为细小的脂肪微粒，有利于与胰液中的胰脂肪酶充分接触。胰液中的胰脂肪酶能将部分脂肪完全水解为甘油和游离脂肪酸，部分水解为甘油二酯或甘油一酯。胰脂肪酶对甘油三酯的水解率与其脂肪酸链的长短和饱和程度有关，不饱和脂肪酸比饱和脂肪酸更易于被水解。

脂肪的水解产物游离脂肪酸、甘油一酯和甘油二酯进入肠黏膜细胞内，在滑面内质网上重新合成与体内脂肪组成成分相近的甘油三酯。新合成的甘油三酯在粗面内质网上与磷脂、胆固醇、蛋白质形成乳糜微粒，经肠绒毛的中央乳糜管汇合入淋巴管，通过淋巴系统进入血液循环。作为脂肪水解产物的甘油因水溶性大，不需要胆盐即可通过小肠黏膜经肝门静脉而吸收入血液。完全未被水解的脂肪亦能以乳胶微粒的形式直接进入肠黏膜细胞，在内质网上形成乳糜微粒，再由淋巴系统进入血液循环。因此动物和植物的脂肪几乎可以被完全吸收。一般情况下，脂肪在餐后 2 h 可被吸收 24%～41%，4 h 后被吸收 53%～71%，6 h 后被吸收 68%～86%，12 h 后被吸收 97%～99%。

(四) 脂肪酸

1. 脂肪酸的结构、分类和命名

脂肪酸是构成甘油三酯的基本成分，常见的分类方法如下。

(1) 按脂肪酸碳链长度可分为三类：① 长链脂肪酸(含 14 碳以上)；② 中碳链脂肪酸(含 8～12 碳)；③ 短链脂肪酸(含 2～6 碳)。

(2) 按脂肪酸饱和程度可分为三类：① 饱和脂肪酸(Saturated Fatty Acid, SFA)，其碳链中不含双键；② 单不饱和脂肪酸(Monounsaturated Fatty Acid, MUFA)，其碳链中只含一个不饱和双键；③ 多不饱和脂肪酸(Polyunsaturated Fatty Acid, PUFA)，其碳链中含两个或多个双键。其中单不饱脂肪酸和和多不饱和脂肪酸统称为不饱和脂肪酸。

(3) 按脂肪酸空间结构可分为两类：① 顺式脂肪酸(Cis-Fatty Acid)，其双键两端碳原子上的两个氢原子都在链的同侧；② 反式脂肪酸(Trans-Fatty Acid)，其双键两端碳原子上的两个氢原子在链的不同侧。

天然食品中的油脂，其脂肪酸结构多为顺式脂肪酸，人造黄油是植物性油脂经氢化处理后而制成的，在此过程中植物性油脂的双键与氢结合变成饱和键，并使其形态由液态变为固态。氢化处理过程中，同时将部分未被饱和的不饱和脂肪酸由顺式结构转变为反式结构，形成反式脂肪酸。研究表明，反式脂肪酸可以使血清低密度脂蛋白胆固醇(LDL－C)升高，而使高密度脂蛋白胆固醇(HDL－C)降低，因此有增加心血管疾病的危险性，所以目前不主张多食用人造黄油。

(4) 按不饱和脂肪酸第一个双键的位置可分为 n－3、n－6、n－7、n－9(或 ω－3、ω－6、ω－7、ω－9)系列脂肪酸。不饱和脂肪酸甲基端的碳原子被称为 n 碳(或 ω 碳)，如果第一个不饱和键所在 n 碳原子的序号是 3，则为 n－3 系列脂肪酸，依次类推。

各种脂肪酸的结构不同，功能也不同，对它们的一些特殊功能的研究，也是营养学的重要研究与开发领域之一。一般来说，人体细胞中不饱和脂肪酸的含量至少是饱和脂肪酸的2倍，但各种组织中两者的组成有很大差异，并在一定程度上与膳食中脂肪的种类有关。

2. 必需脂肪酸

(1) 定义

必需脂肪酸(Essential Fatty Acid, EFA)是指机体不能合成，必须从食物中摄取的脂肪酸。1930年，伯尔(Burr)曾指出三种多不饱和脂肪酸是必需脂肪酸，即亚油酸($C_{18:2}$)(Linoleic Acid, LA)、亚麻酸($C_{18:3}$)(Linolenic Acid, LNA)和花生四烯酸($C_{20:4}$)(Arachidonic Acid, AA)。后来他认为，必需脂肪酸在结构上须符合三个条件：分子结构中有两个或两个以上双键，双键是顺式结构，属于n-6系列。亚油酸符合上述条件，是公认的必需脂肪酸。亚麻酸不符合以上结构要求，且不能消除必需脂肪酸缺乏症；花生四烯酸的结构符合要求，但可从亚油酸转变而来，故两者都不是必需脂肪酸。

随着对n-3系列脂肪酸的深入研究，人们发现n-3(或ω-3)系列中的α-亚麻酸(α-Linolenic Acid, ALA)也为人体所必需。因此现在一般认为人体的必需脂肪酸是亚油酸和α-亚麻酸两种。

亚油酸作为其他n-6系列脂肪酸的前体，可在体内转变生成γ-亚麻酸、花生四烯酸等n-6系列的长链多不饱和脂肪酸。α-亚麻酸则作为n-3系列脂肪酸的前体，可转变生成二十碳五烯酸(Eicosapentaenoic Acid, EPA)、二十二碳六烯酸(Docosahexaenoic Acid, DHA)等n-3系列脂肪酸。

(2) 主要功能

必需脂肪酸的功能主要包括以下五个方面。① 构成线粒体和细胞膜的重要组成成分：必需脂肪酸参与磷脂的合成，并以磷脂的形式存在于线粒体和细胞膜中。人体缺乏必需脂肪酸时，细胞对水的通透性增加，毛细血管的脆性和通透性增加，皮肤出现水代谢紊乱，出现湿疹样病变。② 合成前列腺素的前体：前列腺素存在于许多器官中，有多种多样的生理功能，如抑制甘油三酯水解、促进局部血管扩张、影响神经信号的传导、作用于肾脏影响水的排泄等。③ 参与胆固醇代谢：胆固醇需要与亚油酸形成胆固醇亚油酸酯后，才能在体内转运，进行正常代谢。如果必需脂肪酸缺乏，胆固醇则会与一些饱和脂肪酸结合，但不能进行正常转运和代谢而沉积在动脉壁上，形成动脉粥样硬化。④ 参与动物精子的形成：膳食中长期缺乏必需脂肪酸，动物可出现不孕症，授乳过程也可能会发生障碍。⑤ 维护视力：α-亚麻酸的衍生物DHA，是维持视网膜光感受功能所必需的脂肪酸。α-亚麻酸缺乏时，会引起光感受器细胞受损，视力减退。此外，长期缺乏α-亚麻酸，对调节注意力和认知过程也有不良影响。

但是，过多的摄入必需脂肪酸，会使体内氧化物、过氧化物等增加，导致体内氧化应激水平升高，同样也会对机体产生不利影响。

3. 膳食脂肪酸与疾病风险的关系

脂肪摄入过多可能会导致肥胖、心血管疾病和某些癌症发病率的升高。过去人们较多关注脂肪摄入量在疾病风险管理中的作用，近年来脂肪酸种类的选择与健康关系的研究受到越来越多的关注。采用某些脂肪摄入模式可以降低某些常见慢性病的危险性的证据，有力地支持了这一观点。

(1) 饱和脂肪酸与疾病风险

饱和脂肪酸能够增加低密度脂蛋白胆固醇的水平，从而增加心血管疾病的风险。但是，基于降低膳食饱和脂肪酸的干预实验表明，其没有降低非致命性心血管疾病的发病率以及冠心病的发生率和总死亡率。虽然目前大部分的研究还是集中在饱和脂肪酸对心血管疾病的风险上，但如果饱和脂肪酸是无用的或者对健康有害，那么生物进化中哺乳动物的乳腺就不会分泌如此多的饱和脂肪酸，如丁酸、己酸、辛酸、癸酸、月桂酸、肉豆蔻酸、棕榈酸和硬脂酸等，并且细胞膜中也含有大量饱和脂肪酸，是维持细胞正常结构和功能的必要成分。

人们对膳食脂肪的争论主要集中在膳食中饱和脂肪酸对血液胆固醇的影响。研究表明，己酸、辛酸、癸酸和硬脂酸的影响是中立的，月桂酸、肉豆蔻酸和棕榈酸在增加胆固醇水平的能力上是等效的。在增加胆固醇能力上，一些有限的对照实验表明，肉豆蔻酸对胆固醇血症影响最大。此外，有实验报道饱和脂肪酸具有一些对身体有益的作用。

(2) 不饱和脂肪酸与疾病风险

对于单不饱和脂肪酸，地中海地区的居民饮食模式与心脑血管疾病、癌症和糖尿病的低发生率有关，该地区的饮食特点之一是使用富含单不饱和脂肪酸的橄榄油，于是近年来单不饱和脂肪酸对心血管疾病的作用成为研究热点。基于十几年对单不饱和脂肪酸的调查资料可知，2004 年美国食品药品监督管理局(Food and Drug Administration, FDA)授权了对橄榄油的健康使用，实验也证明当单不饱和脂肪酸作为饱和脂肪酸的替代物时，血浆中低密度脂蛋白胆固醇的含量会降低，而高密度脂蛋白胆固醇维持不变。另外，富含单不饱合脂肪酸的食物能阻止腹部脂肪的重新分布，从而对中心型肥胖起到了一定的预防作用。

多不饱和脂肪酸包括 n－3 和 n－6 系列两大类，n－3 系列主要包括 EPA、DHA 及其前体 ALA；n－6 系列主要包括 AA 及其前体 LA 等。作为必需脂肪酸，ALA 和 LA 必须从食物中获取，而更长链的 AA、EPA、DHA 等则可由 LA 和 ALA 在$\triangle^6$ 和$\triangle^5$ 去饱和酶及链延长酶的作用下由机体合成。近年来，n－3 系列脂肪酸得到了更多关注，人们研究发现 n－3 系列多不饱和脂肪酸与心血管疾病、代谢综合征以及神经和视力发育的关系最为密切，并提出适宜的 n－6/n－3 系列脂肪酸比例至关重要。

二、类脂

类脂在体内的含量较恒定，即使在肥胖患者体内的含量也不会增多，反之，在饥饿状态下也不会减少，故有“固定脂”或不动脂之称。

(一) 类脂的分类

类脂主要有磷脂、糖脂、类固醇及固醇等。

1. 磷脂

磷脂是含有磷酸根、脂肪酸、甘油和氮的化合物。磷脂的主要形式有甘油磷脂、卵磷脂和神经鞘磷脂等，为体内除甘油三酯外含量最多的脂类。甘油磷脂存在于各种组织、血浆内，并有少量储于体脂库中，它是构成细胞膜的物质并与机体的脂肪运输有关。卵磷脂又称为磷脂酰胆碱，存在于蛋黄和血浆中。神经鞘磷脂则存于神经鞘内。

2. 糖脂

糖脂是含有碳水化合物、脂肪酸和氨基醇的化合物。糖脂包括脑苷脂类和神经苷脂。糖脂也是构成细胞膜所必需的成分。

3. 类固醇及固醇

类固醇是含有环戊烷多氢菲的化合物。类固醇中含有自由羟基的高分子醇，即固醇。常见的固醇有动物组织中的胆固醇和植物组织中的谷固醇。

（二）类脂的消化与吸收

类脂的消化吸收方式大致与脂肪相同。食物中胆固醇的吸收率与摄入量有关。在摄入1 g、3 g或6 g胆固醇后，其吸收率分别约为60%、40%或30%。食物中的膳食纤维，如果胶、纤维素和半纤维素等，易与胆盐结合形成复合物，妨碍微粒的形成而降低胆固醇的吸收。

（三）类脂的功能

类脂的主要功能是构成身体组织和一些重要的生理物质。例如，磷脂与蛋白质结合形成的脂蛋白是细胞膜和细胞器膜的重要成分，对维持膜的通透性有重要作用；鞘磷脂是神经鞘的重要成分，可保持神经鞘的绝缘性；脑磷脂大量存在于脑白质中，参与神经冲动的传导；胆固醇是所有体细胞的构成成分，并大量存在于神经组织中；胆固醇、7-脱氢胆固醇、维生素 D_3、性激素、黄体酮、前列腺素、肾上腺皮质激素等生理活性物质和激素的前体物，是机体不可缺少的营养物质。

三、脂肪的供给量和食物来源

脂肪的供给量易受饮食习惯、季节和气候的影响，变动范围比较大。其主要原因是脂肪在体内供给的能量，也可由碳水化合物来供给。对于供给脂溶性维生素、必需脂肪酸以及保证脂溶性维生素的吸收，所需脂肪并不多。

一般情况下，每人每日需要从膳食中摄取50 g脂肪，当由亚油酸提供的能量达到总能量的1%～2%时，即可满足人体的生理需要。脂肪的能量供给量应占总能量的20%～25%。脂肪的食物来源主要是植物性油脂、油料作物的种子及动物性食物。必需脂肪酸的最好食物来源是植物性油脂，所以在脂肪的供应中植物性来源的脂肪应不低于总脂肪量的50%。

在脂肪的摄入方面，应注意不同脂肪酸的比例。目前一般要求饱和脂肪酸、单不饱和脂肪酸和多不饱和脂肪酸的比例为1∶1∶1，n-6与n-3系列脂肪酸的比例为4∶1至6∶1，这就要求适当限制动物来源脂肪酸的摄入，特别是猪、牛、羊等红肉脂肪的摄入，以减少饱和脂肪酸的摄入量，适当增加鱼特别是深海鱼脂肪的摄入，以增加 n－3 系列脂肪酸的摄入，同时还应当限制豆油、花生油和芝麻油等含 n－6 系列脂肪酸的摄入，增加对富含 n－3 系列脂肪酸的亚麻籽油和紫苏籽油、富含 n－9 系列脂肪酸的茶籽油和橄榄油的摄入。

中国营养学会推荐，除其他食物（如粮谷类、肉类）带入的脂肪外，人体每天摄取的植物性油脂应当控制在 20～30 mL，其中 1/2（10～15 mL）为豆油、菜籽油、芝麻油，1/4（5 mL 左右）为富含 n－3 系列脂肪酸的亚麻籽油或紫苏籽油，1/4（5 mL 左右）为富含 n－9 系列脂肪酸的茶籽油或橄榄油。

胆固醇只存于动物性食物中，畜肉中的胆固醇含量大致相近，肥肉比瘦肉高，内脏又比肥肉高，脑中的胆固醇含量最高，一般鱼类的胆固醇和瘦肉差不多。常见食物中的胆固醇含量如表 3－11 所示。

表 3－11　常见食物中的胆固醇含量

单位：mg/100 g

食物名称	含量	食物名称	含量	食物名称	含量	食物名称	含量
猪脑	2 571	黄油	296	鲫鱼	130	香肠	82
咸鸭蛋黄	2 110	猪肝	288	海蟹	125	瘦猪肉	81
羊脑	2 004	河蟹	267	肥猪肉	109	肥瘦猪肉	80
鸭蛋黄	1 576	对虾	193	鸡	106	鲳鱼	77
鸡蛋黄	1 510	猪蹄	192	甲鱼	101	带鱼	76
咸鸭蛋	647	基围虾	181	鸭	94	鹅	74
松花蛋	608	猪大排	165	猪油	93	红肠	72
鸡蛋	585	猪肚	165	肥瘦羊肉	92	瘦羊肉	60
虾皮	428	蛤蜊	156	草鱼	86	兔肉	59
鸡肝	356	肥羊肉	148	鲈鱼	86	瘦牛肉	58
羊肝	349	猪大肠	137	马肉	84	火腿肠	57
干贝	348	肥牛肉	133	肥瘦牛肉	84	鲜牛乳	15

四、健身爱好者的脂类代谢特点和营养需要

运动过程中，人体组织内的甘油三酯被动员后，游离脂肪酸在血液中的浓度变化可分为三个时期。① 循环期：在运动开始后的前 10 min，血浆中的游离脂肪酸和甘油为肌肉利用而浓度下降。② 代谢期：运动 30 min 左右，血浆中的游离脂肪酸和甘油水平逐渐升高并超出正常含量。③ 恢复期：运动后，血浆中的游离脂肪酸和甘油水平上升至最高水平，然后再恢复到正常值。

运动过程中脂肪代谢的速度，受肌肉氧化脂肪酸的能力和肌细胞转运脂肪酸的速

度的影响。运动中脂肪组织内的脂肪分解为甘油和脂肪酸的速度较慢，常在运动30～60 min后才达到最大，这时血浆中的游离脂肪酸浓度才能达到最高水平，成为肌肉收缩的主要能量来源。影响运动中脂肪代谢的因素有以下几个方面。① 运动强度和持续时间：剧烈运动会抑制脂肪组织的分解；在低强度运动(25%最大摄氧量)中，脂肪组织的分解受到强烈刺激，游离脂肪酸进入血浆并氧化供能是最多的；随着运动强度的增加，脂肪酸氧化供能比逐渐下降；但脂肪在65%最大摄氧量的运动强度时氧化率最高，随着运动强度增加到85%最大摄氧量时，脂肪氧化减少。由于脂肪动员达到最大反应速度需30～60 min，所以要有效地消耗肌体储存的脂肪，需要选择时间为30～60 min及60 min以上的中等强度的运动。② 肉碱：游离脂肪酸从骨骼肌细胞质进入线粒体分解，需要肉碱转运系统辅助，肉碱可以促进游离脂肪酸转移进入线粒体进行氧化代谢。③ 糖代谢水平：糖代谢利用增加时，脂肪分解受到抑制。④ 氧供应量：肌肉中氧供应量充分时，利用游离脂肪酸供能比增高，且会抑制肌肉摄取葡萄糖，从而减少糖的利用。⑤ 脂肪酶活性：脂肪动员分解需要脂肪酶，因此脂肪酶的活性是影响脂肪利用的又一重要环节。⑥ 运动训练程度：运动训练是提高人体氧化利用脂肪酸能力最有效的措施，可使骨骼肌线粒体数量和体积、单位肌肉毛细血管密度、线粒体酶和脂蛋白脂肪酶的活性增加。因此，训练有素的运动员利用脂肪酸的能力比一般人更高。

运动是改善体内脂肪代谢、降低血脂含量、减轻体重和减少体脂的一项有效措施。长时间运动可降低血浆中甘油三酯和胆固醇水平，提高脂肪酶活性，增强清除甘油三酯的功能。运动还可以增加血液中高密度脂蛋白胆固醇的含量，高密度脂蛋白能够加速血液中胆固醇的运输与排出，降低血脂浓度，对于防止动脉硬化起着重要作用。

对于能量消耗大、机体散热较多和长时间的运动项目(如马拉松跑、滑雪、滑冰和游泳等)，应适当增加脂肪供给量的比例。运动员膳食中，脂肪的供给量一般应占总能量的30%左右。摄入过多的脂肪，对机体不利，对运动员也是如此。因此，应该适当控制运动员膳食中脂肪(特别是动物性脂肪)的含量，并尽量选择熔点低、消化吸收率高和含脂溶性维生素与必需脂肪酸较多的植物性脂肪。

第四节 碳水化合物

碳水化合物是人体生命活动过程中不可或缺的营养素。人体所需的50%～70%的能量来源于碳水化合物。

一、碳水化合物的分类

碳水化合物是由碳、氢、氧元素组成的一大类化合物，是多羟基醇的醛、酮衍生物，根据聚合度可分为糖、寡糖和多糖三类。

(一) 糖

糖包括单糖、双糖和糖醇。

1. 单糖

单糖是最简单的糖，通常条件下不能再被直接水解为分子更小的糖。单糖是构成各种寡糖和多糖的基本组成单位，每分子含 3～9 个碳原子。按碳链碳原子的多少，可分为丙糖、丁糖、戊糖、己糖、庚糖、辛糖和壬糖。己糖和戊糖在自然界中分布最广，含量最多，具有甜味，易溶于水，可不经消化直接被吸收和利用。

常见的单糖有葡萄糖、果糖和半乳糖等。

葡萄糖是构成糖类的最基本结构单位，一般以游离状态存在于葡萄、香蕉和柿子等水果中。它是最好被机体吸收的糖，即可口服又可经过静脉注射，释放能量最快。

果糖是天然碳水化合物中甜味最高的糖。如以蔗糖甜度为 100，果糖的相对甜度可达 110。果糖可以直接被吸收，进入体内后在肝脏的作用下转变为葡萄糖。果糖代谢比葡萄糖快，且不依赖胰岛素，对血糖影响小，适用于糖尿病患者和肝功能不全者补充能量。

半乳糖是乳糖的组成部分，在人体内先转变为葡萄糖后才能被机体利用。

2. 双糖

双糖是由两个相同或不相同的单糖分子上的羟基脱水生成的糖苷。自然界最常见的双糖是蔗糖、乳糖和麦芽糖，此外还有海藻糖、异麦芽糖等。双糖可以在酶的作用下分解为单糖而被机体吸收和利用。

蔗糖俗称食糖，有白糖、砂糖、红糖和冰糖多种形式。它是由 1 分子 D-葡萄糖与 1 分子 D-果糖脱水缩合而成，存在于甘蔗、甜菜中。

乳糖由 1 分子 D-葡萄糖与 1 分子 D-半乳糖糖借 β-1,4-糖苷键相连而成。乳糖只存在于各种哺乳动物的乳汁中，其浓度约为 5%。

麦芽糖由 2 分子的葡萄糖以 α-1,4-糖苷键相连而成。

3. 糖醇

糖醇是单糖的重要衍生物，常见的有山梨醇、甘露醇、木糖醇和麦芽糖醇等。其中木糖醇是五碳醇，存在于多种水果和蔬菜中，其代谢不受胰岛素调节，因而可被糖尿病患者所接受。麦芽糖醇由麦芽糖氢化制得，可作为功能性甜味剂用于心血管病、糖尿病等患者的保健食品中。麦芽糖醇由于不能被口腔中的微生物利用，故有防龋齿的作用。

(二) 寡糖

寡糖又称为低聚糖，由 3～10 个单糖分子通过糖苷键构成聚合物，根据糖苷键的不同而有不同名称。目前已知的几种重要寡糖有棉籽糖、水苏糖、低聚木糖、低聚果糖、低聚甘露糖和大豆低聚糖等。其甜度通常只有蔗糖的 30%～60%。

有些低聚糖不能被消化酶所分解，但是可以在大肠内被细菌分解后形成短链脂肪酸，因此可作为肠道益生菌的“食粮”，并被命名为益生元。益生元是近年来应用最为广泛的普通食品和保健食品的功能配料。

（三）多糖

多糖是由大于或等于10个单糖分子脱水缩合并借糖苷键彼此连接而成的高分子聚合物。多糖在性质上与单糖和低聚糖不同，一般不溶于水，无甜味，不形成结晶，无还原性。在酶或酸的作用下，多糖可水解成单糖残基不等的片断，最后水解为单糖而被机体利用。根据营养学上新的分类方法，多糖可分为淀粉和非淀粉多糖（糖原）。

1. 淀粉

淀粉是人类的主要食物，存在于谷类、根茎类等植物中。淀粉由葡萄糖聚合而成，因聚合方式不同而分为直链淀粉和支链淀粉。

在天然食品中直链淀粉含量较少，一般仅占淀粉成分的19%～35%。支链淀粉分子量相对较大，一般由几千个葡萄糖残基组成。在食物淀粉中，支链淀粉含量较高，一般占65%～81%。支链淀粉含量与食物的品质有很大关系，含支链淀粉越多，糯性越大。不同品种的大米，所含的支链淀粉和直链淀粉的比例各不相同。

改性淀粉（Modified Starch）又称为变性淀粉，是指普通淀粉经过物理或化学方法处理后，使其某些性质发生改变的淀粉，如预糊化淀粉、高黏度淀粉、低黏度淀粉、交联淀粉、糊精和淀粉衍生物等。这些淀粉仍保持原有颗粒结构，外观与原淀粉无差别，但其黏度、稳定性和色泽等性质发生了明显改变。这些改性淀粉在食品工业中可用于增稠、保型、稳定冷冻食品内部结构、改善食物的风味、去除异杂味等。

有些淀粉在人的小肠内不易为消化酶水解，而在大肠内发酵并被完全吸收，这些淀粉可称为抗性淀粉（Resistant Starch）。例如，煮熟的冷马铃薯淀粉、青香蕉中的淀粉、整个谷粒和大的淀粉颗粒等，它们有类似膳食纤维一样的生理功用。

2. 糖原

糖原是多聚D-葡萄糖，几乎全部存在于动物组织中，故又被称为动物淀粉。糖原结构与支链淀粉相似，分支多，支链比较短。

二、碳水化合物的消化与吸收

人类只能吸收单糖，多糖和双糖必须分解为单糖后才能被吸收，因此碳水化合物消化的过程就是在酶的作用下分解为单糖的过程。

碳水化合物的消化自口腔开始。口腔分泌的唾液中含有α-淀粉酶，又称为唾液淀粉酶，能催化直链淀粉、支链淀粉及糖原分子的水解，水解后可形成部分麦芽糖，因此长时间咀嚼馒头、米饭等淀粉类食品时，有越来越甜的感觉。

胃液不含任何能水解碳水化合物的酶，其所含的胃酸虽然很强，但对碳水化合物也只可能有微少或极局限的水解作用，故碳水化合物在胃中几乎不能被消化。

碳水化合物的消化主要在小肠中进行。小肠内消化可以分为肠腔消化和小肠黏膜上皮细胞表面上的消化。极少部分非淀粉多糖（膳食纤维）可在结肠内通过发酵消化。肠腔中有来自胰液的α-淀粉酶，可使淀粉变成麦芽糖、麦芽三糖（约占65%）、异麦芽糖、α-临界糊精（4～9个葡萄糖基构成）及少量葡萄糖等。淀粉在口腔及肠腔中消化后的上述各种中间产物，可以在小肠黏膜上皮细胞表面进一步得到彻底消化。小肠黏膜上皮细胞刷状缘上含有丰富的α-糊精酶、糖淀粉酶、麦芽糖酶、异麦芽糖酶、蔗糖酶和乳糖酶，它们彼此分工协作，最后把食物中可消化的多糖及寡糖完全消化成大量的葡萄糖及少量的果糖和半乳糖。生成的这些单糖分子均可被小肠黏膜上皮细胞吸收。

碳水化合物经过消化变成单糖后才能被细胞吸收。吸收单糖的主要部位是在小肠的空肠。单糖首先进入小肠黏膜上皮细胞，再进入小肠壁的毛细血管，并汇合于肝门静脉而进入肝脏，最后由肝静脉进入大循环，运送到全身各个器官。在吸收过程中也可能有少量单糖经淋巴系统而直接进入大循环。

三、碳水化合物的代谢

碳水化合物的代谢包括分解代谢与合成代谢。分解代谢的目的主要是产生能量和提供体内合成反应的中间体，碳水化合物是运动时唯一无氧代谢合成 ATP 的细胞燃料，糖氧化具有耗氧量低、输出功率较脂肪氧化大等特点，是大强度、中等强度运动的主要能量来源，人在任何运动开始、加力或强攻时都需要由碳水化合物代谢提供能量。

碳水化合物的分解代谢主要有以下两个途径。① 糖的无氧酵解：该反应主要在胞浆中进行，是不需氧情况下由葡萄糖生成乳酸的过程，其生理意义在于迅速提供能量，1 分子葡萄糖经无氧酵解可净生成 2 分子 ATP。② 糖的有氧氧化：有氧氧化是糖氧化供能的主要形式，其反应是指葡萄糖在有氧条件下彻底氧化生成水和 CO_2 的过程。该过程主要包括 3 个阶段：第一阶段为葡萄糖经无氧酵解生成丙酮酸；第二阶段为丙酮酸进入线粒体，氧化脱羧生成乙酰辅酶 A；第三阶段为三羧酸循环和氧化磷酸化。1 分子葡萄糖经有氧氧化可生成 36～38 分子 ATP。

四、碳水化合物的生理功能

1. 供给能量

碳水化合物是肌肉活动时的主要燃料，对维持神经系统和心脏的正常功能、增强耐力、提高工作效率具有重要意义。

2. 构成组织及重要生命物质

例如，糖脂是神经髓鞘和细胞的成分，糖和蛋白质结合生成的糖蛋白（黏蛋白与类黏蛋白）是构成软骨、骨骼、眼球的角膜和玻璃体的成分。核糖核酸（RNA）和脱氧核糖核酸（DNA）两种重要生命物质均含有 D-核糖，即 5 碳醛糖。一些重要的生理活性物质（如抗体、酶和激素）也需要碳水化合物的参与。

3. 节约蛋白质作用

当膳食中的碳水化合物供给充分时，碳水化合物提供的能量亦相应增多，这种情况可以防止由于能量供给不足，而发生的蛋白质经由糖异生作用转化为碳水化合物来供能的现象，即碳水化合物具有对蛋白质的节约保护作用。碳水化合物供给充足时，体内产生足够的 ATP，也有利于氨基酸的主动转运。

4. 抗生酮作用

膳食中碳水化合物供给不足时，总能量的供给相应减少，为保持人体所需的能量供给，体内脂肪组织中储存的甘油三酯被动员并加速分解成为脂肪酸来供给能量。在这一代谢过程中，会产生过多的酮体（乙酰乙酸、丙酮、β-羟丁酸），酮体不能及时被氧化而在体内聚集，以致产生酮血症和酮尿症。膳食中充足的碳水化合物可以防止上述现象的发生而发挥抗生酮作用。

5. 解毒保肝作用

肝脏中的葡萄糖醛酸能够结合一些外来化合物及细菌产生的毒素等，排出体外，起到解毒作用。

五、食物血糖生成指数

食物血糖生成指数（以下简称“血糖指数”，Glycemic Index，GI）由詹金斯（Jenkins）在 1981 年提出，是用以衡量某种食物或某种膳食组合对血糖浓度影响的一个指标。GI 是指餐后不同食物血糖耐量曲线在基线内面积与标准糖（葡萄糖）基线内面积之比，以百分比表示，可得如下公式：

$$GI=\frac{\text{某食物餐后 2 h 血糖曲线下面积}}{\text{相当含量葡萄糖餐后 2 h 血糖曲线下面积}}\times 100\%$$

如果食物或膳食的 GI 高，表示食物进入胃肠后消化快、吸收完全，葡萄糖迅速进入血液，血糖浓度波动大；反之则表示食物在胃肠内停留时间长，葡萄糖的释放缓慢，葡萄糖进入血液后峰值低，下降速度慢，血糖浓度波动小。

食物 GI 可作为糖尿病患者选择碳水化合物类食物的参考依据，也可广泛用于高血压和肥胖患者的膳食管理、居民营养教育，甚至扩展到运动员的膳食管理中。表 3-12 是某些常见的食物 GI。

表 3-12　某些常见的食物 GI

食物名称	GI	食物名称	GI	食物名称	GI
葡萄糖	100	烙饼	79.6	玉米粉	68.0
绵白糖	83.8	苕粉	34.5	玉米片	78.5
馒头	88.1	南瓜	75.0	大麦粉	66.0
蜂蜜	73.5	油条	74.9	菠萝	66.0
熟甘薯	76.7	荞麦面条	59.3	闲趣饼干	47.1
蔗糖	65.0	面包	87.9	荞麦	54.0
熟土豆	66.4	西瓜	72.0	甘薯(生)	54.0
面条	81.6	小米	71.0	香蕉	52.0
大米饭	83.2	胡萝卜	71.0	猕猴桃	52.0

续 表

食物名称	GI	食物名称	GI	食物名称	GI
山药	51.0	柚子	25.0	扁豆	38.0
酸奶	48.0	梨	36.0	绿豆	27.2
牛奶	27.6	苹果	36.0	四季豆	27.0
柑橘	43.0	藕粉	32.6	大豆	18.0
葡萄	43.0	鲜桃	28.0	花生	14.0

六、碳水化合物的推荐摄入量及食物来源

碳水化合物的推荐摄入量与脂肪一样，以提供能量的百分比来表示。许多国家的碳水化合物的推荐摄入量不少于55%。中国营养学会建议，除2岁以下的婴幼儿之外，碳水化合物的适宜摄入量应占总能量的55%～65%。

碳水化合物主要来源于谷类和薯类。谷类含量为60%～80%，薯类为15%～29%，豆类为40%～60%。单糖和双糖等简单糖的摄入对血糖影响较大，因此应当限制简单糖的摄入，每天控制在50 g以内，最好控制在25 g以内。

七、运动人群碳水化合物的补充

由于在长时间耐力运动和比赛中体内要消耗大量的肌糖原与肝糖原，在运动前和运动后补充适量的碳水化合物可以使血糖维持在较高水平上，以防止低血糖发生，并推迟疲劳的产生，使机体保持良好的耐力和最后冲刺的能力。

补充淀粉或葡萄糖有利于肌糖原的合成；补充果糖有利于肝糖原的合成，补充果糖时肝糖原的合成速度是以同样方式补充葡萄糖的3.7倍。目前给高水平运动员补充的碳水化合物大多为低聚糖(含3～8分子葡萄糖)，这是因为低聚糖渗透压较小又易消化。

在赛前补充碳水化合物时，以每千克体重约补充1 g糖为宜，一次补糖的总量应控制在60 g之内，补糖量不超过2 g/kg体重。在大运动量前数日内可增加膳食中碳水化合物至总能量的60%～70%(或10 g/kg体重)，并在赛前1～4 h补充碳水化合物1 g～5 g/kg体重(宜采用液态糖)。另外，也可在赛前15 min或赛前2 h补充碳水化合物，使血糖升高快，补糖效果较佳，有利于提高运动员的运动能力。

运动员在运动中可以每隔30～60 min补充含糖饮料或容易吸收的含糖食物，补糖量一般不大于60 g/h，多数采取饮用含糖饮料的方法，少量多次，也可补充易消化的含糖食物。

运动后补充碳水化合物的时间越早越好。理想的是在运动后即刻、2 h内以及每隔1～2 h连续补充，运动后6 h以内，肌肉中糖原合成酶活性高，可使肌糖原的恢复达到最大，补糖效果最佳。

第五节 维 生 素

维生素是维持人体正常生理功能和健康不可缺少的、人体不能合成或合成量不足的一类小分子有机化合物。

维生素的特性如下：① 存在于天然食物中；② 在机体内不提供能量；③ 一般不是机体的构成部分；④ 机体只需要极少的数量即可满足维持正常生理功能的需要，但绝对不可缺少；⑤ 机体内的维生素一般不能充分满足机体需要，所以必须经常由食物来供给。

维生素的家族非常庞大，到目前为止，已发现的维生素有几十种，公认的有 14 种。根据维生素的溶解性通常可以将维生素分为脂溶性和水溶性两大类。

脂溶性维生素包括维生素 A、维生素 D、维生素 E、维生素 K，仅含碳、氢、氧三种元素，溶于脂肪和脂溶剂，不溶于水，在肠道内随脂肪经淋巴系统吸收，大部分储存在脂肪组织；可以在肝脏等器官蓄积，排泄慢，过量会引起中毒。水溶性维生素易溶于水，易被人体吸收，包括 B 族维生素和维生素 C 等。B 族维生素有维生素 B_1（硫胺素，抗脚气病维生素）、维生素 B_2（核黄素）、维生素 PP（烟酸和烟酰胺，抗癞皮病维生素）、维生素 B_6（吡哆醇，抗皮炎维生素）、泛酸（遍多酸）、生物素、叶酸和维生素 B_{12}（钴胺素，抗恶性贫血维生素）。B 族维生素的特点是化学组成除碳、氢、氧之外，还含有氮、硫、钴等；不在体内储存，当机体内这些维生素充裕时，多余部分便可以随尿液排出；构成机体多种酶系的重要辅基或辅酶，参与机体糖、蛋白质、脂肪等多种代谢；正常膳食不会引起维生素过多而中毒，药物补充超出供给量标准数倍会引起过多症，严重时会出现中毒症状；血或尿样中的标记物可检测其代谢状况。

运动训练加强了机体的代谢能力，运动员在运动训练和比赛中所消耗的能量比普通人要高得多，而维生素是能量代谢过程中某些酶的辅助因子。运动员由于长期的训练和剧烈的肌肉运动，对能量、维生素和矿物质的需求增多，容易导致维生素和矿物质缺乏，因此合理的膳食与科学的补充维生素和矿物质可以消除疲劳、提高运动能力，并延长运动寿命。

在维生素营养充足时，有利于机体对营养物质的吸收，并且能够在细胞中引起如酶或激素的积极作用，加速生理、代谢和能量的转换过程。而在维生素营养缺乏时，机体的活动能力会被减弱，抵抗力下降，造成代谢紊乱，运动效率降低。

由于机体对维生素的利用有一定限度，当摄取的量超过利用能力，增大摄入量也不会发生积极作用，多余的量会从体内排出。此外，长期摄取过多的维生素，会让体内维生素分解代谢加强，使训练引起体内的生化反应减弱，从而降低训练效果。因此长期摄取超过实际需要的维生素，对身体是没有好处的。食用新鲜蔬菜和水果是简单、安全、科学的补充维生素的方法，在运动员平常训练、比赛时所食用的膳食中，维生素的供给量应符合运动员的需要量，不需要大量或额外服用维生素制剂，禁止长期大剂量服用维生素制剂或保健品。

一、维生素A与类胡萝卜素

维生素A是一类不饱和一元醇，包括维生素A_1和维生素A_2两种。维生素A_1即视黄醇，存在于哺乳动物及咸水鱼的肝脏中；维生素A_2存在于淡水鱼的肝脏中。

植物体内不含有维生素A，但植物体内存在黄、红色素，其中很多是类胡萝卜素。类胡萝卜素包括胡萝卜素和叶黄素，类胡萝卜素种类繁多，其中1分子β-胡萝卜素分解即可形成2分子维生素A，此种分解主要在小肠黏膜内进行。类胡萝卜素还包括一些其他化合物，如α-胡萝卜素、γ-胡萝卜素和玉米黄素等，也能分解成维生素A。在营养学上，凡能分解后形成维生素A的类胡萝卜素均被称为维生素A原。

维生素A与类胡萝卜素对热、酸和碱稳定，一般烹调和罐头加工不致引起破坏，但易被氧化破坏，在高温条件下更是如此，紫外线也可使其氧化破坏。当食物中含有磷脂、维生素E和抗坏血酸或其他抗氧化剂时，维生素A和类胡萝卜素都非常稳定。

（一）吸收

维生素A在胃内几乎不被吸收，到小肠与胆汁酸和脂肪分解产物一起被乳化，由肠黏膜吸收。影响维生素A吸收的因素主要有四点。① 小肠中的胆汁量：胆汁是维生素A乳化所必需的，胆汁分泌太少会影响维生素A的吸收。② 膳食脂肪：足量脂肪可促进维生素A的吸收。③ 抗氧化剂：如维生素E和卵磷脂等，有利于维生素A的吸收。④ 矿物油的服用及肠道寄生虫：其不利于维生素A的吸收。

（二）生理功能

1. 维持正常视觉功能

眼的光感受器是视网膜中的杆状细胞和锥状细胞。这两种细胞都存在感光色素，而这些色素的形成和所表现出的生理功能均有赖于维生素A的存在。杆状细胞感弱光，所含感光物质为视紫红质（Rhodopsin）；锥状细胞感强光，所含感光物质为视紫蓝质（Iodopsin）。若维生素A充足，则视紫红质的再生快而完全，故暗适应恢复时间短；若维生素A不足，则视紫红质再生慢而不完全，故暗适应恢复时间延长，严重时会使人患夜盲症。

2. 维护上皮组织细胞的健康

维生素A对于上皮组织的正常形成、发育、分化与维持十分重要。当维生素A不足或缺乏时，上皮基底层增生变厚，表层会导致细胞变扁、不规则、干燥等。

3. 调节细胞分化

维生素A有助于细胞增殖与生长，近年来的研究发现维生素A酸（视黄酸）类物质有延缓或阻止癌前病变，防止化学致癌的作用。β-胡萝卜素具有抗氧化作用，是一种有效捕获活性氧的抗氧化剂，对防止脂质过氧化、预防心血管疾病和肿瘤以及延缓衰老均有重要意义。

（三）维生素A缺乏症和过多症

当从膳食中摄入维生素A与类胡萝卜素不足，或机体吸收、利用障碍，或消耗增加时，均可引起维生素A缺乏症。婴幼儿患维生素A缺乏症的概率远高于常人，一些消耗性疾病(如麻疹、肺结核、肺炎、猩红热等)、消化道疾病(如胆囊炎、腹泻等)常可伴发维生素A缺乏症。常见的维生素A缺乏症包括夜盲症、眼干燥症和皮肤病变。

1. 夜盲症

维生素A轻度缺乏表现为暗适应能力降低,重度则表现为夜盲症,夜盲症主要表现为在光线昏暗的环境下或夜晚视物不清或完全看不见东西并行动困难等症状。

2. 眼干燥症

眼干燥症主要表现为角膜干燥、发炎、软化、溃疡和角质化等;在球结膜可出现泡沫状色斑,角膜严重损伤可导致失明。

3. 皮肤病变

皮肤病变的临床表现为皮肤干燥、粗糙,毛囊角化,易发生在臂和下肢的伸侧,左右对称。黏膜损害如果发生在口腔、呼吸道、消化道和泌尿生殖道,则可使之失去滋润及柔软性,并使细菌易于侵入,特别是在儿童身上可引起支气管肺炎等疾病。此外,由于上皮损伤脱落,还可造成肾结石、膀胱结石以及腹泻。

正常饮食一般不会导致维生素A的过量,但是大量摄入富含维生素A的食物(如动物肝脏)或鱼肝油等维生素A补充剂,则有可能导致维生素A过量甚至中毒。中毒症状主要表现为厌食、过度激惹、长骨末端疼痛、头发稀疏、肝大、肌肉僵硬、皮肤瘙痒和头痛头晕等。但是,到目前为止,还没有出现因维生素A过量而导致中毒的报道。

(四) 食物来源

由于人体维生素A来源于动物性食物中的天然维生素A和植物性食物中的类胡萝卜素,而维生素A的常用计量单位为国际单位IU,类胡萝卜素的常用计量单位为μg或mg。为统一计量膳食中的维生素A,联合国粮食及农业组织/世界卫生组织(FAO/WHO)于1967年提出了视黄醇当量(RE)的概念。其含义是包括视黄醇和β-胡萝卜素在内的所有具有维生素A活性物质所相当的视黄醇量,单位为μgRE。视黄醇当量、视黄醇和β-胡萝卜素的换算关系如下:

1 μgRE=1 μg视黄醇=6 μg β-胡萝卜素

1 IU维生素A=0.3 μgRE=0.3 μg视黄醇

1 μg β-胡萝卜素=0.167 μgRE=0.556 IU维生素A

但是,之后的研究证明视黄醇当量可能高估了膳食维生素A原类胡萝卜素转化为维生素A的能力,故美国医学研究院食物与营养委员会于2001年提出了视黄醇活性当量(RAE),其换算关系如下:

1 μg视黄醇活性当量
=1 μg全反式视黄醇
=2 μg来自补充剂的全反式β-胡萝卜素
=12 μg膳食全反式β-胡萝卜素
=24 μg其他膳食维生素A原类胡萝卜素

维生素 A 在动物性食物中含量丰富，最好的来源是各种动物的肝脏、鱼肝油、全奶和蛋黄等。植物性食物只含类胡萝卜素，最好的来源为有色蔬菜，如菠菜、胡萝卜、韭菜、雪里蕻，水果中的杏、香蕉、柿子等。常见食物中维生素 A、类胡萝卜素含量及视黄醇活性当量如表 3 - 13 所示。

表 3 - 13 常见食物中维生素 A、类胡萝卜素含量及视黄醇活性当量

单位：g/100 μg

食 物	维生素 A	类胡萝卜素	视黄醇活性当量	食 物	维生素 A	类胡萝卜素	视黄醇活性当量
羊肝	20 972	—	20 972	甘薯	—	750	63
牛肝	20 220	—	20 220	猪肉(肥瘦)	114	—	114
鸡肝	10 414	—	10 414	苹果	—	600	50
猪肝	4 972	—	4 972	豆角	—	580	48
鸭蛋黄	1 980	—	1 980	牛肾	88	—	88
胡萝卜	—	4 010	342	杏	—	450	38
菠菜	—	2 920	243	蚕豆	—	300	25
鸡蛋黄	438	—	438	青鱼	42	—	42
鸡蛋	310	—	310	白菜	—	250	21
蘑菇(干)	—	1 640	136	带鱼	29	—	29
辣椒(尖)	—	1 390	116	橙	—	160	13
紫菜	—	1 370	141	鲤鱼	25	—	25
鸡肉	226	—	226	牛乳	24	—	24
柑	—	890	74	羊肉	22	—	22
番茄	—	1 149	96	小米	—	100	8
青豆	—	790	66	黄瓜	—	88	7

(五) 参考摄入量

目前维生素 A 的推荐摄入量均以 RAE 为单位，婴幼儿和儿童的不同年龄段，维生素 A 的推荐摄入量从 300 μgRAE/d 到 820 μgRAE/d 不等；从 18 岁开始到老年，男性的维生素 A 的推荐摄入量均为 800 μgRAE/d，女性为 700 μgRAE/d；孕早期为 700 μgRAE/d，孕中晚期为 770 μgRAE/d，乳母为 1 300 μgRAE/d。

对于运动员来说，目前的研究证据尚不能证明补充维生素 A 可提高运动能力，因此平衡饮食的运动员无须额外补充维生素 A。但是，以用眼为主的运动项目(如射击、射箭)，可提高维生素 A 的供给量。

为防止维生素 A 摄入过多引起中毒，中国营养学会提出成年人(包括孕妇)的维生素 A 可耐受最高摄入量为每人 3 000 μgRAE/d。

二、维生素 D

维生素 D 是环戊烷多氢菲类化合物，以维生素 D_3(胆钙化醇)和维生素 D_2(麦角骨化醇)两种形式最为常见。人体内维生素 D_3 由皮肤表皮和真皮内的 7-脱氢胆固醇经紫外线照射转变而来，也可从动物性食物中摄入，因此一般成人只要经常接触阳光，在一般膳食条件下不会引起维生素 D_3 缺乏。维生素 D_2 是植物体内的麦角固醇经紫外线照射而来，其活性只有维生素 D_3 的 1/3。由于 7-脱氢胆固醇和麦角固醇经紫外线照射可转变为维生素 D，因而被称为维生素 D 原。

维生素 D 溶于脂肪溶剂，对热、碱较稳定，如在 130℃加热 90 min 也不会被破坏，故通常的烹调方法不会致其损失。但是，光及酸能促进维生素 D 异构化，脂肪酸败也可使其被破坏。

维生素 D 可用国际单位 IU 或重量单位表示，其换算关系如下：1 IU 维生素 D_3 = 0.025 μg 维生素 D，1 μg 维生素 D=40 IU 维生素 D_3。

(一) 吸收

人类可以通过两个途径获得维生素 D，即从食物摄入与皮肤内由维生素 D 原转变而来。摄入的维生素 D 在小肠内与脂肪一起被吸收。被吸收的和人体皮肤内形成的维生素 D 均被输送至肝脏。维生素 D 在肝脏经 25-羟化酶催化形成 25-羟基维生素 D_3(25-OH-D_3)，然后被运输至肾脏，在肾脏被转化为维生素 D_3 的活化形式 1,25-$(OH)_2$-D_3，经血液运输至靶器官后发挥作用。

(二) 生理功能

维生素 D 的主要功能是促进钙的吸收，对骨骼的形成极为重要。其主要生理功能包括：促进小肠黏膜对钙的吸收，并通过促进肾对钙、磷的重吸收而减少钙、磷的丢失，维持适当的血钙和血磷的浓度，使钙磷沉积于骨基质，促进骨组织的钙化。

(三) 维生素 D 缺乏症和过多症

1. 维生素 D 缺乏症

(1) 佝偻病(Rickets)：发生于婴幼儿。佝偻病即骨骼不能正常钙化而变软、易弯曲、畸形，并影响神经、肌肉、造血、免疫等器官的功能，主要表现为方头、肋骨串珠、弯腿。同时，胸腹部之间由于膈肌的拉力，使下部肋骨内陷，形成哈里森沟(Harrison Groove)。

(2) 骨软化症(Osteomalacia)：发生于成人，特别是妊娠、哺乳妇女和老年人。由于维生素 D 缺乏，新骨钙化不全会形成骨软化，主要表现为骨软化和易折断。发病初期，腰背部、腿部会存在不定期的时好时坏的疼痛，活动时加剧；严重时，骨骼脱钙、骨质疏松，可发生自发性、多发性骨折。

2. 维生素 D 过多症

长期大量服用维生素 D 可引起中毒，甚至可以造成死亡。有研究报告指出，成人长期口服 100 000 IU、儿童长期口服 40 000 IU 维生素 D 可引起中毒。中毒的主要表现为厌食、便秘、呕吐、头痛、烦渴与多尿、肌张力下降、心率快而失常等。另外，大量摄入维生素

D,可导致血清钙和磷含量增高,甚至引起软组织的钙化,心、肺、肾、大血管等也可累及。

(四) 食物来源

维生素 D_3 含量丰富的食物来源为鱼肝油、深海鱼(沙丁鱼、鲨鱼)、鸡蛋的蛋黄以及各种动物的肝脏,强化维生素 A、维生素 D 的牛奶也是维生素 D 的有效来源。维生素 D_2 来源于植物性食物。

(五) 参考摄入量

成年人、孕妇、乳母、65 岁以上老年人的维生素 D 推荐摄入量为 10 μg/d,可耐受最高摄入量为 50 μg/d。

三、维生素 E

维生素 E 是生育酚(Tocopherol, T)与三烯生育酚(Tocotrienol, T-3)的总称。维生素 E 溶于酒精与脂肪溶剂,不溶于水,对氧敏感,易于氧化被破坏,特别是在光照以及热、碱和金属离子 Fe^{3+} 与 Cu^{2+} 存在的情况下,会加速氧化,但在酸性环境中较稳定。维生素 E 在小肠中需要有胆汁和脂肪酸存在才能被吸收,吸收率仅占摄入量的 20%~40%。

(一) 生理功能

1. 抗氧化作用

维生素 E 是一种很强的抗氧化剂,能抑制细胞内和细胞膜上的脂质过氧化作用。它的主要作用在于阻止不饱和脂肪酸被氧化成氢过氧化物,从而保护细胞免受自由基的危害。

2. 保持红细胞的完整性

已有相当多的证据表明,维生素 E 能够保持红细胞完整并促进红细胞的生物合成。膳食中缺少维生素 E,会引起红细胞数量减少并缩短其生存时间,导致溶血性贫血。

3. 提高机体的免疫功能

维生素 E 的缺乏会使吞噬功能受抑制,在构成免疫系统的白细胞中,多核白细胞和淋巴细胞中的 α-生育酚数量为红细胞的 30 倍,由此可见维生素 E 在增强免疫力方面具有重要作用。

4. 促进细胞呼吸

维生素 E 是细胞呼吸的必需促进因子,对心肌和骨骼肌来说尤为重要。实验表明,4 周龄的鸡由于维生素 E 缺乏会出现严重的肌纤维病变和肌肉萎缩症,可能的原因是缺乏维生素 E 会导致细胞呼吸代谢紊乱,而引起溶酶体酶大量增加。

5. 其他作用

维生素 E 还对含硒蛋白、含铁蛋白等的氧化有抑制作用,保护脱氢酶中的巯基免被氧化。维生素 E 也与精子的生成和繁殖能力有关,但与性激素分泌无关。动物实验还发现,高浓度的维生素 E 可使多种免疫功能增强,包括抗体反应和吞噬细胞活性等。

维生素 E 对提高竞技能力有很大的意义。苏联研究人员曾把维生素 E 比喻为提高运动能力的一种“秘密武器”，他们对自行车和滑雪运动员进行研究，把运动员分为两组，进行大运动量训练，实验一组服用 100～150 mg 维生素 E，训练时间为 1.5～2 h，实验二组服用 250～300 mg 维生素 E，训练时间为 3～4 h；而对照组服用安慰剂，在食物中仅含有 20 mg 维生素 E。维生素 E 的供给量结果表明，服用维生素 E 的实验组精力充沛，未出现缺氧症状，而对照组却很早出现力竭状态。这种作用可能的机制是维生素 E 有助于机体运动后氧债消除和机能恢复。

（二）维生素 E 缺乏症

由于维生素 E 广泛存在于食物中，在体内几乎所有组织器官都有贮存，且存留时间较长，因此人类较少发生维生素 E 缺乏症。但在某些情况下，例如，吸收不良，在婴幼儿配方或食品中维生素 E 含量不足且含有较多的不饱和脂肪酸，仍可能导致维生素 E 缺乏。早产儿由于消化器官发育未完全成熟，往往不易吸收维生素 E。严重营养不良儿童因食物不足也可致维生素 E 不足。此外，妇女服用类固醇类的口服避孕药时，也常造成血浆中维生素 E 偏低。

若维生素 E 缺乏，会引起动物循环、神经、生殖系统，以及肌肉、肝脏和消化道的变化，不同种属间的症状差异较大。例如，当大鼠缺乏维生素 E 时，可出现不孕、肝退化、肌肉萎缩和心肌异常等；当雏鸡缺乏维生素 E 时，可引起脑软化、出血性疾病、孵化力弱、心肌异常等；当猴缺乏维生素 E 时，会引起贫血、不生育、心肌异常等；当人类缺乏维生素 E 时，可引起红细胞生命周期缩短及血小板增多等。

（三）食物来源

维生素 E 广泛分布在动物性和植物性食物中，麦胚油、棉籽油、玉米油、花生油及芝麻油是特别良好的来源，莴苣叶及柑橘皮中的维生素 E 含量也很丰富，几乎所有的绿叶植物中都含有维生素 E，其也存在于肉、奶油、牛奶、蛋及鱼肝油中。

（四）参考摄入量

维生素 E 的活性可用 α-生育酚当量（α-Tocopherol Equivalence，α-TE）来表示，规定 1 mg α-TE 相当于 1 mg α-生育酚。

维生素 E 的成人推荐摄入量为 14 mg α-TE/d，可耐受最高摄入量为 700 mg α-TE/d。

四、维生素 B_1

维生素 B_1 是由一个含氨基的嘧啶环和一个含硫的噻唑环组成的化合物，因其分子中含有硫和胺，故亦称为硫胺素。

维生素 B_1 常以其盐酸盐的形式出现，为白色结晶，极易溶于水。维生素 B_1 的固态形式比较稳定，在 100℃时也很少被破坏。其水溶液呈酸性时稳定，在 pH＜5 时，加热至 120℃仍可保持其生理活性。碱性环境中其易被氧化失去活性，不耐热；在 pH＞7 的情况下煮沸，可使其大部分或全部被破坏，甚至在室温下储存，亦可逐渐被破坏。

（一）吸收与代谢

维生素 B_1 主要在空肠、回肠中被吸收，大量饮茶会降低肠道对维生素 B_1 的吸收。酒精中含有抗硫胺素物质，摄入过量，也会降低维生素 B_1 的吸收和利用。

正常成年人体内维生素 B_1 的含量为 25～30 mg，其中约有 50%在肌肉中，其他在心脏、肝脏、肾脏、脑等组织中。维生素 B_1 由尿排出，不能被肾小管再吸收。尿中维生素 B_1 的排出量与摄入量有关，如果每天摄入的维生素 B_1 超过 0.5～0.6 mg，则尿中排出量随摄入量的增加而升高，并呈直线关系；但当维生素 B_1 摄入量高至一定的量时，其排出量即呈较平稳状态，此时可见存在一折点，可视为营养素充裕的标志。

（二）生理功能

1. 构成辅酶维持体内正常代谢

维生素 B_1 在硫胺素焦磷酸激酶的作用下，与三磷酸腺苷结合形成硫胺素焦磷酸酯（TPP）。TPP 是维生素 B_1 的活性形式，在体内构成 α-酮酸脱氢酶体系和转酮醇酶的辅酶，参与碳水化合物代谢中丙酮酸和 α-酮戊二酸氧化脱羧作用。

2. 抑制胆碱酯酶的活性，促进胃肠蠕动

维生素 B_1 可抑制胆碱酯酶对乙酰胆碱的水解，而乙酰胆碱可促进胃肠蠕动。当维生素 B_1 缺乏时，胆碱酯酶活性增强，乙酰胆碱水解加速，从而导致乙酰胆碱含量降低而引起胃肠蠕动缓慢，腺体分泌减少，导致食欲减退、腹胀等消化不良的症状。

3. 对神经组织的作用

维生素 B_1 对神经组织的确切作用还不清楚，研究发现在神经组织中 TPP 含量最多，大部分位于线粒体内，10%存在于细胞膜。目前认为 TPP 可能与膜钠离子通道有关，当 TPP 缺乏时渗透梯度无法维持，会引起电解质与水转移异常。

运动员连续 10～14 天食用缺乏维生素 B_1 的膳食，肌肉耐力就会降低，当维生素 B_1 的摄入量恢复至正常时，肌肉的耐力也随之恢复正常。

（三）维生素 B_1 缺乏症

维生素 B_1 摄入不足或机体吸收利用障碍以及其他各种原因引起需要量增加等情况，均能引起机体维生素 B_1 缺乏。维生素 B_1 缺乏主要会引起脚气病。

成人脚气病初期症状为下肢软弱无力，常有沉重感，肌肉酸痛，尤以腓肠肌明显。消化道症状有厌食、体重下降、消化不良和便秘，同时可伴有疲乏、淡漠、头痛、失眠、忧郁、不安、易怒和健忘等神经系统症状。

婴儿脚气病常发生在 2～5 月龄的婴儿身上，多由于母乳维生素 B_1 缺乏所致，病情急，发病突然。在患病早期，婴儿常会面色苍白、急躁、哭闹不安和身体浮肿，往往被家长所忽视。严重时，可出现嗜睡、呆视、眼睑下垂、声音微弱及深反射消失、惊厥、脉速、心力衰竭等症状，甚至死亡。

（四）食物来源

维生素 B_1 广泛存在于天然食物中，最丰富的来源是葵花子仁、花生、大豆粉和瘦猪肉；其次为小麦粉、小米、玉米和大米等谷类食物，糙米、杂粮和谷胚及麦胚内含量更高；鱼类、蔬菜和水果中含量较少。常见食物中的维生素 B_1 含量如表 3-14 所示。

表 3-14　常见食物中的维生素 B_1 含量

单位：mg/100 g

食物	维生素 B_1	食物	维生素 B_1	食物	维生素 B_1
葵花子仁	1.89	玉米	0.27	茄子	0.03
花生仁	0.72	稻米	0.22	牛乳	0.03
瘦猪肉	0.54	猪肝	0.21	鲤鱼	0.03
大豆	0.41	鸡蛋	0.09	大白菜	0.02
蚕豆	0.37	甘薯	0.07	苹果	0.02
小米	0.33	鸡肉	0.05	带鱼	0.02
麸皮	0.30	梨	0.05	冬瓜	0.01
标准粉	0.28	萝卜	0.04	海虾	0.01

(五) 参考摄入量

中国营养学会提出的维生素 B_1 的推荐摄入量：成年和中老年男性均为 1.4 mg/d，成年和中老年女性均为 1.2 mg/d。

对于大运动量运动员，由于其每日能量消耗增加，维生素 B_1 的需要量也相应增加，这时我们可以根据能量消耗量推算维生素 B_1 的需要量，即每 1 000 kcal(4.184 MJ)能量摄入量需要 0.5 mg 维生素 B_1。

五、维生素 B_2

维生素 B_2 又名核黄素，对热较稳定，在中性或酸性溶液中，即使短期加热也不致被破坏，但在碱性溶液中加热较易被破坏。游离型核黄素对光敏感，特别是对紫外线更加敏感。维生素 B_2 大部分在小肠上部吸收，其中胃酸和胆盐有助于游离型维生素 B_2 释放而促进吸收；抗酸制剂和乙醇会妨碍其吸收。某些金属离子如 Zn^{2+}、Cu^{2+}、Fe^{2+} 等以及咖啡因、茶碱和维生素 C 等，能与维生素 B_2 或黄素单核苷酸(FMN)形成络合物影响其利用。当维生素 B_2 摄入量较大时，部分维生素 B_2 会以游离形式被排出体外，而并不能在体内大量储存。

(一) 生理功能

1. 构成黄酶辅酶参加物质代谢

核黄素在体内与 ATP 作用形成黄素单核苷酸和黄素腺呤二核苷酸(FAD)，它们是黄酶的辅酶，构成多种氧化酶系统中不可缺少的一部分，在生物氧化过程中起着递氢体的作用，参与氨基酸、脂肪酸和碳水化合物的代谢。

2. 参与细胞的正常生长

在皮肤黏膜，特别是经常处于活动的弯曲部，损伤后细胞的再生需要核黄素。如果核黄素缺乏，小的损伤也不易愈合，这被视为核黄素缺乏的特殊表现。

(二) 维生素 B_2 缺乏症

维生素 B_2 缺乏常引起皮肤黏膜的病变，最常累及口腔和阴囊。皮肤损害可大致分为红斑型、丘疹型和湿疹型三种类型。皮肤病变可表现为脂溢性皮炎。口腔病变常表现为口角炎、唇炎和舌炎。阴囊瘙痒为初发自觉症状，夜间尤为剧烈，重则影响睡眠。

(三) 食物来源

维生素 B_2 广泛存在于天然食物中，但因其来源不同，含量差异很大。动物性食物尤以动物内脏(肝、肾、心肌等)含量最高，其次是蛋类和乳类，大豆和各种绿叶蔬菜也含有一定数量，其他植物性食物含量较低。糙米和粗粮特别是其胚芽与种皮也含有一定量的维生素 B_2。常见食物中的维生素 B_2 含量如表 3-15 所示。

表 3-15 常见食物中的维生素 B_2 含量

单位：mg/100 g

食物	含量	食物	含量
猪肝	2.08	荞麦	0.16
冬菇(干)	1.40	荠菜	0.15
鸡肝	1.10	牛乳	0.14
牛肾	0.85	豌豆	0.14
小麦胚粉	0.79	瘦牛肉	0.13
黑木耳	0.44	血糯米	0.12
鸡蛋	0.31	菠菜	0.11
麸皮	0.30	小米	0.10
黄豆	0.22	鸡肉	0.09
青稞	0.21	标准粉	0.08
芹菜	0.19	粳米	0.08
肥瘦猪肉	0.16	白菜	0.07

(四) 参考摄入量

维生素 B_2 需要量与能量消耗或肌肉活动有关。成年男性的维生素 B_2 参考摄入量为 1.4 mg/d，成年女性的维生素 B_2 参考摄入量为 1.2 mg/d。

运动员比一般人要多摄入一些维生素 B_2，大运动量训练时的成人专业运动员和儿童、青少年业余运动员更应该关注维生素 B_2 的营养状况。

六、烟酸

烟酸又名尼克酸、抗癞皮病维生素、维生素 PP。烟酸的酰胺化合物为烟酰胺，烟酸和烟酰胺具有同等生物活性，溶于水及酒精，性质比较稳定，酸、碱、氧、光或加热条件下均不易被破坏，但会随水流失。

烟酸主要是以辅酶的形式存在于食物中，经消化后由胃及小肠吸收。吸收后以烟酸的形式经肝门静脉进入肝脏，在肝内转化为辅酶 I(CoI 或 NAD^+)和辅酶 II(CoII 或 $NADP^+$)。过量的烟酸大部分经甲基化后随尿液排出。

(一) 生理功能

1. 构成辅酶 I 及辅酶 II

烟酰胺在体内与腺嘌呤、核糖和磷酸结合构成辅酶 I 和辅酶 II，在生物氧化还原反应中起到电子载体或递氢体作用。

2. 葡萄糖耐量因子的组成成分

葡萄糖耐量因子(Glucose Tolerance Factor，GTF)是由三价铬、烟酸、谷胱甘肽组成的一种复合体，可能是胰岛素的辅助因子，有增加葡萄糖的利用及促使葡萄糖转化为脂肪的作用。

3. 保护心血管

服用烟酸能降低血胆固醇、甘油三酯及 β-脂蛋白浓度并扩张血管。大剂量烟酸对复发性非致命的心肌梗死有一定程度的保护作用，但是烟酰胺无此作用。

(二) 烟酸缺乏症

烟酸的原发性缺乏主要发生在以玉米为主食的区域，因为玉米中的烟酸常为结合状态，机体不易吸收，因此，在煮粥时加些碱面碱化后，可形成游离的烟酸，从而避免烟酸缺乏症的发生。另外，腹泻、肝硬化和酗酒也可导致烟酸继发性的缺乏。

烟酸缺乏可引起癞皮病。此病起病缓慢，常有前驱症状，如体重减轻、疲劳乏力、记忆力差、失眠等。如不及时治疗，则可出现皮炎(Dermatitis)、腹泻(Diarrhea)和痴呆(Depression)，称为癞皮病“3D”症状。

(三) 食物来源

烟酸及烟酰胺广泛存在于食物中。植物性食物中存在的主要是烟酸；动物性食物中以烟酰胺为主。烟酸和烟酰胺在肝、肾、瘦畜肉、鱼以及坚果类中含量丰富；乳、蛋中的含量虽然不高，但色氨酸较多，可以转化为烟酸。谷类中的烟酸 80%～90%存在于它们的种子皮中，故加工影响较大。常见食物中的烟酸含量如表 3-16 所示。

表 3-16 常见食物中的烟酸含量

单位：mg/100 g

食物	含量	食物	含量
玉米	3.8	黄豆	10.0
菠菜	1.3	猪肝	20.6
猪肉(肥瘦)	5.8	大米	4.9
鸡蛋	0.45	牛奶	0.8

(四) 参考摄入量

人体烟酸的需要量与能量的消耗量有密切关系。能量消耗增加时，烟酸需要量也增多，因此烟酸的需要量常以每消耗 1 000 kcal 能量需要烟酸的 mg 数来表示。由于色氨酸在体内可转化为烟酸，因此蛋白质摄入增加时，烟酸摄入可相应减少。故目前烟酸的需要量或推荐摄入量用烟酸当量(NE)来表示(烟酸当量的单位为 mgNE，烟酸和色氨酸的单位为 mg)：

$$烟酸当量 = 烟酸 + 1/60\ 色氨酸$$

中国营养学会提出，18～49 岁男性的烟酸推荐摄入量为 15 mg/d，女性为 12 mg/d；50～64 岁男性的烟酸推荐摄入量为 14 mg/d，女性为 12 mg/d；65 岁以上男性的烟酸推荐摄入量为 14 mg/d，女性为 11 mg/d。烟酸的可耐受最高摄入量为 35 mg/d。

七、维生素 C

维生素 C 又称抗坏血酸，是一种含有 6 个碳原子的酸性多羟基化合物，维生素 C 虽然不含有羧基，但仍具有有机酸的性质。

维生素 C 可被人体小肠上段吸收，吸收量与其摄入量有关。当摄入量为 30～60 mg 时，吸收率可达 100%；当摄入量为 90 mg 时，吸收率降为 80%左右；当摄入量为 1 500 mg、3 000 mg 和 12 000 mg 时，吸收率分别下降至 49%、36%和 16%。正常摄入量情况下，体内可贮存的维生素 C 为 1.2～2.0 g，最大储量为 3 g。

维生素 C 一旦被吸收，就分布到体内所有的水溶性结构中。当体内维生素 C 饱和后，再补充维生素 C，则大部分会随尿液排出；当机体未达到饱和时，排出的量很少。

(一) 生理功能

1. 参与羟化反应

羟化反应是体内许多重要物质合成或分解的必要步骤，在羟化过程中，必须有维生素 C 参与以发挥如下几项功能。

(1) 促进胶原蛋白合成。在胶原蛋白合成时，其多肽链中的脯氨酸及赖氨酸等残基，必须先在脯氨酸羟化酶及赖氨酸羟化酶的催化下分别羟化为羟脯氨酸及羟赖氨酸等残基。维生素 C 是这些羟化酶维持活性所必需的辅助，当维生素 C 缺乏时，会造成胶原蛋白合成障碍，从而导致坏血病。

(2) 促进神经递质合成。神经递质 5-羟色胺及去甲肾上腺素由氨基酸在合成时，都需要通过羟化作用才能完成，羟化酶作用时需要维生素 C 参与，如果维生素 C 缺乏，这些神经质合成将受到影响。

(3) 促进类固醇羟化，促进胆固醇转化为胆汁酸。维生素 C 缺乏时，胆固醇转化的胆汁酸会减少，以致胆固醇在肝内蓄积，血中胆固醇浓度升高。故高胆固醇患者，应补给足量的维生素 C。

(4) 促进解毒功能。药物或毒物在内质网上的羟化过程是生物转化中的重要反应，维生素C能使混合功能氧化酶的活性升高，增强药物或毒物的解毒过程。

2. 还原作用

维生素C既能以氧化型，又能以还原型存在于体内，所以既可以作为供氢体，又可以作为受氢体，在体内氧化还原反应过程中发挥着重要作用。

(1) 促进抗体形成。抗体分子中含有相当数量的二硫键，这些二硫键都是由2个半胱氨酸组成的，所以合成抗体必须有半胱氨酸，但是摄入的蛋白质含有大量的胱氨酸，必须将其还原为半胱氨酸才能参与抗体的合成，体内高浓度的维生素C有助于胱氨酸还原为半胱氨酸。

(2) 促进铁的吸收。维生素C能使难以吸收的三价铁(Fe^{3+})还原为易于吸收的二价铁(Fe^{2+})，从而促进铁的吸收。此外，还能使亚铁络酶等的巯基处于活性状态，以便有效地发挥作用，故维生素C是治疗贫血的重要辅助药物。

(3) 促进四氢叶酸形成。叶酸还原为四氢叶酸后才能发挥其生理活性，维生素C能促进叶酸的还原，故对巨幼红细胞性贫血也有一定的疗效。

(4) 维持巯基酶的活性。体内许多含巯基的酶发挥催化作用时需要有—SH，维生素C能使酶分子中的—SH维持在还原状态，从而使酶保持活性。

此外，维生素C是一种强自由基清除剂，具有较强的清除自由基的作用，能够防止机体的氧化损伤，可对抗重金属(如Pb、Hg、Cd、As等)对机体的毒害作用。

(二) 维生素C缺乏症

当膳食摄入减少或机体需要增加又得不到及时补充时，会造成体内维生素C储存减少。若体内维生素C贮存量低于300 mg，将出现缺乏症状。维生素C缺乏主要会引起坏血病，临床表现如下。

1. 前驱症状

维生素C缺乏症的起病缓慢，自饮食缺乏维生素C至发展成坏血病，一般历时4～7个月。患者多有体重减轻、四肢无力、衰弱、肌肉关节疼痛等症状。成人发病时除上述症状之外，早期还会出现牙龈松肿，间或有感染发炎。婴儿常有激动、软弱、倦怠、食欲减退、四肢动痛、肋软骨接头处扩大、四肢长骨端肿胀以及出血倾向等症状。毛囊周围充血，以成人较多。婴儿发病多在6个月至1周岁，其他阶段也可发生。

2. 出血

全身任何部位可出现大小不等和程度不同的出血点。起初局限于毛囊周围及牙龈等处，进一步扩展可出现皮下组织、肌肉、关节、腱鞘等处出血，甚至形成血肿或瘀斑。

小儿皮肤瘀点和瘀斑多见于骨骼病变的附近，膝部和踝部最多见。内脏、黏膜也有出血，如鼻衄、血尿、便血及月经过多等。严重时偶有心包、胸腔、腹腔、腹膜后及颅内出血。小儿常见下肢肿胀和疼痛，患肢保持一定位置，即两腿外展、小腿内弯，呈假性瘫痪状，此为骨膜下出血所致。

3. 牙龈炎

牙龈可见出血、松肿，尤以牙龈尖端最为显著，稍加按压即可溢血。如肿胀面积扩大，可遮盖牙齿，并有溃疡及继发感染。婴儿患者，常见牙龈上发生小血袋，且易掩盖初萌的乳牙。此种血袋如稍加压力，即可破裂，有时可引起大量出血。成人患者常伴有慢性牙龈损害，可见牙龈萎缩、牙龈浮露，最后会使牙齿松动、脱落。

(三) 食物来源

人类和其他灵长类动物及豚鼠体内不能合成维生素 C，因此人体所需要的维生素 C 全部由食物提供。维生素 C 的主要食物来源是新鲜蔬菜(特别是绿叶蔬菜)与水果。蔬菜中，辣椒、茼蒿、苦瓜、白菜、豆角、菠菜、土豆和韭菜等的维生素 C 含量丰富；水果中，酸枣、红枣、草莓、柑橘、柠檬等的维生素 C 含量最多；动物的内脏中也含有少量的维生素 C。常见食物中的维生素 C 含量如表 3-17 所示。

表 3-17　常见食物中的维生素 C 含量

单位：mg/100 g

食物名称	含量	食物名称	含量	食物名称	含量
酸枣	830～1 170	豆角	39	花生	14
枣(鲜)	243	绿茶	37	芹菜	12
沙棘	160	菠菜	32	梨	11
辣椒(红、小)	144	马铃薯	27	桃	10
猕猴桃	131	甘薯	26	黄瓜	9
灯笼椒	72	葡萄	25	黄豆芽	8
柑橘	68	韭菜	24	西瓜	7
菜花	61	柚	23	茄子	5
茼蒿	57	柠檬	22	香菇	5
苦瓜	56	白萝卜	21	牛心	5
红果(山楂)	53	猪肝	20	猪心	4
草莓	47	桔	19	杏	4
白菜	47	番茄	19	苹果	4
荠菜	43	菠萝	18	牛乳	1
卷心菜	40	胡萝卜	16		

(四) 参考摄入量

中国营养学会提出的维生素 C 推荐摄入量，成年人为 100 mg/d，可耐受最高摄入量为 2 000 mg/d。

八、其他维生素

(一) 维生素 K

维生素 K 是一种萘醌类脂溶性维生素，自然界存在两种类型，即维生素 K_1 和维生素

K_2。维生素 K_1 主要来自绿叶蔬菜，其次是奶和肉类，水果和谷类的含量较低；维生素 K_2 由细菌合成。

维生素 K 的最主要功能是参与凝血的过程，凝血过程中的许多凝血因子的生物合成有赖于维生素 K，如凝血因子Ⅱ（凝血酶原）、凝血因子Ⅵ（转变加速因子前体）、凝血因子Ⅸ（凝血酶激酶组分）和凝血因子Ⅶ。当维生素 K 缺乏时，凝血因子合成能力下降，从而会增加出血倾向。维生素 K 的功能其次是参与骨组织的代谢，保证骨组织的正常钙化。

由于维生素 K 来源丰富，正常成人肠道微生物能合成维生素 K，所以很少发生维生素 K 缺乏的情况。维生素 K 的食物来源为蒜苗、韭菜、芹菜、菠菜等绿叶蔬菜。

（二）叶酸

叶酸存在于所有绿叶蔬菜中而且含量丰富。叶酸在体内抗坏血酸和还原性辅酶 II 参与下，可以转变为具有生理活性的四氢叶酸。其主要作用是把一碳基团（一碳单位）从一种化合物转移到另一种化合物上。一碳单位包括甲酰基、亚胺甲基、甲基、亚甲基和次甲基等。通过一碳单位的转运，可以合成很多重要的生物分子，如丝氨酸、蛋氨酸、组氨酸、胆碱、胸腺嘧啶、某些嘌呤以及核苷酸和血红素等，因此叶酸在 DNA、RNA、蛋白质等合成以及细胞分裂与生长过程中起着重要作用。

叶酸缺乏时，红细胞的发育和成熟会受到影响，可造成巨红细胞性贫血。如果孕妇早期缺乏叶酸，则会引起胎儿神经管不能闭合而导致以脊柱裂和无脑为主的神经管畸形，并使孕妇先兆子痫和胎盘早剥发生率增高。近年来的研究证明，叶酸缺乏还会引起高同型半胱氨酸血症，而高同型半胱氨酸血症是引起高血压动脉硬化和脑血栓的重要影响因素。

由于食物中叶酸的生物利用率仅为 50%，而叶酸的补充剂与膳食混合时的生物利用率为 85%，为单纯来源于食物叶酸利用率的 1.7 倍，故叶酸的摄入量应以膳食叶酸当量（DFE）来表示。其公式如下（单位为 μg）：

$$\text{膳食叶酸当量} = \text{膳食叶酸} + 1.7 \times \text{叶酸补充剂}$$

成年和老年人的叶酸推荐摄入量为 400 μgDFE/d，孕妇为 600 μgDFE/d，乳母为 550 μgDFE/d。叶酸的可耐受最高摄入量为 1 000 μgDFE/d。

叶酸广泛存在于动物性和植物性食物中，其含量丰富的食物有肝、蛋、肾、菠菜、花生仁等。

（三）维生素 B_{12}

维生素 B_{12} 又称为钴胺素，是一种预防和治疗恶性贫血的维生素。在体内以甲基钴胺素和 5-脱氧腺苷钴胺素的形式存在，并参与生化反应。维生素 B_{12} 作为甲基转移酶的辅助因子参与蛋氨酸、胸腺嘧啶的体内合成，从而促进蛋白质和核酸的生物合成。甲基钴胺素作为蛋氨酸合成酶的辅助因子，从 5-甲基四氢叶酸获得甲基后转而供给同型半胱氨酸，并在蛋氨酸合成酶的作用下合成蛋氨酸。同时，维生素 B_{12} 参与甲基丙二酸-琥珀酸的异构化过程。

维生素 B_{12} 缺乏症并不罕见，其对健康的影响，特别是对老年人的影响越来越引起重视。素食者、母亲为素食者的婴幼儿和老年人是维生素 B_{12} 缺乏的高危人群，维生素 B_{12} 缺乏会导致巨幼红细胞贫血和高同型半胱氨酸血症，应当引起重视。

膳食中的维生素 B_{12} 来自动物性食物，如肉类、动物内脏、鱼、禽、贝壳类、鸡蛋类等，乳类及乳制品中含有少量的维生素 B_{12}。

成年人的维生素 B_{12} 推荐摄入量为 2.4 μg/d，孕妇为 2.9 μg/d、乳母为 3.2 μg/d。

第六节　矿 物 质

构成人体的所有元素中，除碳、氢、氧、氮以有机物的形式存在之外，其余的元素统称为矿物质，亦称为矿物质或灰分。人体内矿物质种类繁多，基本上地壳内存在的矿物质均可存在于人体内，其中常见的有 20 多种。

在矿物质中，有部分在体内含量较高（>0.01%体重），每日膳食需要量在 100 mg 以上的被称为常量元素，主要有钙、镁、钾、钠、磷、氯和硫等 7 种。体内含量极少（<0.01%体重），或每日需要量在 100 mg 以下，但有一定生理功能的元素被称为微量元素。微量元素又包括必需微量元素 8 种（铁、锌、硒、碘、铜、铬、钼、钴）、可能必需微量元素 5 种（锰、镍、硅、钒、硼）和具有潜在毒性但在低剂量时可能具有人体必需功能的元素 8 种（氟、锡、铅、镉、汞、砷、铝、锂）。其中，必需微量元素是指机体生理代谢所需要，缺乏或长期摄入不足可影响人体特定生理功能，而补充后机能又可得到改善的微量元素。

矿物质的生理功能主要包括以下几种：① 构成机体组织的重要组分，如骨骼、牙齿中的钙、磷、镁，蛋白质中的硫、磷等；② 构成一些酶系统的激活剂或组成成分，如铁、锌、硒；③ 维持组织细胞的渗透压与细胞膜的通透性，如钾、钠、氯与蛋白质一起维持细胞内外液适宜渗透压，使组织能潴留一定量的水分；④ 维持体液的酸碱平衡，如钾、钠、氯离子与蛋白质一起形成的缓冲作用；⑤ 维持神经和肌肉的兴奋性及细胞膜的通透性；⑥ 构成体内生理活性物质，如血红蛋白中的铁、甲状腺素中的碘、超氧化物酶中的锌、谷胱甘肽过氧化物酶中的硒等；⑦ 参与凝血过程。

一、钙

钙约占体重的 2%。成人体内含钙总量约为 1 200 g，其中约有 99%集中在骨骼和牙齿，存在形式主要为羟磷灰石[$Ca_{10}(PO_4)_6(OH)_2$]；约 1%的钙以游离的或结合的离子状态存在于软组织、细胞外液及血液中，统称为混溶钙池。混溶钙池与骨骼中的钙维持着动态平衡，即骨中钙不断地从破骨细胞中释出进入混溶钙池，而混溶钙池中的钙又不断地沉积于成骨细胞，维持钙的更新。

(一) 钙的吸收及影响因素

膳食中钙的吸收主要在 pH 较低的小肠上段。钙的吸收是一个需要能量的主动运输过程，具有多种影响因素。

在钙的吸收过程中需要活性维生素D[1,25-$(OH)_2D_3$]参与。充足的维生素D可促进钙的主动吸收。同时,钙的吸收与年龄有关,随着年龄增长其吸收率下降。婴儿钙的吸收率超过50%,儿童约为40%,成年人只为20%左右。一般在40岁以后,钙的吸收率逐渐下降,老年人骨质疏松与此有关。

阻止钙吸收的因素主要是谷物中的植酸(Phytic Acid)、某些蔬菜(如菠菜、苋菜、竹笋等)中的草酸。一些食物中含有过多的碱性磷酸盐等,在肠腔内与钙结合成不溶解的钙盐,会减少钙的吸收。同时,膳食纤维中的糖醛酸残基可与钙结合,脂肪过多或脂肪消化不良时,未被吸收的脂肪酸可与钙结合形成脂肪酸钙,这些均影响钙的吸收。另外,抗酸药、四环素和肝素也不利于钙的吸收。

促进钙吸收的因素有维生素D、某些氨基酸、适当的钙磷比例和乳糖等。维生素D是促进钙吸收的主要因素,某些氨基酸如赖氨酸、色氨酸、精氨酸等,可与钙形成可溶性钙盐,有利于其吸收。膳食中的钙磷比例,儿童以2∶1或1∶1,成人以1∶1或1∶2为宜。当人体对钙的需要量大时,如妊娠、哺乳和青春期,钙的吸收率会随之增高;反之,需要量小时,吸收率降低。

综上所述,影响钙吸收的因素如表3-18所示。

表3-18 影响钙吸收的因素

促进钙吸收的因素	阻止钙吸收的因素
维生素D 某些氨基酸 合适的钙磷比例 乳糖 需要量增加	膳食纤维 胃酸缺乏 植酸和草酸 脂肪过多或脂肪消化不良

体内钙的储留与膳食中含钙量和机体对钙的需要量有关。当膳食中钙含量增高时,体内钙储留量可相应增加;当机体对钙的需要量提高时,储留量也相应提高。

成人每天通过肠黏膜上皮细胞脱落、消化液的分泌等途径排出钙。

(二) 生理功能

1. 形成并维持骨骼和牙齿的结构

钙是骨骼和牙齿的重要成分。体内的钙约99%集中在骨骼及牙齿中,主要以羟磷灰石和磷酸钙[$Ca_3(PO_4)_2$]两种形式存在。成骨细胞与黏多糖等构成骨基质,羟磷灰石及磷酸钙沉积于骨基质,形成骨骼及牙齿。在骨骼已关闭和骨长度的生长停止以后,每年有2%~4%的骨钙进行更新。如果钙缺乏,骨骼、牙齿则会发育不良,骨结构会受到破坏。

2. 维持肌肉和神经的正常活动

钙离子与神经和肌肉的兴奋、神经冲动的传导、心脏的正常搏动等生理活动有密切的关系。例如,血清钙离子浓度降低时,肌肉、神经的兴奋性增高,可引起手足抽搐;而钙离子浓度过高时，则会损害肌肉的收缩功能，引起心脏和呼吸衰竭。

3. 参与血凝过程

钙有激活凝血酶原使其变成凝血酶的作用。

4. 其他

钙在体内还对多种酶有激活作用，如 ATP 酶、脂肪酶、蛋白质分解酶等。

(三) 钙缺乏和过量

婴幼儿和老年人是钙缺乏的主要人群。婴幼儿缺钙，轻则导致生长发育迟缓和神经兴奋症状，重则影响骨骼和牙齿的发育甚至发展为佝偻病，出现“O”和“X”形腿、肋骨串珠、鸡胸等症状。成年人缺钙可发生骨质软化症，老年人缺钙易患骨质疏松症。

但是，并不是钙摄入量越高越好，特别是通过膳食补充剂补充钙，更不易超量补充，这是因为超量补充会导致高钙血症、高钙尿、血管和软组织钙化，肾结石的风险也相对增高。

(四) 食物来源

食物中钙的最好来源是乳类和乳制品，不但含量丰富，而且吸收率高。豆类、绿色蔬菜及各种瓜子也是钙的较好来源。少数食物如虾皮、海带、发菜和芝麻酱等含钙量特别高。常见食物中的钙含量如表 3－19 所示。

表 3－19 常见食物中的钙含量

单位：mg/100 g

食物名称	含量	食物名称	含量	食物名称	含量	食物名称	含量
石螺	2 458	蛤蜊	138	鹌鹑蛋	47	梨	11
发菜	875	油菜	108	鲳鱼	46	玉米	10
河虾	325	牛乳	104	大白菜	45	瘦羊肉	9
豆腐干	308	豌豆	97	花生仁	39	瘦牛肉	9
紫菜	264	绿豆	81	柑橘	35	鸡	9
黑木耳	247	芹菜	80	胡萝卜	32	马铃薯	8
黄豆	191	小豆	74	鲢鱼	31	籼米	6
海虾	146	鸡蛋	48	标准粉	31	瘦猪肉	6

(五) 参考摄入量

成人钙的推荐摄入量为 800 mg/d，老年人为 1 000 mg/d，孕妇和乳母为 1 000 mg/d；可耐受最高摄入量为 2 000 mg/d。

二、铁

成人体内含铁量为 4～5 g，可分为功能性铁和储备铁。功能性铁是铁的主要存在形式，其中 72%以血红蛋白、3%以肌红蛋白、0.2%以其他化合物形式存在，其余则为储备铁。储备铁主要以铁蛋白的形式储存于肝脏、脾脏和骨髓的网状内皮系统中，约占总含铁量的25%。正常男性的储备铁约为1 000 mg，女性的储备铁仅为300～400 mg。

（一）铁的吸收

食物中的铁主要以$Fe(OH)_3$络合物的形式存在，在胃酸作用下，还原成亚铁离子，再与肠内容物中的维生素C、某些糖及氨基酸形成络合物，在十二指肠及空肠被吸收。

食物中的铁有血红素铁与非血红素铁两种类型。血红素铁是与血红蛋白及肌红蛋白中的卟啉结合的铁，可被肠黏膜上皮细胞直接吸收。此类铁不受植酸等因素的干扰，且胃黏膜分泌的内因子有促进其吸收的作用，吸收率较非血红素铁高。非血红素铁也称为离子铁，主要以$Fe(OH)_3$络合物的形式存在于食物中。与其结合的有机分子有蛋白质、氨基酸及其他有机酸等。此类铁必须先溶解，与有机部分分离，还原为亚铁离子后，才能被吸收。

膳食中存在的磷酸盐、碳酸盐、植酸、草酸和鞣酸等可与非血红素铁形成不溶性的铁盐而阻止铁的吸收，这是谷类食物铁吸收低的主要原因。碱或碱性药物可使非血红素铁形成难溶的氢氧化铁，阻碍铁的吸收。当患有萎缩性胃炎以及胃被大部切除时，胃酸分泌减少也影响铁的吸收。

维生素C可将三价铁离子还原为亚铁离子，并可与Fe^{2+}形成可溶性螯合物，有利于非血红素铁的吸收；半胱氨酸也有类似作用。肉、鱼、禽类中的肉类因子，不但使肉类本身铁的利用率高，还可以提高植物性食物铁的吸收率。

植物性食物中铁的吸收率一般在10%以下，如大米为1%，小麦粉为5%，玉米、黑豆均为3%，大豆为7%，莴笋为4%；动物性食物中铁的吸收率较高，如鱼粉为11%，血红蛋白为25%，肝与肉类为22%。而蛋类因卵黄中高磷蛋白干扰铁的吸收，其吸收率仅为3%。

（二）生理功能

1. 构成血红蛋白、肌红蛋白的成分，参与氧的运输

铁为血红蛋白与肌红蛋白、细胞色素A以及一些呼吸酶的组成成分，参与体内氧与二氧化碳的转运、交换和组织呼吸过程。铁与红细胞的形成和成熟有关，铁在骨髓造血组织中进入幼红细胞内，与卟啉结合形成正铁血红素，后者再与珠蛋白合成血红蛋白。

2. 构成含铁酶类，参与组织呼吸

缺铁会造成新生的红细胞中血红蛋白量不足，甚至影响DNA的合成及幼红细胞的分裂增殖，还可使红细胞寿命缩短，并增加自身溶血。

含铁酶以铁为辅基，如过氧化物酶、过氧化氢酶、细胞色素氧化酶等。其在组织呼吸过程中借助铁离子数的变化传递电子，促进生物氧化。

3. 铁与免疫关系密切

铁可提高机体免疫力，增加中性粒细胞和吞噬细胞的功能。但当发生感染时，过量铁往往促进细菌的生长，对抵御感染不利。

此外，铁还参与催化β-胡萝卜素转化为维生素A、嘌呤与胶原的合成、抗体的产生、脂类从血液中转运以及药物在肝脏的解毒等过程。

(三) 铁缺乏症

铁缺乏是一种常见的营养缺乏症，特别是婴幼儿、孕妇、乳母更易发生。体内铁缺乏会引起含铁酶减少或铁依赖酶活性降低，使细胞呼吸障碍进而影响组织器官功能。

铁缺乏时，血红素形成不足，使血红蛋白合成减少。铁缺乏明显时，可影响到DNA的合成，对幼红细胞的分裂增殖产生影响，因此新生的红细胞体积变小，胞浆中血红蛋白量减少，形成小细胞低色素性贫血。对于婴幼儿贫血，由于氧的运输受限，可造成学龄前儿童在智力学习能力、活动能力和注意力集中持续时间等方面的问题。同时，由于儿童免疫力下降，导致感染率上升，特别容易发生上呼吸道感染甚至发展为肺炎。

值得注意的是，近年来的研究认为铁摄入过多导致铁超负荷后，也会引起机体氧化应激反应，加重机体的氧化损伤，甚至可诱发癌变。因此，并不是铁摄入越多越好，特别是中老年人更应当引起注意。

(四) 食物来源

铁的来源可分为动物性食物来源和植物性食物来源，其中动物性食物来源不但含量丰富，并且吸收率高，受食物成分的影响小，是铁的良好来源，含铁丰富的动物性食物来源有动物肝脏、全血、肉类、鱼、禽类等，蛋黄也是铁的良好来源，虽吸收率低，但含量丰富；植物性食物来源的吸收率低，少数食物如黑木耳、海带、芝麻酱等含铁较丰富，但是应当注意尽量避免对铁吸收不利的因素。常见食物中的铁含量如表3-20所示。

表3-20　常见食物中的铁含量

单位：mg/100 g

食物名称	含量	食物名称	含量	食物名称	含量
发菜	99.30	蛋黄	6.50	鸡肉	1.40
黑木耳	97.40	绿豆	6.50	糯米	1.40
紫菜	54.90	辣椒	6.00	油菜	1.20
蚌肉	50.00	稻米(红)	5.50	籼米	1.20
藕粉	41.80	荠菜	5.40	带鱼	1.20
豆腐皮	30.80	小米	5.10	鲳鱼	1.10
豆腐干	23.30	八宝菜	4.80	粳米	1.10
猪肝	22.60	标准粉	3.50	土豆	0.80
冬菇	21.10	菠菜	2.90	苹果	0.70
扁豆	19.20	鸡蛋	2.30	白菜	0.50
莜麦面	13.60	红枣	2.30	茄子	0.50
香菇(干)	10.50	草莓	2.10	番茄	0.40
猪血	8.70	蟹肉	1.80	葡萄	0.40
黄豆	8.20	肥瘦猪肉	1.60	萝卜	0.30
小豆	7.40	对虾	1.50	牛乳	0.30

(五) 参考摄入量

关于18～49岁成年人铁的适宜摄入量，男性为12 mg/d，女性为20 mg/d；可耐受最高摄入量为42 mg/d。

三、锌

正常成人体内含锌2～2.5 g，其中60％分布在肌肉中、30％分布在骨骼中、4％分布在眼球色素层中、2％分布在肝脏中、0.5％以下分布在血液中。

锌主要在十二指肠及小肠近端被吸收，消化道中的锌约被吸收30％，然后分布于全身器官。

高蛋白、中等磷酸含量的膳食有利于锌吸收，维生素D_3、葡萄糖、乳糖、半乳糖、肉类、前列腺素E_2、前列腺素F、吡哆酸和柠檬酸等均可促进锌的吸收。膳食纤维、植酸可减少锌的吸收；铜、镉、钙、亚铁离子可抑制其吸收。

(一) 生理功能

1. 参与酶的合成

锌是机体中200多种酶的组成成分，含锌酶的作用可分为三种：一是催化作用，锌是起催化作用的活性中心；二是结构作用，锌可以稳定酶蛋白的四级结构；三是调节作用，锌可以调节酶的活力，使酶激活或抑制，如果糖二磷酸酶中的锌，起调节抑制活力的作用。

2. 促进食欲

锌可维持味蕾的正常结构和功能，是正常人唾液中味觉素(含锌离子的唾液蛋白)的重要成分。

3. 参与免疫功能

当人体内锌含量减少时，可引起免疫缺陷。动物实验证实，锌缺乏时，会引起肠系膜淋巴结、脾和胸腺重量减轻，免疫反应降低，T细胞明显减少和功能不全等。

4. 对激素的调节作用

锌与胰岛素或胰岛素原能够形成可溶性聚合物，有利于胰岛素发挥生理生化作用。锌对胰岛素分子有保护作用，并参与碳水化合物代谢；锌对其他激素(如前列腺素)的形成、贮存、分泌也具有一定的作用。

(二) 锌缺乏症

锌缺乏可出现生长发育障碍、性发育障碍与性功能低下、味觉和嗅觉障碍、伤口愈合不良、免疫功能减退等问题。

1. 生长发育障碍

锌缺乏可导致儿童生长停滞和智力发育迟缓，损害神经系统功能，可出现精神行为异常甚至精神分裂症。

2. 性发育障碍与性功能低下

缺锌时，会造成男性第二性征及女性的生殖各期的发育延缓，并有性机能减退现象。缺锌可抑制垂体促性腺激素的释放，使性腺发育不良或功能障碍，以致性功能低下且精子活力降低。

3. 味觉和嗅觉障碍

慢性缺锌者会出现味觉和嗅觉迟钝或异常，由此可引起食欲不振和异食癖。异食癖可表现为食土癖、嗜酸癖等。

4. 伤口愈合不良

缺锌时，伤口愈合减慢，补锌后可加快恢复。锌在伤口愈合中的作用是促进纤维细胞和上皮细胞增生以及胶原合成，从而影响瘢痕的紧张度。

5. 免疫功能减退

免疫功能减退的症状常见于急性缺锌。其表现为迟发性过敏反应减弱，淋巴细胞转化率降低。

(三) 食物来源

动物性食物是锌的主要来源，含量最丰富的是海产品、肉类、家禽等。植物性食物中的锌含量普遍较低，其中豆类和坚果类食物中的锌含量相对较高。植物性食物中的锌含量还受加工的影响，粮谷加工愈细，锌损失愈多。常见食物中的锌含量如表 3-21 所示。

表 3-21 常见食物中的锌含量

单位：mg/100 g

食物名称	含量	食物名称	含量	食物名称	含量	食物名称	含量
乌鱼蛋	71.20	红辣椒	8.21	稻米(红)	3.29	鸡肉	1.09
海蛎肉	47.05	麸皮	5.98	花生仁	2.50	鸡蛋	1.01
小麦胚	23.40	葵花子	5.91	对虾	2.38	带鱼	0.70
鲜扇贝	11.69	猪肝	5.78	肥瘦猪肉	2.06	海带	0.65
羊肉	10.42	牛肝	5.01	小米	1.87	干枣	0.65
石螺	10.27	河蟹	3.68	玉米	1.70	牛乳	0.42
牡蛎	10.02	牛肉	3.67	小麦粉	1.64	茄子	0.23
香菇	8.57	黄豆	3.34	籼米	1.59	白菜	0.21

(四) 参考摄入量

中国营养学会提出，对于成年人锌的推荐摄入量，男性为 12.5 mg/d，女性为 7.5 mg/d；可耐受最高摄入量为 40 mg/d。

四、硒

人体内共含硒 6～20 mg，主要在十二指肠被吸收，在组织内主要以硒与蛋白质结合的复合物形式存在。

(一) 生理功能

1. 构成含硒的蛋白和含硒酶

硒的重要生理功能是构成谷胱甘肽过氧化物酶的重要成分，此酶催化还原型谷胱甘肽成为氧化型，使有毒的过氧化物还原为无害的羟基化物，使过氧化氢分解，发挥抗氧化作用，从而保护细胞及组织免受过氧化物的损害，尤其是细胞及细胞器的膜。硒还能通过谷胱甘肽过氧化物酶和维生素E使视网膜上的氧化损伤降低，使神经性视觉丧失得到改善，如糖尿病人的失明就可通过补硒、维生素E和维生素C得到改善。硒还能预防白内障的产生。

2. 维持正常免疫功能

人体内适宜的硒水平对于保持细胞免疫和体液免疫是必需的。硒在脾、肝、淋巴结等所有免疫器官中都有检出，并且补硒可以提高宿主抗体和补体的应答能力。

3. 抗肿瘤作用

补硒可以降低肝癌、肺癌、前列腺癌和结直肠癌的发生率及总体癌症的死亡率与发生率，且原先所含硒的水平越低的个体，补硒效果越好。

4. 降低心血管疾病的发生率

硒能降低心血管病的发病率，减轻或消除心绞痛。血硒降低时，动作电位振幅不论在控制心率或不控制心率条件下，均呈明显降低趋势，去极化时间延长。缺硒严重时，可引起心肌细胞坏死。

(二) 硒缺乏症

动物缺硒表现为营养性肌萎缩、渗出性病变、生殖异常、肝机能障碍、胰腺萎缩、生长低下、毛色异常、白内障以及对感染的敏感性增加等症状。

人类缺硒时，比较明确引起的疾病是克山病。其表现主要是心肌病变，有明显的心脏扩大，造成心功能不全和心律失常；主要易患的人群为生育期的妇女和断乳后至学龄前的儿童。

(三) 食物来源

食物中的含硒量因地球化学条件而异。不同地区土壤和水中的含硒量相差较大，因而食物中的含硒量也有很大差异。肝、肾、海产品及肉类是硒的良好来源，谷类含硒量随地区土壤含硒量而异，蔬菜和水果一般含量较低。食物中的硒含量变化很大，鸡蛋白、动物内脏和海产品为0.4～1.5 μg/g，动物肌肉为0.1～0.4 μg/g，芦笋和蘑菇为0.31～1.074 μg/g，不同产地的玉米和谷物为0.1～0.8 μg/g，乳制品为0.1～0.3 μg/g；水果和蔬菜小于0.13 μg/g，并且不同地区的差别很大。我国的某些地区如湖北省恩施土家族苗族自治州、贵州省开阳县、陕西省紫阳县、湖南省桃源县等，是土壤含硒量很高的富硒地区，在富硒地区生长的作物含硒量远高于其他地区。其中，湖北省恩施土家族苗族自治州富硒生物资源种类之多、含硒量之高世界罕见，被誉为“世界生物硒库”。

(四) 参考摄入量

中国营养学会提出，成人硒的推荐摄入量为60 μg/d，可耐受最高摄入量为400 μg/d。

五、碘

成人体内含碘20～50 mg，其中50%分布在肌肉中、20%分布在甲状腺中、10%分布在皮肤中、6%分布在骨骼中，其余存在于其他内分泌腺及中枢神经系统中。

(一) 生理功能

碘为合成甲状腺的原料，参与合成甲状腺素后发挥作用。

1. 促进生物氧化

甲状腺素能促进三羧酸循环中的生物氧化，协调生物氧化和磷酸化的偶联，调节能量转换。因此，甲状腺素分泌减少时，可出现一系列因生物氧化减退、氧化磷酸化解偶联以及 ATP 供应不足而引起的症状，如基础代谢降低、体温降低和肌肉无力等。

2. 调节蛋白质合成和分解

当人体内缺乏甲状腺素时，甲状腺素有促进蛋白质合成的作用；当体内不缺乏甲状腺素时，过多的甲状腺素可引起蛋白质分解。当膳食中蛋白质摄入不足时，甲状腺素能促进蛋白质合成；当膳食中蛋白质充足时，甲状腺素则有促进蛋白质分解的作用。

3. 促进糖和脂肪代谢

甲状腺素能加速糖的吸收利用，促进糖原和脂肪分解氧化，调节血清中胆固醇和磷脂浓度等。甲状腺机能低下时，可引起血清胆固醇浓度升高。甲状腺素能活化体内 100 多种酶，如细胞色素酶系、琥珀酸氧化酶系和碱性磷酸酶等，在物质代谢中发挥着重要作用。

4. 调节水盐代谢

甲状腺素可促进组织中水盐进入血液并从肾脏排出，甲状腺素缺乏时可引起组织内水盐潴留，在组织间隙出现含有大量黏蛋白的组织液，发生黏液性水肿。

5. 促进维生素的吸收利用

甲状腺素可以促进烟酸的吸收利用，促进类胡萝卜素转化为维生素 A、核黄素合成核黄素腺嘌呤二核苷酸等。

6. 促进生长发育

甲状腺能够促进骨骼的发育和蛋白质合成，维护中枢神经系统的正常结构。甲状腺功能低下时，婴儿表现为生长缓慢、长骨发育迟滞、身体矮小、智力低下、聋哑、面容呆笨等症状。

(二) 食物来源

机体所需的碘，主要来自食物，占一日总摄入量的 80%～90%；其次来自饮水及食盐。含碘高的食物主要是海带、紫菜等海产品。另外，可以采用食盐加碘的办法来有效地预防碘缺乏。

(三) 碘缺乏症

碘缺乏主要会引起地方性甲状腺肿和地方性克汀病。人在 10 岁以前，地方性甲状腺肿的发病无性别差异，10 岁以后女性多于男性，尤以青春期明显。妊娠妇女发病率高，第二次妊娠比第一次高，中年以后则发病少。地方性甲状腺肿临床表现为甲状腺呈均匀性软性肿大，表面光滑，无波动或压痛。轻度地方性甲状腺肿的自觉症状很少，或只感觉到颈部胀满。仅少数会因腺肿而致呼吸急促、喘鸣、吞咽困难，也可压迫喉返神经而致嘶哑。

地方性克汀病又称为地方性呆小病，主要是胚胎期碘缺乏所致。在胎儿期 10 周后，其甲状腺开始合成甲状腺素，如果其母亲缺碘，则会使甲状腺素合成不足，以致影响胎儿中枢神经系统，造成大脑发育障碍等。地方性克汀病临床表现为智力低下、聋哑、听力和语言障碍、运动神经障碍、性发育落后及体格矮小等。

（四）过量危害与毒性

长期服用含无机碘盐药物，或由于区域性高碘而使饮水中碘含量过高，或长期食用高碘食物如海藻类、海盐卤、海盐及其腌制的咸菜等，可使机体摄入碘过多，引起碘过多性疾病。

1. 高碘甲状腺肿

高碘甲状腺肿又称为碘致甲状腺肿，是由于机体摄入远远超过生理需要量的碘而造成的甲状腺肿。该病可发生于任何年龄组，女性多于男性，以生长发育期、青春期、生育期、哺乳期多见。患者除甲状腺肿大外，一般无自觉症状，少数有颈部不适或闷胀感。高碘甲状腺肿一般表现为甲状腺吸碘率偏低，尿碘明显增高，可达 1 000 μg/g 肌酐，血清 T_3、血清 T_4 及甲状腺素均在正常范围。

2. 碘致甲状腺功能亢进

过量碘会促使患者甲状腺功能亢进（以下简称“甲亢”）。患者均有典型甲亢症状，如性情急躁、消瘦无力、多食、心悸、多汗、手震颤等，但突眼症不明显。实验检查时，其一般表现为基础代谢率增高，甲状腺吸 ^{131}I 率高峰前移，常在 24 h 前出现高峰，尿碘大于 500 μg/g 肌酐，血清 T_3 和血清 T_4 正常或增高。停服碘盐或减少摄入，甲亢症状可逐渐消失。

3. 碘过敏与碘中毒

长期接受含碘药物治疗或一次性接受大剂量碘制剂可发生碘过敏或碘中毒。当人患有碘过敏时，轻者表现为鼻炎、结膜炎、皮肤痤疮，较重者会有荨麻疹、血管神经性水肿、支气管痉挛，重者可发生休克等。碘中毒分为急性与慢性两种。急性碘中毒表现为恶心、呕吐、局部疼痛和晕厥，突出症状是血管神经性水肿，可因咽部水肿而导致窒息。慢性碘中毒主要表现为口与咽部有烧灼感，有令人厌恶的碘味或黄铜味，唾液分泌增加，鼻炎，存在眼睑刺激感与水肿。碘中毒较重者，症状似感冒，严重者可出现肺水肿，皮肤可出现粉刺样损害，少数可发生疱状皮疹。有些患者胃肠道会因刺激征致出血性腹泻。

中国营养学会提出，成人膳食碘的推荐摄入量为 120 μg/d，同时为防止碘摄入过多，规定碘的可耐受最高摄入量如下：7～10 岁为 300 μg/d，11～18 岁为 400 μg/d，18 岁以上（包括孕妇和乳母）均为 600 μg/d。

第七节　水

水是人体的重要组成成分，成年男性体液总量约为体重的 60%，女性约为 50%。人体体液总量随着年龄的增加而减少，新生儿的体液总量约为体重的 80%，婴幼儿为 70%～75%，学龄儿童约为 65%，成年人约为 60%，老年人约为 50%。另外，人体的体液量还与肥胖程度相关，肥胖程度越高，含水量越低。

一、水的生理功能

水溶解性强、介电常数大、黏度小、比热高等，这些特性使得它在生物体内具有特殊的重要意义。

水对人体的重要生理意义在于以下几个方面。

(1) 水是构成人体不可缺少的成分。

(2) 水能促进营养素的消化、吸收与代谢。水具有溶解性强的特点，可溶解许多物质。水作为一种溶剂、反应介质和运输载体参与营养素的消化、吸收、利用、排泄等过程。

(3) 水可以起到维持体温恒定与润滑作用。水的比热高、热容量大，因此具有调节体温的作用。当天气炎热、体内产能增多时，可以通过出汗散发大量能量而平衡体温；当天气寒冷时，水可以贮备大量能量，人体不会因外界温度降低而使体温发生波动。

(4) 水的黏度小，可使体内摩擦部分润滑，从而减少摩擦损伤。体内关节、韧带、肌肉、膜等处的活动均由水作为润滑剂。同时，水还具有滋润肌肤、维持腺体器官正常分泌等功能。

(5) 水可以促进毒物的排泄。大量饮水，排尿量增加，有利于加快毒物的排泄和散热，从而有利于身体康复。

二、人体对水的需要量及水的来源

人体对水的需要量随年龄、体重、劳动强度及气候环境而异。一般来说，年龄愈小，对水的相对需要量愈大，到成年时则相对稳定。成年人每天需要水 1 350～2 800 mL，以补充每天通过尿液、呼吸、皮肤及粪便损失的水分。每天从尿液中损失的水分为 500～1 400 mL，从皮肤中损失的水分为 450～900 mL，从呼吸中损失的水分约为 350 mL，从粪便中损失的水分约为 50～150 mL，共计 1 350～2 800 mL。高温下作业时会从皮肤损失大量的水，因此高温作业人员应注意及时补充损失的水分，最好饮用一些淡盐水，以补充通过汗液流失的盐分。

(一) 人体内水的来源和去路

人体内水的来源大概可分为饮料水、食物水和代谢水三类：① 饮料水，包括菜、汤、乳、白开水及其他各种液体饮料，每天的供给量为 550～1 500 mL；② 食物水，是指来自半固体和固体食物的水，每天的供给量为 700～1 000 mL；③ 代谢水，是指来自体内氧化或代谢过程所产生的水，每天的供给量为 200～300 mL。

水的排出：① 呼吸蒸发的水，人体在呼吸的过程中，随着呼出气体蒸发大量水分；② 皮肤蒸发的水，包括非显性出汗和显性出汗所蒸发的水分；③ 经粪便排出的水，随粪便而排出体外，每天从粪便排出 50～150 mL；④ 经尿液排出的水，尿液排出的水量受饮水量、出汗量等因素的影响。

正常人一般情况下每日水分摄入量与排出量如表 3－22 所示。

表 3-22 正常人一般情况下每日水分摄入量与排出量

	水分摄入量/mL	水分排出量/mL
具体方式	食物水 700～1 000 饮料水 550～1 500 代谢水 200～300	呼吸蒸发 350 皮肤蒸发 450～900 粪便排出 50～150 尿液排出 500～1 400
合计	1 450～2 800	1 350～2 800

健康人每天水的排出量，是随每天摄取量的增减而增减的，摄取多就排出多，摄取少就排出少。也只有这样，才能维持水的进出平衡。值得注意的是，人在酷热的夏天或在高温环境工作时，出汗特别多，有的在高温下工作的工人，每小时出汗为 1 000～2 000 mL。在这种情况下，只多喝水补充水分，是不够的，因为排出的汗水并不是纯水，还含有一定量的电解质。电解质的主要成分是钠离子(Na^+)和氯离子(Cl^-)。因此，还要喝些淡盐水，以补充损失的氯化钠(NaCl)。

在运动过程中，特别是高温环境下大运动量的运动过程中，机体同样会大量出汗，运动中合理补液，对保持体液平衡、提高运动能力、延缓疲劳的产生具有重要意义。

人体中体液总量的维持，也非常重要。不论是体液减少还是体液增多，都可能造成电解质与水之间平衡的紊乱，从而对人体健康造成危害甚至致人死亡。

体液减少可能会出现三种不同的情况：失水多于失盐，失盐多于失水，按体液中电解质与水的比例失盐失水。

失水多于失盐常常是由于腹泻、呕吐、大量出汗或水分摄入量不足引起的。人在完全断水的情况下，每天丢失的水分，约占体重的 2%。若完全断水持续八天，就会导致死亡。失水多于失盐(主要是丢失钠离子)，会使血浆中盐浓度增大，渗透压升高。这不仅会对红细胞产生不利的影响，也会对肾脏产生危害。

失盐多于失水的这种缺盐性脱水，常常是在消化液大量减少、糖尿病人大量排尿、炎热环境中大量出汗等情况下只补充水、不补充盐而引起的。这会造成血浆中盐浓度降低，渗透压下降，细胞外的水分会大量进入细胞中，血流减慢，血压下降，还可出现休克及脑细胞水肿等症状。

即便是按体液中电解质与水的比例失盐失水，在体内引起的变化，也是不均衡的。一般是细胞内液不减少，失去的只是细胞外液，即血浆和细胞间液。这也需要通过输液进行补充。

(二) 运动性脱水

运动性脱水是指人们由于运动而引起体内水分和电解质丢失过多的现象。常见原因是在高温环境下运动，导致水和电解质过多丢失而没有及时得到补充。

运动性脱水会导致水盐丢失的增加，根据脱水程度的不同，可分为轻度、中度和重度脱水。

当失水量占体重的 2%时为轻度脱水，主要以细胞外液(血液和细胞间液)的丢失为主，主要表现为口渴、少尿，尿钾丢失增加。

当失水量占体重的4%时为中度脱水，细胞内外液均有丢失，此时则为脱水综合征，表现为严重的口渴感、心率加快、体温升高、血压下降、容易疲劳、运动能力下降等。

当失水量达到体重的6%以上时为重度脱水，除有中度脱水的症状外，还有呼吸频率增加、恶心厌食、容易激怒、肌肉抽搐的症状，严重时出现幻觉、谵语、神智昏迷等。

(三) 运动补液

当运动员感觉到口渴时，其实已经处于缺水状态，因此运动员在出现口渴前就应当及时补液。

1. 长时间耐力性运动的补液

运动前和运动中补液能显著地提高运动员的运动能力，这已被运动医学界和体育界广泛接受。例如，受试者在运动前45～60 min补充糖-电解质饮料，虽然使运动前的血糖和胰岛素都升高了，但是运动中并没有发现低血糖现象，而运动能力和成绩则获得了显著提高。

运动中补液可使运动后的疾跑能力增加，使骑车致力竭的时间延长或者使运动耐力增加30%，运动中饮用经稀释的糖-电解质饮料也可以使耐力时间从70 min增加到91 min。

2. 长时间间歇性运动的补液

长时间间歇性运动是指长时间、高强度、间歇休息或低强度运动的运动过程。其通常包括球类运动，如篮球、足球、网球、橄榄球、棒球、乒乓球和冰球等。

许多研究发现，已经脱水的状态和运动中正逐步脱水的状态都会妨碍人的运动能力。而补液可使运动能力提高或逐步恢复，延迟疲劳的出现。大量来自实验室和运动实践的数据充分说明，间歇性高强度运动中的补液和补糖与长时间耐力性运动中的补液和补糖同等重要，补液和补糖不仅有利于长时间耐力性运动，而且有助于长时间间歇性运动。例如，研究者发现：①与少量补液比较，大量补液导致运动时间加快6.5%；② 与不补糖相比，补糖加快了6.3%的运动时间；③ 补液和补糖对运动能力的影响是叠加的。

3. 短时间大强度运动的补液

短时间大强度运动时的补液一直是一个有争议的问题。问题的焦点在于短时间大强度运动时补液是否有积极作用？但现在有关文献显示，补液确实可以提高运动员在短时间大强度运动时的运动能力。其机制是，外源性的补充保证了运动前和运动中的能源贮备与体液平衡，对运动能力有促进作用。

第八节　膳食纤维

1970年前，营养学中还没有“膳食纤维”这个名词，而只有“粗纤维”。然而通过近20年的调查和研究，学者们发现并认识到这种“非营养成分”与人体健康密切相关。它在预防人体的某些疾病方面起着重要的作用，是膳食中不可缺少的成分，并被定义为膳食纤维。

膳食纤维的定义有两种：一种从生理学角度出发，将膳食纤维定义为哺乳动物消化系统内未被消化的植物细胞的残存物，包括纤维素、半纤维素、果胶、树胶、抗性淀粉和木质素等；另一种从化学角度出发，将膳食纤维定义为植物的非淀粉多糖和木质素。

一、膳食纤维的组成

膳食纤维可分为可溶性膳食纤维与非可溶性膳食纤维。前者包括部分半纤维素、果胶和树胶等，后者包括纤维素、木质素等。

纤维素是各种植物细胞壁的主要成分，也是许多木质植物的结构成分和骨架。

半纤维素也是植物细胞壁的主要成分，一般与纤维素共存。其分子量相对较小，一般由50～200个单糖或衍生单糖分子聚合而成。

果胶类亦称果胶物质，一般是指以D-半乳糖醛酸为主要成分的复合多糖的总称，普遍存在于陆地植物的原始细胞壁和细胞间质层中。其在一些植物的软组织中含量特别丰富，例如，在柑橘类水果的果皮中约含30%，甜菜中约含25%，苹果中约含15%。果胶物质均溶于水，与糖、酸在适当的条件下能形成凝冻，一般用作果酱、果冻及果胶糖果等的凝冻剂，也可用作果汁、饮料和冰激凌等食品的稳定剂。

二、膳食纤维的特性

（一）吸水作用

膳食纤维有很强的吸水能力或与水结合的能力。此作用可使肠道中粪便的体积增大，加快其转运速度，减少其中有害物质接触肠壁的时间。

（二）黏滞作用

一些膳食纤维具有较强的黏滞性，能形成黏液性溶液，包括果胶、树胶和海藻多糖等。

（三）结合有机化合物作用

膳食纤维具有结合胆酸和胆固醇的作用，从而减少胆固醇的重吸收，因此具有一定的降低血液中胆固醇的作用。

（四）阳离子交换作用

膳食纤维的阳离子交换作用与糖醛酸的羧基有关，膳食纤维可在胃肠内结合矿物质，如K^+、Na^+、Fe^{3+}等阳离子形成膳食纤维复合物，影响其吸收。

（五）分解发酵作用

膳食纤维在小肠内不可被消化，到达结肠后可被结肠菌群酵解。其中，可溶性膳食纤维可完全被细菌所酵解，而非可溶性膳食纤维则不易被酵解。膳食纤维被肠道细菌酵解后产生氢气、甲烷气、二氧化碳和短链脂肪酸等，均可作为肠道细胞和细菌的能量来源，而短链脂肪酸被大肠吸收后，除可在机体代谢过程中产生一部分能量之外，还发挥着重要的机体代谢调节功能，如对内分泌和神经体液代谢的调节作用。

三、膳食纤维的生理功能

(一) 有利于食物的消化过程

膳食纤维能增加食物在口腔咀嚼的时间,可促进肠道消化酶分泌,同时加速肠道内容物的排泄,这些都有利于食物的消化吸收。

(二) 降低血清胆固醇

膳食纤维可结合胆酸,故有降血脂的作用,可溶性膳食纤维(如果胶、树胶、豆胶)的降脂作用较明显,而非可溶性膳食纤维则无此种作用。

(三) 预防胆石形成

大部分胆石是因胆汁内胆固醇过度饱和所致,当胆汁酸与胆固醇失去平衡时,就会析出小的胆固醇结晶而形成胆石。膳食纤维可降低胆汁和血清胆固醇的浓度,使胆汁胆固醇饱和度降低,减少胆石症的发生。

(四) 预防结肠癌

肠道厌氧菌大量繁殖会使中性或酸性粪固醇,特别是胆酸、胆固醇及其代谢物降解,产生的代谢产物可能是致癌物。膳食纤维可抑制厌氧菌,促进嗜氧菌的生长,使具有致癌性的代谢物减少;同时,膳食纤维还可借助吸水性的性质,扩大体积,缩短粪便在肠道内的时间,而防止致癌物质与易感的肠黏膜之间的长时间接触,从而减少产生癌变的可能性。

(五) 防止能量过剩和肥胖

膳食纤维有很强的吸水能力或结合水的能力,可增加胃内容物容积而使人产生饱腹感,从而减少摄入的食物和能量,有利于控制体重,防止肥胖。

(六) 维持血糖正常平衡,防治糖尿病

可溶性膳食纤维可降低餐后血糖升高的幅度和血清岛素水平,并提高机体胰岛素的敏感性。

四、膳食纤维的需要量

膳食纤维的需要量尚无法被制订,但人体每日膳食中需要有一定量的膳食纤维是无疑的。膳食纤维的实际摄入量,因膳食类型和饮食习惯不同而有较大差异,例如,发展中国家居民每日摄入膳食纤维可达 20～40 g,而美国居民每日摄入膳食纤维为 12 g。一般认为,以成人每日摄入 24 g 膳食纤维为宜。过多摄入膳食纤维对机体也不利,膳食纤维具有离子交换作用,会结合 Ca、Fe、Zn 等矿物质,影响其吸收利用。

膳食纤维主要来源于植物性食物。粮谷的麸皮和糠含有大量纤维素、半纤维素和木质素;柑橘、苹果、香蕉、柠檬等水果和洋白菜、甜菜、苜蓿、豌豆、蚕豆等蔬菜含有较多的果胶。除了天然食物所含自然状态的膳食纤维外,近年来还有多种从天然食物中提取的粉末状、单晶体等形式的膳食纤维产品可供食用。常见食物中的膳食纤维含量如表 3 - 23 所示。

表 3-23　常见食物中的膳食纤维含量

单位：g/100 g

食品名称	总膳食纤维	可溶性膳食纤维	非可溶性膳食纤维	食品名称	总膳食纤维	可溶性膳食纤维	非可溶性膳食纤维
黄豆	22.5	12.2	11.2	菠菜	3.0	1.6	1.8
蚕豆	21.6	7.2	15.0	茼蒿	2.9	1.6	2.2
赤豆	17.9	6.7	11.9	糯米	2.7	1.7	1.4
绿豆	15.8	8.0	8.8	茄子	2.7	1.3	1.6
大麦粉	14.4	6.2	9.1	甘薯	2.3	1.2	1.2
玉米面	7.9	1.6	6.9	雪里蕻	2.3	1.3	1.1
青葱	5.4	2.8	2.9	大白菜	2.2	1.1	1.2
小麦粉	4.8	2.2	3.0	油菜	2.0	1.0	1.1
苋菜	4.5	2.2	3.5	大米	1.9	1.0	1.3
豇豆	4.2	2.0	2.4	马铃薯	1.9	0.9	1.1
小米	3.2	2.1	1.5	南瓜	1.7	0.7	1.1
胡萝卜	3.2	1.9	1.4	冬瓜	1.6	0.7	1.0
高粱米	3.1	1.8	2.0	丝瓜	1.3	0.7	0.8
韭菜	3.0	1.4	1.7	黄瓜	1.0	0.5	0.6

注：因测量方法不同，表中数据存在误差范围。

思考题

1. 基本概念：能量、生理卡价、食物热效应、宏量营养素、微量营养素、必需氨基酸、氨基酸模式、必需脂肪酸、膳食纤维、血糖生成指数、维生素、微量元素。

2. 问答题：

(1) 简述能量的来源和消耗的途径。

(2) 如何从营养价值上对蛋白质进行分类，其分类依据是什么？

(3) 在日常生活中如何提高蛋白质的利用率？

(4) 在日常生活中如何摄取比例更为适宜的脂肪酸，有何生理意义？

(5) 如何根据不同食物的血糖生成指数选择适宜糖尿病患者食用的食物？

(6) 摄取足量膳食纤维对机体有哪些益处？

(7) 在日常生活中，通过哪些措施可为机体提供足量的维生素和矿物质？

(8) 维生素 B_1、维生素 B_2、维生素 C 和叶酸的来源、作用及缺乏症的预防措施分别是什么？

(9) 铁、钙、锌、硒、碘的来源及作用是什么？影响铁、钙吸收的因素有哪些？

(10) 在日常生活中，如何根据天气变化和体力活动强度变化，补充适宜的水和电解质？

第四章 食物营养价值

［内容提要］

1. 食物的分类
2. 谷类和豆类食物的营养价值及特点
3. 蔬菜、水果类食物的营养价值及特点
4. 肉、蛋、乳类食物的营养价值及特点
5. 影响不同种类食物营养价值的因素

人类所需要的能量和营养素主要从食物中获得，自然界供人类食用的食物有数百种，根据其来源可分为植物性食物和动物性食物两大类。前者包括谷类、豆类、蔬菜、水果等，主要提供能量、蛋白质、碳水化合物、脂类、大部分维生素和矿物质；后者包括肉类、蛋类、乳类等，主要提供优质蛋白质、脂类、脂溶性维生素和矿物质等。

《中国居民膳食指南(2016)》将食物分为五类。① 谷类和薯类：谷类主要包括米、面、杂粮，薯类包括马铃薯、甘薯、木薯等。该类食物是我国居民的主食，主要提供能量、碳水化合物、蛋白质、膳食纤维及部分维生素和矿物质等。② 动物性食物：主要包括肉、禽、鱼、奶、蛋等，主要提供蛋白质、脂肪、矿物质和部分维生素。③ 豆类及其制品：包括大豆及其干豆类，主要提供蛋白质、脂肪、膳食纤维、矿物质和 B 族维生素。④ 蔬菜、水果类：蔬菜类包括鲜豆类、根茎类、叶菜类、茄果类等，主要提供膳食纤维、矿物质、维生素 C 和类胡萝卜素；水果类包括鲜果类和干果类，主要提供碳水化合物、可溶性膳食纤维(果胶)和维生素。⑤ 纯能量食品：包括植物性油脂、淀粉、食用糖和酒类，主要提供能量，其中植物性油脂还提供维生素 E。

各种食物由于所含能量和营养素的种类与数量能满足人体营养需要的程度不同，故营养价值有高低之分。含营养素种类齐全，数量及其相互比例适宜，易被人体消化吸收的食物，营养价值相对较高；反之，所含营养素种类不全，或数量欠缺，或相互比例不适当，不易被人体消化吸收的食物，其营养价值相对较低。

营养质量指数(Index of Nutrition Quality, INQ)可作为评价食物质量的一个定量指标。营养质量指数是指某食物中营养素能满足人体营养需要的程度(营养素密度)与该食物能满足能量需要的程度(能量密度)的比值。营养质量指数的计算公式如下：

$$\mathrm{INQ}=\frac{\text{某营养素密度}}{\text{能量密度}}=\frac{\text{某营养素含量}/\text{某营养素的供给标准}}{\text{某营养素提供的能量}/\text{能量的供给标准}}$$

一般来说，INQ≥1 的食物营养价值较高，INQ<1 的食物营养价值较低，长期摄入该类食物会造成某些营养素的缺乏。

第一节　谷类食物的营养价值

由于我国是一个农业大国，我国居民以粮食作物为主食，谷类在我国居民所摄取的食物中占主导地位。谷类包括大米、小麦、玉米、小米、高粱、莜麦、燕麦和荞麦等。谷类在我国膳食结构中占有极其重要的地位，正常人摄入的食物50%以上为谷类食物，是我国居民能量和碳水化合物的主要来源，同时还是B族维生素、矿物质以及膳食纤维的主要来源。

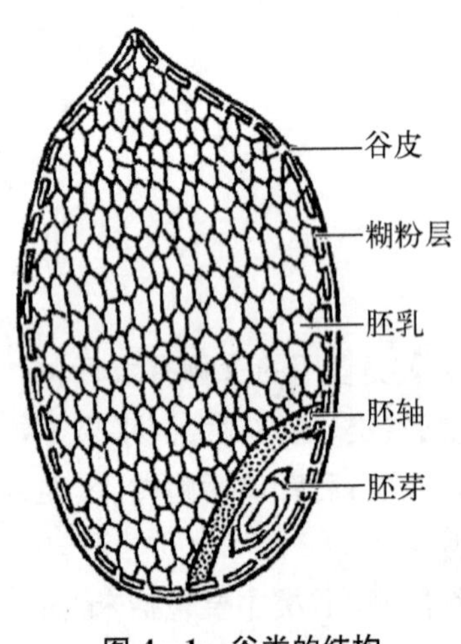

图4-1　谷类的结构

谷类的种子具有相似的结构，均由谷皮、胚乳和胚芽三部分组成(图4-1)。谷皮位于最外层，含有大量纤维素和部分矿物质；糊粉层位于谷皮和胚乳之间，与谷皮联结紧密，加工时大部分随谷皮碾去，含有较多的矿物质和B族维生素；胚乳为种子的主要部分，含有大量淀粉、一定量的蛋白质以及少量的矿物质和维生素；胚芽位于种子的一侧，含有大量蛋白质，并含有脂肪、矿物质、维生素和纤维素等成分，其维生素含量占整粒种子维生素含量的50%以上。

一、主要营养成分

(一) 碳水化合物

谷类中的碳水化合物含量极为丰富，主要集中在胚乳内，多数含量在70%以上。稻米中的碳水化合物含量较高，小麦粉中的含量次之，玉米中的含量较低；在稻米中，籼米中的碳水化合物含量较高，粳米中的含量较低。碳水化合物存在的主要形式为淀粉，其中直链淀粉和支链淀粉的组成分别为20%～30%和70%～80%。谷类的碳水化合物利用率较高，一般在90%以上，为机体最理想、最经济的能量来源。

(二) 蛋白质

谷类食物中的蛋白质含量并不高，一般为7%～12%，但是我国居民谷类消费水平高，因此仍为人体获取蛋白质的主要来源。如果按谷类食物每天摄取250～500 g计算，那么每天从谷类中摄取的蛋白质为20～50 g，大约占人体所需蛋白质的50%。谷类中的蛋白质的营养价值不高，赖氨酸含量相对较低，但与赖氨酸含量较高的豆类混合食用，可以发挥蛋白质的互补效应，提高蛋白质的营养价值。

另外，蛋白质在谷类种子中的分布也是不均匀的，其在胚芽部分含量最高且质量最佳，其次是糊粉层和胚乳，谷皮的蛋白质含量最低，如果在加工中将胚芽去掉，将会损失部分优质蛋白质。

(三) 脂类

谷类中的脂肪含量较低(一般为1%～2%),且主要集中在小麦胚芽和糊粉层中。谷类的脂肪中不饱和脂肪酸含量高,还含有少量磷脂,质量较好。从玉米和小麦胚芽中提取的胚芽油,80%为不饱和脂肪酸,其中亚油酸为60%,而玉米油中还含有较高浓度的植物甾醇,具有一定的降低血清胆固醇、防止动脉粥样硬化的作用。

(四) 维生素

谷类中的维生素以B族维生素为主,如维生素B_1、维生素B_2、烟酸、泛酸、吡哆醇等,其中维生素B_1和烟酸含量较多,是我国居民膳食维生素B_1和烟酸的主要来源,维生素B_2含量普遍较低。同时,黄色玉米和小米中还含有较多的类胡萝卜素,小麦胚粉中含有丰富的维生素E。

谷类中的维生素主要分布在糊粉层和胚芽中,因此谷类加工越细,维生素损失就越多。玉米含烟酸较多,但主要为结合型,不易被人体吸收利用,故以玉米为主食的地区居民容易发生烟酸缺乏病(癞皮病),但玉米被加碱熬煮后,在碱性环境下,部分结合型烟酸可分解为游离型烟酸而有利于人体吸收,因此这是以玉米为主食的地区预防烟酸缺乏的一个良好办法。

(五) 矿物质

谷类中所含矿物质为1.5%～3%,包括钙、磷、钾、钠、镁及一些微量元素。其中小麦胚粉中除铁含量较低外,其他矿物质含量普遍较高;在莜麦粉、荞麦、高粱、小米和大麦中铁的含量较为丰富;在大麦中,锌和硒的含量较高。谷类中的矿物质同维生素一样,也是主要分布在谷皮和糊粉层中。

谷类中的矿物质含量与产地密切相关,不同产地由于土壤的矿物质含量差别较大,导致谷类中的矿物质含量差异很大,特别是硒、锌等微量元素的差异更大。另外需要注意的是,由于近年来某些地区土壤污染较严重,导致谷类食物中重金属超标的现象不时发生,长期食用重金属超标的谷类食物,例如,镉超标的大米会对机体构成实质性损害,甚至引起重金属中毒,而预防这种情况发生的方法除了严格进行土壤和灌溉用水的监测外,购买不同产地的谷类食物也可以降低重金属损害的风险。

二、谷类的合理利用

(一) 合理加工

对谷类进行加工有利于食用和消化吸收,但由于蛋白质、脂类、矿物质和维生素主要存在于谷皮、糊粉层和胚芽中,因此加工精度越高,营养素损失就越多,其中影响最大的是维生素、矿物质和膳食纤维。为了保持良好的感官性状和有利于消化吸收,并最大限度地保留各种营养素,不提倡对谷类食物加工过细过精,可以选择加工程度较粗的“八五粉”和“九五米”。近年来逐渐流行全谷食物,全谷食物是指用完整的谷物种子(包括胚芽、胚乳和谷皮)加工而成的食品,例如,糙米、大麦、燕麦等加工而成的全谷系列食品,可保留更多的营养成分，值得提倡。

在选择谷类食物时，除了常吃的大米和小麦粉外，可适当选取部分杂粮，如燕麦、荞麦和高粱等，还要选择部分深色种子（如红米、黑米等）的谷类，这些种子的谷类不但维生素和矿物质含量较高，还含有色素和黄酮类物质，具有较强的抗氧化和提高机体抵抗力的作用，对于预防维生素缺乏性疾病、心血管疾病和糖尿病等慢性非传染性疾病具有一定的作用。

（二）合理烹调

烹调加工过程会使一些营养素损失，例如，大米淘洗过程中反复搓洗，会损失部分维生素 B_1、维生素 B_2 和烟酸，淘洗次数越多、浸泡时间越长、水温越高，损失越多。米、面在蒸煮过程中，B族维生素有不同程度的损失，烹调方法不当时，如加碱蒸煮、油炸等，则损失更为严重。因此，稻米以少搓少洗为好，用电饭煲蒸米饭比用捞饭法蒸米饭使维生素和矿物质的损失要少，在吃捞米饭时，要同时喝米汤，这样可以减少维生素和矿物质的流失。对于面粉的加工来说，蒸煮加碱要适量，且少炸少烤，可以减少维生素和矿物质的流失。

（三）合理贮存

谷类在一定条件下可以贮存很长时间而质量不会发生变化，但当环境条件发生改变，如水分含量高、环境湿度大、温度较高时，谷粒内酶的活性增大，呼吸作用加强，使谷粒发热，会促进霉菌生长，从而导致蛋白质、脂肪分解产物积聚，酸度升高，最后霉烂变质，失去食用价值。故谷类食品应保持在避光、通风、阴凉和干燥的环境中贮存。

第二节　豆类及其制品的营养价值

豆类在我国的饮食结构中同样占据着重要地位，这是因为虽然豆类的摄入量不如谷类食品高，但豆类蛋白质的含量和质量明显高于谷类食物，与谷类混合食用还可进一步提高豆类的蛋白质营养价值。并且，豆类食物的脂肪含量也明显高于谷类，其所含的大豆异黄酮等植物化合物，还具有很强的调节血脂和预防心脑血管疾病的作用，因此豆类在提高国民身体素质和预防疾病中发挥着重要作用。

豆类可以分为大豆类和其他豆类。大豆类按种皮的颜色可分为黄、青、黑、褐和双色大豆五种。其他豆类包括蚕豆、豌豆、绿豆和小豆等。豆制品是由大豆或绿豆等原料制作的半成品食物，包括豆浆、豆腐、豆腐干和腐竹等。

一、主要营养成分

（一）蛋白质

豆类是蛋白质含量较高的食物，其中大豆类含量最高（30%以上）；其他豆类如绿豆、赤小豆、扁豆、豌豆等含量较低（20%～25%）；豆制品的蛋白质含量则差别较大，高者如烤麸、素鸡、豆腐干可达 16%～20%，低者如豆浆、豆腐脑由于水分很高，蛋白质只有 2%

左右。

豆类中的蛋白质含有人体需要的全部氨基酸，属于完全蛋白质，赖氨酸含量较高，蛋氨酸含量较少，因此蛋白质的利用率低于动物性食物。如果将豆类和谷类混合食用，则可以充分发挥蛋白质的互补优势，提高蛋白质的营养价值。

（二）脂类

豆类中的脂肪含量为大豆类较高，在15%以上；其他豆类较低，在1%左右，其中绿豆、赤小豆、扁豆在1%以下；豆制品中的脂肪含量差别较大，豆腐、豆腐干等较高，豆浆、烤麸等较低。

豆油中的脂肪酸以不饱和脂肪酸居多，其中油酸为32%～36%，亚油酸为51.7%～57.0%，亚麻酸为2%～10%，此外尚有1.64%左右的磷脂，豆油在我国居民食用油的地位中占据重要地位。因为大豆富含不饱和脂肪酸，所以其是高血压、动脉粥样硬化等疾病患者的理想食物。但是，必须指出的是，豆油的脂肪酸以n－6系列的脂肪酸为主，n－3和n－9系列的脂肪酸较少，与一定量的橄榄油和亚麻籽油合用，更能满足机体的需要。

（三）碳水化合物

豆类中的碳水化合物含量差别很大，绿豆、豌豆、赤小豆等含量较高（55%以上），大豆类含量中等（34%左右），豆制品含量普遍较低，高者为10%左右，如豆腐干、烤麸等，低者在5%以下，豆浆中仅含1%。大豆类中的碳水化合物组成比较复杂，多为纤维素和可溶性糖，在体内较难消化，其中有些会在大肠内成为细菌的营养素来源。细菌在肠道内的生长繁殖过程中分解豆类的碳水化合物，会产生过多的气体而引起肠胀气，而豆类加工为豆腐和豆浆的过程中，这些营养素会被以豆渣的形式去除。其他豆类中的碳水化合物主要以淀粉形式存在，含有少量的糖类，如赤小豆，故其食有甜味。

（四）维生素

豆类含有类胡萝卜素、维生素 B_1、维生素 B_2、烟酸和维生素E等。相对于谷类而言，豆类中类胡萝卜素和维生素E的含量较高，但维生素 B_1 的含量较低，烟酸的含量差别不大。

种皮颜色较深的豆类中类胡萝卜素的含量较高，如黄豆、黑豆、青豆、绿豆等，青豆中类胡萝卜素的含量可达790 μg/100 g。干豆类几乎不含维生素C（抗坏血酸），但经发芽成为豆芽后，其含量明显提高，如黄豆芽每100 g含有8 mg维生素C，因此豆芽可作为北方居民冬季维生素C的重要来源。

（五）矿物质

豆类中的矿物质含量为2%～4%，包括钾、钠、钙、镁、铁、锌、硒等。大豆中的矿物质含量略高于其他豆类，为4%左右，其他豆类为2%～3%，豆制品多数为2%以下。豆类与谷类相比，钙、钾、钠等的含量较高，但微量元素的含量略低于谷类。大豆中的矿物质特别是钙、镁和钾，在慢性病预防中发挥着重要作用，且大豆中铁的含量较为丰富，每100 g可达7～8 mg，而谷类中多为3 mg左右，是素食人群补充铁的良好来源。

此外，豆类含有丰富的膳食纤维，每100 g可达10～15 g，其中黄豆中的膳食纤维含量较高，为15.5%，其次为黑豆和青豆，豆制品中的膳食纤维含量较少，多数不到1%。

二、豆类及其制品的合理利用

不同加工和烹调方法，对大豆中的蛋白质消化率有明显的影响。整粒熟大豆的蛋白质消化率仅为65.3%，但加工成豆浆可达84.9%，豆腐可提高到92%～96%。大豆中含有抗胰蛋白酶的因子，它能抑制胰蛋白酶的消化作用，使大豆难以分解为人体可吸收利用的各种氨基酸，经过加热煮熟后，这种因子即被破坏，蛋白质消化率随之提高，所以大豆及其制品须经充分加热煮熟后再食用。

豆类中的蛋白质含有较多的赖氨酸，与谷类食物混合食用，可以较好地发挥蛋白质的互补作用，提高谷类食物蛋白质的利用率，因此豆类食物宜与谷类食物搭配食用。

豆类中的膳食纤维含量较高，特别是豆皮，因此国外有人将豆皮处理后磨成粉，作为高纤维用于烘焙食品。提取的豆类纤维被加到缺少纤维的食品中，不仅能够改善食品的松软性，还有保健作用。

干豆类几乎不含维生素C，但经发芽生成豆芽后，其含量明显提高，一般每100 g豆芽含4～10 mg维生素C。故北方冬季缺乏蔬菜时，可将豆芽作为蔬菜淡季补充供给维生素C的来源。一般来讲，绿豆芽维生素C的含量比黄豆芽高，发芽6～7天时最高（可达16 mg/100 g）。此外，大豆中也存在植酸，植酸与钙、镁、铁等元素螯合而影响机体利用。大豆发芽后，植酸酶活性增强而分解植酸，从而提高大豆中铁、钙、镁等的利用率。发酵豆制品（如纳豆、大酱）由于微生物的作用，部分蛋白质被降解为多肽和寡肽，蛋白质的消化吸收率得以提高，同时B族维生素含量也有增加。特别是豆制品通过发酵可产生植物性食品缺乏的维生素B_{12}，对素食者十分重要。另外，纳豆中还含有具有溶栓作用的纳豆激酶，可起到降低血液黏度和预防心脑血管疾病的作用。

第三节　蔬菜类食物的营养价值

蔬菜种类繁多，蔬菜按其结构及可食部分不同，可分为叶菜类（如白菜、菠菜、油菜、韭菜、苋菜、生菜等）、根茎类（如萝卜、胡萝卜、藕、山药、芋头、马铃薯、甘薯、葱、蒜、竹笋等）、瓜茄类（如冬瓜、南瓜、丝瓜、黄瓜、茄子、番茄、辣椒等）、鲜豆类（如毛豆、豇豆、四季豆、扁豆、豌豆等）和菌藻类，其中菌藻类又包括食用菌（如蘑菇、香菇、银耳、木耳等）和藻类（如海带、紫菜、发菜等）。蔬菜的种类不同，所含的营养成分差异较大。

蔬菜是维生素和矿物质的主要来源，同时还含有较多的纤维素、果胶和有机酸，能够刺激胃肠蠕动和消化液的分泌，因此可以促进人们的食欲并帮助人体消化。蔬菜在体内的最终代谢产物呈碱性，故称“碱性食品”，对维持体内的酸碱平衡起到重要作用。

一、蔬菜的营养价值

(一) 叶菜类

叶菜类是蔬菜中的一个大类，品种很多，颜色深浅不一。叶菜类中的蛋白质和脂肪含量较低，碳水化合物含量为2%～4%，膳食纤维约为1.5%。叶菜类特别是深叶蔬菜中的维生素，如类胡萝卜素、维生素B_2、维生素C的含量较高，为水溶性维生素的重要来源；矿物质的含量为1%左右，包括钾、钠、钙、镁、铁、锌、硒、铜和锰等，还含有较丰富的膳食纤维。

(二) 根茎类

根茎类中的蛋白质和脂肪含量较低，碳水化合物含量相差较大，为3%～20%。深色根茎类食物中类胡萝卜素的含量较高，大蒜、芋头、洋葱和马铃薯中硒含量较高。

(三) 瓜茄类

瓜茄类中的水分含量较高，营养素含量相对较低，南瓜、番茄和辣椒中的类胡萝卜素含量最高，辣椒、苦瓜中的维生素C含量较高，辣椒中还含有丰富的硒、铁和锌。

(四) 鲜豆类

与其他蔬菜相比，鲜豆类中的营养素含量相对较高，其蛋白质含量为2%～14%，平均为4%左右，碳水化合物为4%左右，膳食纤维为1%～3%。此外，鲜豆类还含有丰富的钾、钙、铁、锌、硒等。

(五) 菌藻类

菌藻类食物富含蛋白质、膳食纤维、碳水化合物、维生素和微量元素。微量元素尤其是铁、锌和硒，其含量约是其他食物的数倍甚至10余倍。在海产植物中，如海带、紫菜等还含有丰富的碘，在预防碘缺乏疾病中发挥着重要作用。

二、蔬菜的合理利用

近年来由于膳食结构的改变，蔬菜的摄入量在逐年递减，而蔬菜摄入量的减少与慢性代谢性疾病的高发密切相关。中国营养学会倡导，提高蔬菜特别是深色蔬菜的摄入量，以提高膳食中维生素、矿物质和膳食纤维的摄入量，这对于改善国民体质具有重要意义。

在蔬菜的加工和烹调方面，应当注意避免维生素和矿物质的流失与破坏。蔬菜所含的维生素和矿物质易溶于水，所以宜先洗后切，以减少蔬菜与水和空气的接触面积，洗好的蔬菜放置时间不宜过长，尤其要避免将切碎的蔬菜长时间地浸泡在水中，以避免维生素的氧化破坏。烹调时要尽可能做到急火快炒，这样可以有效地避免维生素C受到破坏。

在蔬菜的储存方面，应当在低温、避光、通风处保存，并且注意避免长时间储存，以免腐烂而导致亚硝酸盐含量增加。另外，我国北方有腌制咸菜和窖藏蔬菜的习惯，在腌制咸菜时如果不能够很好地掌握方法，则会导致亚硝酸盐超标，而亚硝酸盐和胺类结合后会形成亚硝酸胺，具有强致癌性，因此腌制咸菜时应当注意方法；窖藏蔬菜时应控制好窖内的温度和通风，防止冻伤和腐烂。在家庭日常食用蔬菜时，应当少买并尽快吃完，在夏季应当将剩余的蔬菜放入冰箱，不要等到快要腐烂时再吃，以免亚硝酸盐超标。

第四节　水果类食物的营养价值

近年来，市场上水果的种类已经非常丰富，一年四季水果不断。水果不但能够丰富人们的食物品种，还可以为机体提供大量的维生素和矿物质，而水果内的色素等黄酮类物质还具有强大的抗氧化功能，因此水果的摄入对于预防维生素、矿物质的缺乏和提高机体抗氧化应激损伤的能力至关重要。

水果分为鲜果和干果。鲜果种类很多，主要有苹果、柑、橘、桃、梨、杏、葡萄、香蕉和菠萝等。鲜果的水分含量较高，营养素含量相对较低，其中蛋白质和脂肪含量一般均不超过1%，碳水化合物含量差异较大，低者为5%，高者可达30%。鲜果中的硫胺素和核黄素含量不高，类胡萝卜素和抗坏血酸含量因品种不同而异，其中含类胡萝卜素最高的水果为柑、橘、杏和鲜枣；含抗坏血酸丰富的水果为鲜枣、草莓、橙、柑、柿等。矿物质含量除个别水果外，相差不大，其中，鲜枣中铁的含量丰富，白果中硒的含量较高。

干果是鲜果经过加工晒干制成，如葡萄干、杏干、蜜枣和柿饼等。由于加工的影响，维生素损失较多，尤其是维生素C。但干果便于储运，并别具风味，有一定的食用价值。

第五节　动物性食物的营养价值

动物性食物包括畜禽肉、水产类、蛋类及其制品和乳类及其制品。动物性食物是人体优质蛋白质、脂类、脂溶性维生素、B族维生素和矿物质的主要来源。

一、畜禽肉

畜禽肉包括畜肉和禽肉，前者是指猪、牛、羊等的肌肉、内脏及其制品，后者包括鸡、鸭、鹅等的肌肉及其制品。畜禽肉的营养价值较高，饱腹作用强，可加工烹制成各种美味佳肴，是一种食用价值很高的食物。

(一) 营养成分

1. 蛋白质

畜禽肉中的蛋白质含量一般为10%～20%，因动物的种类、年龄、肥瘦程度以及部位而异。在畜肉中，猪肉的蛋白质含量平均为13.2%左右；牛肉、羊肉、兔肉、马肉、鹿肉和骆驼肉可达20%左右；狗肉约为17%。在禽肉中，鸡肉、鹌鹑肉的蛋白质含量较高，约为20%；鸭肉约为16%；鹅肉约为18%。

同一种动物不同部位的肉，因肥瘦程度不同，其蛋白质的含量也会差异较大。例如：

猪里脊肉的蛋白质含量约为20%，后臀尖肉约为15%，肋条肉约为10%，奶脯肉仅为8%；牛里脊肉的蛋白质含量约为22%，后腿肉约为20%，腑肋肉约为18%，前腿肉约为16%；羊前腿肉的蛋白质含量约为20%，后腿肉约为18%，里脊肉和胸腑肉约为17%；鸡胸肉的蛋白质含量约为20%，鸡翅约为17%。

一般来说，心、肝、肾等内脏器官的蛋白质含量较高，而脂肪含量较少。不同内脏的蛋白质含量也存在差异。畜类不同的内脏中，肝脏的蛋白质含量较高，为18%～20%，心、肾的蛋白质含量为14%～17%；禽类的内脏中，肫的蛋白质含量较高，为18%～20%，肝和心的蛋白质含量为13%～17%。

畜禽血液中的蛋白质含量分别如下：猪血约为12%、牛血约为13%、羊血约为7%、鸡血约为8%、鸭血约为8%。畜血中的血浆蛋白质含有人体所需的必需氨基酸，营养价值高，其赖氨酸和色氨酸含量高于面粉，可以作为蛋白强化剂添加在各种食品和餐菜中；血球部分可应用于香肠的生产，其氨基酸组成与胶原蛋白相似。

2. 脂类

脂肪含量因动物的品种、年龄、肥瘦程度、部位等不同而有较大差异，低者为2%，高者可达89%以上。在畜肉中，猪肉的脂肪含量最高，羊肉次之，牛肉最低，兔肉为2.2%。在禽肉中，火鸡和鹌鹑的脂肪含量较低，为3%左右，鸡和鸽子为9%～14%，鸭和鹅可达20%左右。

畜禽肉内脏脂肪的含量为2%～11%，脑最高，为10%左右，猪肾、鸭肝、羊心和猪心居中，为5%～8%，其他为4%以下。

动物脂肪中的饱和脂肪酸含量高，所含有的必需脂肪酸明显低于植物性油脂，因此其营养价值低于植物性油脂。在动物脂肪中，禽类脂肪所含必需脂肪酸的量高于畜类脂肪；畜类脂肪中，猪脂肪的必需脂肪酸含量又高于牛、羊等反刍动物的脂肪。总的来说，禽类脂肪的营养价值高于畜类脂肪。

3. 碳水化合物

畜禽肉中的碳水化合物含量比较低，其含量为0%～9%，多数为1.5%，主要以糖原的形式存在于肌肉和肝脏中。

4. 维生素

畜禽肉可提供多种维生素，主要以B族维生素和维生素A为主。内脏中的维生素含量比肌肉多，其中肝脏富含维生素A、维生素D和维生素B_2，维生素A的含量以牛肝和羊肝为最高，维生素B_2的含量则以猪肝为最丰富。禽肉中还含有较多的维生素E。

5. 矿物质

畜禽肉中矿物质的含量一般为0.8%～1.2%，瘦肉中矿物质的含量高于肥肉，内脏高于瘦肉。铁的含量以猪肝和鸭肝为最丰富，为23 mg/100 g左右。畜禽肉中的铁主要以血红素形式存在，消化吸收率很高。在内脏中还含有丰富的锌和硒，牛肾和猪肾的硒含量是其他一般食品的数十倍。此外，畜禽肉还含有较多的磷、硫、钾、钠、铜等。钙的含量虽然不高，但吸收利用率很高。

(二) 合理利用

畜禽肉中的蛋白质营养价值较高,与人需要的必需氨基酸比例相近,其中赖氨酸较丰富,宜与谷类食物搭配食用,以发挥蛋白质的互补作用。为了充分发挥畜禽肉的营养作用,还应注意将畜禽肉分散到每餐膳食中,不应集中食用。

由于畜肉的脂肪和胆固醇含量较高,脂肪主要由饱和脂肪酸组成,食用过多易引起肥胖和高脂血症等疾病,因此膳食中的比例不宜过高。但是禽肉的脂肪含不饱和脂肪酸较多,故老年人及心血管疾病患者宜选用禽肉。内脏含有较多的维生素、铁、锌、硒、钙,特别是肝脏,维生素 B_2 和维生素 A 的含量丰富,因此宜少量食用。

畜禽肉食物在加工时应当煮熟煮透,以防细菌污染导致疾病。对于“三高”(高血压、高血脂、高血糖)人群食用畜禽肉,在煮熟煮透的基础上,可以晾凉后瓢出上面的油脂,以减少脂肪的摄入;高尿酸人群应尽量不要吃动物内脏,吃肉时撇去肉汤,以免摄入过多的嘌呤。

二、水产类

水产类是蛋白质、矿物质和维生素的良好来源。在种类繁多的水生动物资源中,可供人类食用、具有食用价值的主要有鱼类、鲸类、甲壳类、软体类和龟类等。按照水产动物生活的环境,鱼可以分为海水鱼(如鲱鱼、鳕鱼、狭鳕鱼等)和淡水鱼(如鲤鱼、鲑鱼等),其中,根据生活的海水深度,海水鱼又可以分为深水鱼和浅水鱼。

(一) 营养成分

1. 蛋白质

鱼类中的蛋白质含量为 15%～22%,平均为 18%左右。鱼类中的蛋白质的氨基酸组成较平衡,与人体需要接近,利用率较高。除了蛋白质之外,鱼类还含有较多的其他含氮化合物。软体类中的蛋白质含量多数为 15%左右,其中螺蛳、河蚬、蛏子等较低,为 7%左右,河蟹、对虾、章鱼等较高,为 17%以上。软体类中的蛋白质含有全部必需氨基酸,其中酪氨酸和色氨酸的含量比牛肉和鱼肉高。贝类肉质中还含有丰富的牛磺酸,其含量普遍高于鱼类,尤以海螺、毛蚶和杂色蛤为最高,每 100 g 新鲜可食部中含有 500～900 mg。

2. 脂类

水产类中的脂肪含量为 1%～10%,平均为 5%左右,呈不均匀分布,主要存在于皮下和脏器周围,肌肉组织中含量甚少。

鱼类中的脂肪多由不饱和脂肪酸组成,一般为 60%以上,熔点较低,通常呈液态,消化率为 95%左右。不饱和脂肪酸的碳链较长,其碳原子数多为 14～22 个,多为 n－3 系列,如经常提到的 EPA 和 DHA 即为 n－3 系列的多不饱和脂肪酸,以深海鱼含量为最高。软体类脂肪含量较低(平均为 1%左右),其中蟹、河虾等较高,为 2%左右。

3. 碳水化合物

水产类中的碳水化合物的含量较低,约为 1.5%。

4. 维生素

鱼肉中含有一定数量的维生素 A 和维生素 D,维生素 B_2、烟酸等的含量也较高,而维生素 C 含量则很低。一些生鱼制品中含有硫胺素酶，可催化降解维生素 B_1，因此大量食用生鱼可能会造成维生素 B_1 的缺乏。鱼油和鱼肝油是维生素 A 与维生素 D 的重要来源，也是维生素 E(生育酚)的一般来源。

5. 矿物质

鱼类中的矿物质含量为 1%～2%，其中硒和锌的含量丰富，此外，钙、钠、氯、钾、镁等含量也较多。海水鱼富含碘，有的海水鱼每千克含碘量为 500～1 000 μg，而淡水鱼每千克含碘量仅为 50～400 μg。

(二) 合理利用

1. 防止腐败变质

水产类因水分和蛋白质含量高，结缔组织少，较畜禽肉更易腐败变质，特别是青皮红肉鱼，如鲐鱼、金枪鱼，组氨酸含量高，一旦变质，可产生大量组胺，能引起人体组胺中毒。鱼类的多不饱和脂肪酸含量较高，所含的不饱和双键极易被氧化破坏，能产生脂质过氧化物，对人体有害。因此打捞的鱼类需要及时保存或加工处理，防止腐败变质。保存处理一般采用低温或食盐来抑制组织蛋白酶的作用和微生物的生长繁殖。低温处理有冷却和冻结两种方式。冷却是用冰冷却鱼体使温度降到－1℃左右，一般可保存 5～15 d。冻结是使鱼体在－25～－40℃的环境中冷冻，此时各组织酶和微生物均处于休眠状态，保藏期可达半年以上。以食盐保藏的海鱼，用盐量不应低于 15%。

2. 防止食物中毒

有些鱼含有极强的毒素，如河豚，虽其肉质细嫩，味道鲜美，但其卵、卵巢、肝脏和血液中含有极毒的河豚毒素，若加工处理方法不当，则会引起急性中毒而死亡。故无经验的人，千万不要"拼死吃河豚"。

三、蛋类及其制品

蛋类包括鸡蛋、鸭蛋、鹅蛋、鹌鹑蛋、鸽蛋、鸵鸟蛋、火鸡蛋、海鸥蛋及加工制成的咸蛋、松花蛋等。蛋类的营养素含量不仅丰富，而且质量也很好，是一类营养价值较高的食品。

(一) 营养成分

1. 蛋白质

蛋类中的蛋白质含量一般为 10%以上。全鸡蛋蛋白质的含量为 12%左右，蛋清中略低，蛋黄中较高，加工成咸蛋或松花蛋后，略有提高。鸭蛋、鹅蛋和鹌鹑蛋的蛋白质含量及鸡蛋的蛋白质氨基酸组成与人体需要最接近，因此蛋白质的利用率很高。蛋类中的蛋白质含有较高的赖氨酸和蛋氨酸，与谷类和豆类食物混合食用，可弥补其赖氨酸或蛋氨酸的不足。蛋类中的蛋白质还富含半胱氨酸，加热过度会使半胱氨酸部分分解产生硫化氢，与蛋黄中的铁结合可形成黑色的硫化铁。

2. 脂类

蛋清中含脂肪极少，98%的脂肪存在于蛋黄中。蛋黄中的脂肪几乎全部以与蛋白质结合的良好乳化形式存在，因而消化吸收率高。

鸡蛋蛋黄中的脂肪含量为28%～33%，其中中性脂肪含量为62%～65%，磷脂为30%～33%，固醇为4%～5%。蛋黄中的中性脂肪的脂肪酸，以单不饱和脂肪酸油酸含量最为丰富，约为50%，亚油酸约为10%，其余主要是硬脂酸、棕榈酸和棕榈油酸。

蛋黄是磷脂的极好来源，所含卵磷脂具有降低血胆固醇的效果，并能促进脂溶性维生素的吸收。鸡蛋蛋黄中的磷脂主要为卵磷脂和脑磷脂，此外尚有神经鞘磷脂。各种禽蛋的蛋黄中总磷脂含量相似，它们可使蛋黄具有良好的乳化性质，但因含有较多不饱和脂肪酸，所以容易受到脂肪氧化的影响。

蛋类中的胆固醇含量极高，主要在蛋黄中，其中鹅蛋蛋黄含量最高，每100 g可达1 696 mg，其次是鸭蛋蛋黄，鸡蛋蛋黄略低，但每100 g也可达1 510 mg；全蛋的胆固醇含量为500～700 mg/100 g，其中鹌鹑蛋最低；加工成咸蛋或松花蛋后，胆固醇含量无明显变化；蛋清中不含胆固醇。

3. 碳水化合物

蛋类中的碳水化合物含量较低，为1%～3%。

4. 维生素

蛋类中的维生素含量十分丰富，且品种较为完全，包括所有的B族维生素、维生素A、维生素D、维生素E、维生素K和微量的维生素C。其中大部分维生素A、维生素D、维生素E和维生素B_1都存在于蛋黄中。鸭蛋和鹅蛋的维生素含量总体而言高于鸡蛋。

5. 矿物质

蛋类中的矿物质主要存在于蛋黄部分，蛋清部分含量较低。蛋黄中的矿物质含量为1.0%～1.5%，其中钙、磷、铁、锌、硒等含量丰富。

蛋类中的铁含量较高，但由于铁与蛋黄中的卵黄磷蛋白结合而对其吸收具有干扰作用，故而蛋黄中铁的生物利用率较低，仅为3%左右。

（二）合理利用

生鸡蛋蛋清中含有抗生物素蛋白和抗胰蛋白酶。抗生物素蛋白能与生物素在肠道内结合，影响生物素的吸收，食用者可出现食欲不振、全身无力、毛发脱落、皮肤发黄、肌肉疼痛等生物素缺乏的症状；抗胰蛋白酶能抑制胰蛋白酶的活力，妨碍蛋白质消化吸收，故不可生食蛋清。通过烹调加热可破坏这两种物质，消除它们的不良影响。但是蛋类不宜过度加热，否则会使蛋白质过分凝固，甚至变硬变韧，形成硬块，反而影响食欲及消化吸收。

蛋黄中的胆固醇含量很高，大量食用会引起高脂血症，是动脉粥样硬化、冠心病等疾病的危险因素，但蛋黄中还含有大量的卵磷脂，对心血管疾病有防治作用。因此，吃鸡蛋要适量。根据研究，每人每日吃1～2个鸡蛋，对血清胆固醇水平既无明显影响，又可发挥蛋类其他营养成分的功用。

四、乳类及其制品

乳类是指动物的乳汁，经常食用的是牛奶和羊奶。乳类经浓缩、发酵等工艺可制成乳制品，如奶粉、酸奶、炼乳等。乳类及其制品具有很高的营养价值，不仅是婴儿的主要食物，还是老弱病患者的营养食品。

（一）营养成分

乳类及其制品几乎含有人体需要的所有营养素，除维生素 C 含量较低以外，其他营养素含量都比较丰富。但乳类的水分含量为 86%～90%，因此它的营养素含量与其他食物比较则相对较低。某些乳制品加工时除去了大量水分，故其营养素含量比鲜乳的要高，但某些营养素受加工的影响，相对含量有所下降。

1. 蛋白质

乳类中的蛋白质为优质蛋白质，容易被人体消化吸收。牛奶中的蛋白质含量比较恒定，约为 3.0%；羊奶中的蛋白质含量为 1.5%，低于牛奶；人乳中的蛋白质含量为 1.3%，低于牛奶和羊奶。

2. 脂类

牛奶随饲料的不同、季节的变化，其中脂类成分也略有变化，一般含脂肪 2.8%～4.0%。牛奶中磷脂含量为 20 mg/100 mL～50 mg/100 mL，胆固醇含量约为 13 mg/100 mL。

3. 碳水化合物

乳类中的碳水化合物的含量为 3.4%～7.4%，人乳含量最高，羊奶居中，牛奶最少。

乳类中的碳水化合物主要为乳糖。由于乳糖可促进钙等矿物质的吸收，也为婴儿肠道内双歧杆菌的生长所必需，因此其对婴幼儿的生长发育具有特殊的意义。但对于部分不经常饮用乳类的成年人来说，体内乳糖酶活性过低，大量食用乳制品可能会引起乳糖不耐受的发生。用固定化乳糖酶将乳糖水解为半乳糖和葡萄糖可以解决乳糖不耐受问题，同时可提高产品的甜度。

4. 维生素

牛奶中含有几乎所有的维生素，包括维生素 A、维生素 D、维生素 E、维生素 K、各种 B 族维生素和微量的维生素 C，只是这些维生素的含量差异较大。总的来说，牛奶是 B 族维生素的良好来源，特别是维生素 B_2。

5. 矿物质

牛奶中的矿物质主要包括钠、钾、钙、镁、氯、磷、硫、铜和铁等，大部分与有机酸结合形成盐类，少部分与蛋白质结合或吸附在脂肪球膜上。其中成碱性元素略多，因而牛奶为弱碱性食品。发酵乳中的钙含量较高并具有较高的生物利用率，为膳食中最好的天然钙来源。牛奶中的钠、钾和氯离子基本上完全存在于溶液中，而钙和磷分布在溶液与胶体两相中。

乳制品主要包括炼乳、奶粉、酸奶和干酪等。因加工工艺不同，乳制品的营养成分有很大差异。

炼乳为浓缩奶的一种，分为淡炼乳和甜炼乳。鲜奶在低温真空条件下浓缩，除去约 2/3 的水分，再经灭菌而成，即称为淡炼乳。因受加工的影响，炼乳中的维生素会遭受一定的破坏，因此常用维生素加以强化。

奶粉是经脱水干燥制成的粉状物质，根据食用目的，可制成全脂奶粉、脱脂奶粉和调制奶粉等。全脂奶粉是将鲜奶浓缩除去70%～80%水分后，经喷雾干燥或热滚筒法脱水制成。一般全脂奶粉的营养成分为鲜奶的8倍左右。脱脂奶粉是将鲜奶脱去脂肪，再经上述方法制成的奶粉。此种奶粉所含脂肪仅为1.3%，脱脂过程会使脂溶性维生素损失较多，其他营养成分变化不大。脱脂奶粉一般供腹泻婴儿及需要少油膳食的患者食用。调制奶粉又称为"母乳化奶粉"，是以牛奶为基础，参照人乳组成的模式和特点进行调整与改善，使其更适合婴儿的生理特点和需要的一种奶粉。调制奶粉主要减少了牛奶中的酪蛋白、甘油三酯以及钙、磷和钠的含量，添加了乳清蛋白、亚油酸和乳糖，并强化了维生素A、维生素D、维生素B_1、维生素B_2、维生素C、叶酸，以及微量元素铁、铜、锌、锰等。

酸奶是在消毒鲜奶中接种乳酸杆菌并使其在控制条件下生长繁殖而制成的一种乳制品。牛奶经乳酸菌发酵后，游离的氨基酸和肽增加，因此更易被消化吸收。酸奶中的乳糖减少，可使乳糖酶活性低的成人易于吸收。酸奶中的维生素A、维生素B_1、维生素B_2等的含量与鲜奶含量相似，但叶酸含量却增加了1倍，胆碱也明显增加。此外，酸奶的酸度增加，有利于维生素的保护。乳酸菌进入肠道可抑制一些腐败菌的生长，调整肠道菌相，防止腐败胺类对人体的不良作用。

干酪也称为奶酪，为一种营养价值很高的发酵乳制品，是在原料乳中加入适当量的乳酸菌发酵剂或凝乳酶，使蛋白质发生凝固，并加盐、压榨排除乳清之后的产品。干酪中含有原料中的各种维生素，其中脂溶性维生素大多保留在蛋白质凝块当中，而水溶性维生素部分损失，但含量仍不低于原料乳。原料乳中微量的维生素C几乎全部损失。干酪外皮部分中的B族维生素含量高于中心部分。

硬质干酪是钙的极佳来源，软干酪含钙较低。镁在干酪制作过程中也得到浓缩，硬质干酪中镁的含量约为原料乳的5倍。钠的含量因品种不同而异，农家干酪因不添加盐，所以钠含量仅为0.1%；而法国羊奶干酪中的盐含量可达4.5%～5.0%。

此外，成熟干酪中含有较多的胺类物质。它们是在成熟过程中游离氨基酸脱羧作用形成的产物，包括酪胺、组胺、色胺、腐胺、尸胺和苯乙胺等。其中以酪胺含量为最高，如切达干酪中的酪胺含量可达35～109 mg/100 g。

乳类饮料包括乳饮料、乳酸饮料、乳酸菌饮料等，严格来说不属于乳制品范畴，其主要原料为水和牛奶。乳饮料、乳酸饮料和乳酸菌饮料均为蛋白质含量大于或等于1.0%的含乳饮料，其配料主要为水、糖或甜味剂、果汁、有机酸、香精等。乳酸饮料中不含活乳酸菌，但会添加乳酸使其具有一定酸味；乳酸菌饮料中应含有活乳酸菌，由发酵乳加水和其他成分配制而成。

总的说来，乳类饮料的营养价值低于液态乳类产品，蛋白质含量约为牛奶的1/3。但因其风味多样、味甜可口，受到儿童和青少年的广泛喜爱。

(二) 合理利用

鲜奶水分含量高，营养素种类齐全，十分有利于微生物生长繁殖，因此须经严格消毒灭菌后方可食用。消毒方法常为煮沸法和巴氏消毒法。煮沸法是将鲜奶直接煮沸，设备要求简单，可达消毒目的，但对鲜奶的理化性质影响较大，营养成分有一定损失，多在家庭中使用。大规模生产时可采用巴氏消毒法。巴氏消毒常用两种方法，即低温长时消毒法和高温短时消毒法，前者将鲜奶在 63℃下加热 30 min，后者将鲜奶在 90C℃下加热 1 s。正确地进行巴氏消毒对鲜奶的组成和性质均无明显影响，但对热不稳定的维生素有影响，如维生素 C 会损失 20%～25%。

此外，鲜奶应避光保存，以保护其中的维生素。例如，研究发现，鲜牛奶经日光照射 1 min 后，B 族维生素很快消失，维生素 C 也所剩无几；即使在微弱的阳光下，经 6 h 照射后，B 族维生素也仅剩一半；而在避光器皿中保存的鲜牛奶不仅维生素没有消失，还能保持牛奶特有的鲜味。

第六节　油脂的营养价值

食用油脂来源于植物性油脂和动物性油脂。植物性油脂中的脂肪含量通常为 99%以上，此外还含有维生素 E、植物固醇以及微量的钾、钠、钙等。

一般来说，动物性油脂所含的饱和脂肪酸较多为固态，如猪油是白色固体，奶油是黄色固体。而黄豆油、花生油等植物性油脂都是液体。同时，也有一些例外情况，例如，鱼油虽然含有不饱和脂肪酸，但油脂常为液态；而椰子油和棕榈油虽然饱和脂肪酸含量高，但常温为固态。通过油脂加工可以改变其本来形态，如氢化技术能够改变饱和度，减少双键数目，提高油脂稳定性，但部分氢化油可引起胆固醇的增高。

除食用油脂外，油料类作物也含有大量油脂，包括部分坚果（如核桃、榛子、杏仁、松子、香榧、腰果、花生、葵花籽、西瓜籽、南瓜籽等）的种仁、芝麻、菜籽等，同样为油脂的重要来源。

植物性油脂因含有较多的不饱和脂肪酸，易发生酸败，产生一些对人体有害的物质，因此不宜长时间储存。动物性油脂以饱和脂肪酸为主，不如植物性油脂那样容易发生酸败，但存储时间也不宜过长，一般在 0℃储存时，可保存 2 个月左右，在－2℃储存时，可保存 10 个月。油脂储存时间过长或储存条件不良，容易形成酸败而产生哈喇味，这时就不可再食用了。

值得指出的是，上述的每一类食物的营养价值是从食物的大类进行概括后得出的结论，而在现实生活中每一大类的食物品种极其丰富，同一种食物的产地、形态和烹调方法各异，也会导致在食物营养价值评价和膳食营养调查时，很难根据同一大类食物的营养特征进行准确评估。为此，世界各主要国家根据本国的食物来源、种植和流通情况以及饮食习惯，建立了食物成分数据库（Food Composition Database，FCD）。FCD 是一个国家或地区重要的公共卫生数据，准确而详细地描述了食物的基本特性、营养素和非营养成分参数，是评价一个国家或地区食物营养成分、膳食结构和营养指导的重要依据。我国于

2002 年出版的《中国食物成分表 2002》，包括 3 000 种以上食物的 90 余种营养成分数据以及部分植物化学物的数据，使我国成为世界上食物成分原始数据最多的国家。因此，营养学、健康管理和疾病防控的部门和相关从业者，一定要善于利用食物成分表及相应的电子化数据库，将其自觉应用于营养计划、食谱制定、营养评价、膳食调查和营养教育等领域，增加各项工作的科学性。

思考题

1. 基本概念：食物营养价值、食物成分数据库、营养质量指数。

2. 问答题：

(1) 常用的食物分几类，每类主要提供哪些营养素？

(2) 谷类食物的营养价值特点是什么？

(3) 肉类和蛋类食物的营养价值特点是什么？如何合理利用其营养价值？

(4) 如何通过均衡摄取不同类别的食物，提高自己的健康水平？

(5) 如何通过营养食物成分表，计算自己一天所摄取的营养素能否满足自己的营养需求？

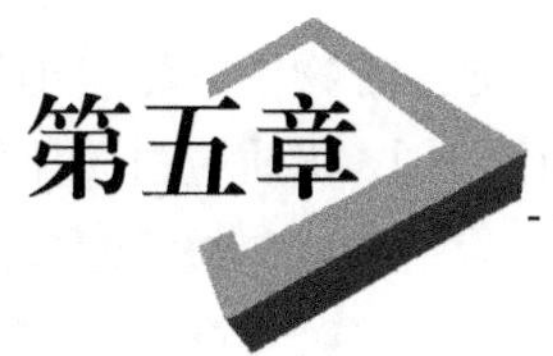

第五章 膳食营养指南

［内容提要］

1. 膳食结构的类型
2. 合理(平衡)膳食的组成及配制过程
3.《中国居民膳食指南(2016)》及其在营养宣教方面的具体应用

第一节 膳食结构与合理膳食

膳食结构是指膳食中各类食物的数量及其在膳食中所占的比重。它既反映了人们的饮食习惯和生活水平,也反映了一个国家的经济发展水平和农业发展状况,是社会经济发展的重要特征。

一、膳食结构

膳食结构类型有许多划分方法,但最重要的依据是动物性和植物性食物在膳食构成中的比例。根据膳食中植物性食物所占的比例,以及能量、蛋白质、脂肪和碳水化合物的供给量,世界范围内的膳食结构大致可分为以下四种类型。

(一) 以动物性食物为主的膳食结构

以动物性食物为主的膳食结构,以欧美等经济发达国家为典型代表,以“三高一低”(高热量、高脂肪、高蛋白质、低碳水化合物)为特点。该膳食结构中,动物性食物比例大,优质蛋白质比例高,矿物质利用率高,脂溶性维生素和B族维生素含量高。其缺点是脂肪、纯糖制品过多,能量过剩,粮谷类、果蔬类过少,容易缺乏维生素C及膳食纤维,是“富裕型”疾病高发的主要原因。

(二) 动植物食物平衡的膳食结构

动植物食物平衡的膳食结构,以日本为典型代表,以大米为主食,以蔬菜、海产品、肉食为副食,并辅以大豆、蛋类、乳类及其制品、瓜果,丰富多样地平衡摄取膳食。其优势是融合东西方膳食结构的优点,使能量、脂肪、蛋白质摄入量及其他营养素基本符合营养素参考摄入量标准,属于较合理的膳食结构,并有利于预防现代人高发的慢性非传染性疾病(如高血压、糖尿病、肥胖等)。

(三) 以植物性食物为主的膳食结构

以植物性食物为主的膳食结构，以印度、巴基斯坦、印尼等发展中国家为代表，其特点是植物性食物摄入过多，谷物比例过大，脂肪摄入少，通过谷物中的淀粉提供大部分能量，可避免“富裕型”疾病的发生。其缺点是动物性食物比例小，优质蛋白质比例低，脂溶性维生素及矿物质摄入量和吸收率低，易导致以营养不良为主的营养缺乏性疾病的高发。

(四) 地中海模式的膳食结构

地中海模式的膳食结构具有以下特点：膳食富含植物性食物，包括水果、蔬菜、土豆、谷类、豆类、果仁等；食物的加工程度较低，新鲜度较高，该地区居民以食用当季、当地产的食物为主；每天食用适量的奶酪和酸奶，每周食用适量的鱼类、禽肉、蛋类；将新鲜水果作为典型的餐后食品，每周只食用几次甜食，经常食用坚果；每月食用几次红肉，橄榄油是主要的食用油；大部分成年人有饮用葡萄酒的习惯。

此种模式以地中海沿岸的欧洲国家(包括葡萄牙、法国、意大利、西班牙、希腊等)为代表，尽管脂肪所占比例仍然很高，但其中饱和脂肪酸所占比例较低，且水果和豆类摄取较多，动物性食物方面则是鱼类较多、肉禽较少，饮酒以红葡萄酒为主。这些国家的心脑血管疾病及癌症的发病率、死亡率均低于前述的西方国家。

近年来在地中海模式的膳食结构基础上，出现了终止高血压饮食模式(Dietary Approaches to Stop Hypertension，DASH 饮食，也称为“得舒”饮食)，该模式具有明显的降压和提高胰岛素敏感性的作用。DASH 饮食是由 1997 年美国的一项大型高血压防治计划发展出来的，要求摄食足够的蔬菜、水果、低脂(或脱脂)奶，摄取一定量的全谷食物，以维持足够的钾、镁、钙等离子的摄取，并尽量减少饮食中的油脂量(特别是富含饱和脂肪酸的动物性油脂)，从而有效地降低血压。因此，现在常以 DASH 饮食来作为预防及控制高血压的饮食模式。

二、合理膳食

合理膳食是指一日三餐所提供的营养必须满足人体的生长、发育和各种生理、体力活动的需要。合理膳食可以理解为一种既不会造成营养缺乏又不会造成营养过剩，饮食水平能够满足机体功能活动、生长发育的需要，促进人类健康、抵御疾病和满足延年益寿需求的饮食。

合理膳食包括合理的膳食结构(平衡膳食)、合理的烹调方法和合理的膳食制度三个方面。

(一) 合理的膳食结构

1. 平衡膳食的基本要求

(1) 膳食所提供的能量和各种营养素种类齐全，数量能达到营养素 RNI 或 AI 标准，但是又不会造成能量和营养素的过量，特别是不超过 UL 标准。我国居民膳食营养素参考摄入量可作为调配和评价平衡膳食的基本依据。

(2) 膳食中各种营养素之间比例合适。① 蛋白质、脂肪、碳水化合物之间比例的均衡，蛋白质供能比为11%～15%、脂肪为20%～30%、碳水化合物为55%～65%，特别注意不过度摄入脂肪和蛋白质，以预防肥胖和"三高"等慢性非传染性疾病。② 能量摄取量与维生素 B_1、维生素 B_2、维生素 PP 摄取量的平衡，基本上是每 1 000 kcal 分别需要 0.5 mg、0.5 mg、5 mg。③ 理想的膳食蛋白质应包含九种必需氨基酸，而且各种氨基酸之间比例应适当，接近人体需要的氨基酸模式。④ 为了预防动脉粥样硬化的发生，多数学者主张膳食中饱和脂肪酸、单不饱和脂肪酸和多不饱和脂肪酸的比例应为 1∶1∶1，并且要保证必需脂肪酸的摄入量。

2. 平衡膳食的组成

要满足平衡膳食的要求，就需要在日常膳食中食用多种食物。现代营养学认为，一种平衡膳食的食物构成必须包括五大类食物，即粮食类（包括谷类、薯类、杂豆类）、动物类、大豆及其制品、蔬菜和水果类以及纯能量食品。

(1) 粮食类：主要提供碳水化合物、B族维生素、蛋白质和矿物质，是我国膳食能量的主要来源。一般从事中度体力劳动的人，每日粮食类的摄入量应占膳食总量的 40%左右。

(2) 动物类：包括畜禽肉、鱼类、蛋类、乳类等，主要提供优质蛋白质、脂肪、矿物质、B族维生素、维生素 A 和维生素 D。

(3) 大豆及其制品：主要提供蛋白质、脂肪、矿物质、B族维生素和膳食纤维。在一般中度体力劳动时，动物类食品和大豆及其制品应占膳食总量的18%左右。

(4) 蔬菜和水果类：主要提供维生素 C、类胡萝卜素、矿物质和膳食纤维。在平衡膳食中，蔬菜和水果是必不可少的，否则将不能满足机体对维生素和矿物质的需要，同时蔬菜和水果还是碱性食品，摄入不足时将不易维持体内酸碱平衡。因此，成年人每天应食用 500 g以上的蔬菜和水果，或蔬菜和水果类应占膳食总量的40%左右。

(5) 纯能量食品：包括动物性和植物性油脂、各种食用糖和酒类。烹调油在膳食中，不仅能增加食物的香味，还可以提供部分能量和必需脂肪酸，并能促进脂溶性维生素的吸收，一般认为烹调油应占膳食总量的2%左右。

3. 平衡膳食的调配原则

目前研究发现，人体至少需要42种必需营养素，包括蛋白质中9种必需氨基酸、脂肪中2种必需脂肪酸、1种碳水化合物、7种常量元素、8种微量元素以及14种维生素和水。人类缺乏这42种营养素中的任何一种，都会影响到机体的生长和发育，甚至会引起相应的营养素缺乏病。为了获取均衡而全面的营养，人类需要摄入不同种类的食物，充分发挥各种食物间营养素的互补作用，以满足人体对各种营养素的需要。

(1) 保证足量谷类食物的摄入

谷类食物是中国传统膳食的主体，包括米、面、杂粮，主要提供碳水化合物、蛋白质、膳食纤维和B族维生素。由谷类食物提供的能量至少要占总能量的50%左右，一般成年人每天摄入量为250～400 g，其中应每天食用50 g以上的粗粮、杂粮。在粮食加工方面，应注意稻米、小麦不要碾磨太精，提倡吃"九五米"和"八五粉"，以保留较多的维生素、矿物质和膳食纤维，预防和减少代谢性疾病（如肥胖、高血压、高血脂等）和营养素缺乏性疾病的发生。

(2) 吃足量的蔬菜和水果

新鲜蔬菜和水果是人类平衡膳食的重要组成部分，含有丰富的维生素、矿物质和膳食纤维，是可溶性膳食纤维和植物化学物质的重要来源，蔬菜和水果摄入不足可导致维生素、矿物质和膳食纤维的摄入不足。

正常成人每天应吃 300～500 g 蔬菜和 200～400 g 水果。在选择蔬菜时，尽量选择深（红、黄、绿）色蔬菜，因为这些蔬菜的维生素含量超过浅色蔬菜和一般水果。有些水果中维生素和微量元素的含量不如新鲜蔬菜，但水果中含有的葡萄糖、果糖、柠檬酸、苹果酸、果胶等物质又比蔬菜丰富。

(3) 吃适量的豆类、水产类、畜禽肉、蛋类、乳类

豆类、水产类、畜禽肉、蛋类、乳类可以提供丰富的优质蛋白质、维生素 A、维生素 B_2 和矿物质。另外，乳类还提供大量优质的钙；豆类含丰富的不饱和脂肪酸、钙、维生素 B_1、维生素 B_2 和烟酸，以及大量的磷脂、低聚糖、大豆异黄酮和植物固醇等多种植物化学物质；鱼类脂肪含量一般较低，且含有较多的多不饱和脂肪酸，特别是深海鱼含有大量 n－3 系列脂肪酸，有降低血脂和防止血栓形成的作用；禽类脂肪含量也较低，且不饱和脂肪酸含量较高；蛋类各种营养成分比较齐全，是很经济的优质蛋白质来源；动物肝脏含维生素 A 极为丰富，还富含维生素 B_{12}、叶酸等。

(4) 吃清淡少盐膳食

脂肪是人体能量的重要来源之一，并可以为人体提供必需脂肪酸，有利于脂溶性维生素的消化吸收，但是脂肪摄入过多是引起肥胖、高血脂和动脉粥样硬化等多种慢性疾病的危险因素之一。食盐的摄入量过高也与高血压的患病率密切相关。因此，每天烹调油摄入量不宜超过 25～30 g，且以植物性油脂为主，尽量减少动物脂肪、黄油等含饱和脂肪酸高的油脂的摄入。食盐用量以不超过 6 g 为宜，还应限制酱油、咸菜、味精等高钠食品的摄入量，并从幼年就养成吃少盐膳食的习惯。

(5) 合理分配三餐

三餐分配要合理，应合理安排一日三餐的时间及食量，进餐定时定量。早餐提供的能量应占全天总能量的 25%～30%，午餐应占 30%～40%，晚餐应占 30%～40%，并可根据职业、劳动强度和生活习惯进行适当调整。一般情况下，以早餐安排在 6:30—8:30，午餐安排在 11:30—13:30，晚餐安排在 18:00—20:00 进行为宜。要天天吃早餐并保证其营养充足，午餐要吃好，晚餐要适量。需要特别提醒的是，应注意早餐的质量，很多人早上不吃早餐或吃一些很简单食物，不能为机体提供足够的营养素，因而无法满足上午的能量和营养素的需要量；晚餐不可吃得太晚、太饱，尽量不要加吃夜宵，以免吃后不久就睡觉，增加食物的吸收，引起肥胖。

4. 平衡膳食的配制步骤

在制作食谱时，首先要考虑满足人体对能量和各种营养素的需要量，然后根据营养素

需要量和食物供应情况，选择不同类别的食物，组成平衡膳食。具体调配原则可按下列步骤进行。

(1) 确定能量和营养素供给量

首先应根据个体情况结合劳动强度计算出能量需要量，或者根据职业和从事活动的性质判断本人劳动强度水平，再查表得到能量的需要量，然后根据三大营养素提供能量的比例，分别计算出三大营养素所提供的能量。

(2) 确定主食、副食的数量

参考“中国居民膳食宝塔”，遵循食物互补原则，首先要保证粮谷类食物所占的比例(300～500 g)，以提供足够的碳水化合物、膳食纤维和矿物质，同时提供部分肉类、蛋类、乳类，以保证优质蛋白、矿物质和维生素供给。蔬菜和水果在平衡膳食中占有非常重要的位置，其供应量每人每日应达到 500 g 以上，蔬菜的品种越多越好，其中最好有一半是叶菜类。油脂要控制在 20～30 g，并且要以植物性油脂为主，少吃荤油、黄油，盐控制在 6 g 以内。

(3) 制作一日及一周食谱

确定一日食物组成后，可将确定后的各种食物，搭配成色、香、味俱全的膳食，并适当分配到各餐。在一日食谱基础上，再制作一周食谱，每日食谱不重复。调换食品时，可基于以粮换粮，鱼类、肉类、蛋类互换，以豆换豆，以蔬菜换蔬菜的原则，使每日膳食多样化，尽量避免重复单调。

5. 食谱编制举例

(1) 个人食谱编制指南

个人举例：男性，25 周岁，身高 1.77 m，体重 65 kg，属于正常体重。请制作轻度体力劳动食谱一套。

编制的具体过程如下：

① 计算所需的总能量。男性轻度、中度、重度体力劳动需要的能量可按每千克体重 38 kcal、43 kcal 和 50 kcal 计算，轻度体力劳动需 65×38＝2 470 kcal；中度体力劳动需 65×43＝2 795 kcal；重度体力劳动需 65×50＝3 250 kcal。也可以直接查表得轻度、中度、重度体力劳动需要的能量分别为 2 400 kcal、2 700 kcal、3 200 kcal。

② 计算三大营养素提供的能量。按碳水化合物提供 63%、蛋白质提供 15%、脂肪提供 22%的能量计算，从事轻度体力劳动时，碳水化合物提供 63%×2 470＝1 556.1 kcal，蛋白质提供 15%×2 470＝370.5 kcal，脂肪提供 22%×2 470＝543.4 kcal。

③ 计算三大营养素的需要量。按 1 g 碳水化合物和蛋白质在体内氧化产生 4 kcal 能量，1 g 脂肪产生 9 kcal 能量计算，碳水化合物需要量为 1 556.1÷4＝389.0 g，蛋白质需要量为 370.5÷4＝92.6 g，脂肪需要量为 543.4÷9＝60.4 g。

④ 配制一日所需食物。根据食物成分表，首先配制碳水化合物的量，然后配制蛋白质的量，能量不够的部分用植物性油脂提供，并注意每日食物中胆固醇的含量最好不高于 300 mg。在配制碳水化合物时，尽量多配制复合碳水化合物，控制精制糖量；在配制蛋白质时，注意优质蛋白质(鱼肉和豆类蛋白质)不少于 30%；在配制脂肪时，应尽量用植物性

油脂，控制动物性油脂和黄油的用量。最后注意配置一定量的蔬菜和水果，两者之和不少于 500 g。在配制蔬菜时，应多配制深色叶类蔬菜，适当配置其他颜色的蔬菜，并可配置部分菌类、根茎类和海产植物类蔬菜（如海带、紫菜）等，以补充充足的维生素和矿物质。每日食盐的量控制在 6 g 左右。

根据上述四个步骤，结合当地的食物供应状况，可确定成年男性轻度体力劳动一日所需食物（表 5－1）。

表 5－1　成年男性轻度体力劳动一日所需食物

单位：g

食物	质量	食物	质量	食物	质量
标准面粉	200	大米	250	牛奶	300
鸡蛋	60	瘦猪肉	70	带鱼	50
小油菜	100	黄瓜	150	菜花	150
紫菜	5	干黄蘑	20	苹果	80
橘子	120	豆油	25	芝麻油	5

⑤ 按早、中、晚摄入能量占一日需摄入能量的 2/7、3/7、2/7 比例，将食物分配到早餐、中餐、晚餐中，并根据食物种类和数量制作一日三餐食谱（表 5－2）。

表 5－2　一日三餐食谱

单位：g

早餐	中餐	晚餐
馒头 2 个（标准面粉 100） 纯牛奶 1 杯（牛奶 300） 咸鸡蛋 1 个（鸡蛋 60） 橘子 1 个（橘子 60）	大米饭（大米 250） 菜花炒肉（菜花 150，瘦猪肉 70，豆油 10） 清蒸带鱼（带鱼 50） 紫菜汤（紫菜 5，豆油 5） 苹果半个（苹果 80）	馒头 2 个（标准面粉 100） 蘑菇菜心（干黄蘑 20，小油菜 100，豆油 10） 凉拌黄瓜（黄瓜 150，芝麻油 5） 橘子 1 个（橘子 60）

⑥ 根据同类食物互换原则，在一日食谱的基础上制作一周食谱，使每日膳食多样化，尽量不重样。

（2）家庭食谱编制指南

在实际生活过程中，人们是以家庭为单位来购买食物和做饭炒菜的，因此制作家庭食谱更具有实际意义和可操作性。家庭成员由于年龄、性别及职业的不同，对能量和各种营养素的需要量也不相同，若按每个人的情况制成个人食物需要量，然后再相加则过于烦琐。为了简化计算过程，可以把家庭成员都折成“标准人”系数，然后算出全家人的能量和营养素的需要量，再折算成家庭食物需要量，根据所选的食物制成家庭一日三餐食谱。所谓“标准人”是指成年男性轻度体力劳动者，以“标准人”的营养需要量标准为 1.0，其他人可采用折算系数(表 5-3 和表 5-4)①。

表 5-3 不同年龄段人群营养需要系数

年龄/岁	系数	年龄/岁	系数
1～2	0.45	13～15	男 0.9,女 0.85
3～4	0.5	16～59	男 1.0,女 0.9
5～6	0.55	60～69	0.8
7～9	0.7	≥70	0.7
10～12	0.8		

表 5-4 不同劳动强度营养需要系数

劳动强度	男性系数	女性系数
轻度体力劳动	1.0	0.9
中度体力劳动	1.1	1.0
重度体力劳动	1.2	1.15

家庭食谱制作举例：某家五口人,包括中年男性(大学教师)、中年女性(办公室职员)、12 岁儿童和 72 岁父母,全家人相当“标准人”为 4.1 人(1.0+0.9+0.8+0.7+0.7)。全家人每日食物需要量为“标准人”×4.1。“标准人”需要量可参考表 5-1,得出一家五口人一日食物需要量(表 5-5),制定出一日食谱,参考个人食谱的制作方法,通过食物交换法制作家庭一周食谱。

表 5-5 一家五口人一日食物需要量

单位：g

食物	质量	食物	质量	食物	质量
标准面粉	820	大米	1 025	牛奶	1 230
鸡蛋	287	瘦猪肉	287	带鱼	205
小油菜	410	黄瓜	615	菜花	616
紫菜	20.5	干黄蘑	82	苹果	328
橘子	492	豆油	102.5	芝麻油	20.5

(二) 合理的烹调方法

除部分食物(如部分蔬菜和水果)不经任何加工和烹调即可生食之外,大部分食物均需经过烹调加工后才能进食。正确的烹调方法可增加食物的色、香、味,唤醒和增加食欲,促进食物的消化吸收,还可杀灭大部分细菌,减少食源性疾病的发生。如果烹调

① 高言诚.营养学[M].北京：北京体育大学出版社,2006.

方法不当，除了会直接影响食物的色、香、味之外，还可造成大量营养素的丢失和破坏，甚至还会产生对机体有害甚至致癌的物质。因此合理烹调对于最大限度保持营养素含量、促进食物的消化吸收、降低食物的有害成分和保障饮食的安全，具有极其重要的作用。

1. 烹调的目的与作用

(1) 促进营养成分的分解，提高消化吸收率。有许多食物如谷类、鱼类、肉类、蛋类食品，虽然含有丰富的营养成分，但不经烹制则不易被人体消化吸收。食物经过加工烹调后，就会发生复杂的物理变化和化学变化，分解成为容易被人体消化吸收的形式。例如，动物类食物经过加热烹调，会使部分蛋白质凝固，部分蛋白质被溶解在汤里，形成胶蛋白，味道香浓；谷类中的淀粉经过烹制，会吸收水分膨胀变软，部分变成糊精，部分分解为糖，纤维软化；加热烹调后的脂肪被分解游离、植物中坚韧的细胞膜被破坏等，都有利于提高消化吸收率。

(2) 增加食欲。有些食物经过烹制后，色与形趋于美化。食物加热时，借助于气体和液体的对流作用，使食物中所含的烃、醇、酯、酮、酸等有机物气化，而散发出香味。

(3) 消毒灭菌。食品在运输、贮存、加工过程中都有可能受到各种细菌的污染，特别是肉类、鱼类食品，经常带有致病菌。而经过加热烹调后大部分细菌可被杀灭。

(4) 调味的作用。通过原料和调味品的适当搭配，在烹制过程中发生一系列物理和化学的变化，以除去恶味、异味，增加美味。例如，牛肉、羊肉和鱼类腥味较大，油腻较重，加热仅能除去一部分，但如果添加一些调料，如葱、姜、蒜、酒、盐、酱、醋、糖和香料等则可起去腥解腻的作用，同时增加食物的香味。

调味还可增加菜肴的色彩，如选用红酱油或酱进行调味，可使菜肴色泽红艳；用番茄汁、红腐乳汁可使菜肴成玫瑰色；用咖喱可使菜肴成淡黄色等。

2. 不同种类食物的烹调方法

(1) 主食的烹调

米、面中含有水溶性维生素和矿物质，极易溶于水，故在烹制过程中易遭受损失。米在淘洗过程中，搓洗等会造成维生素和矿物质丢失。一般来说，米越精白，淘洗次数越多，浸泡时间越长，水温度越高，各种营养素损失也就越多。米饭的制作方法对营养素的丢失也有较大影响，蒸饭比捞饭营养素损失少，而捞饭时一些维生素和矿物质会溶解在米汤里，因此吃饭后喝下米汤能减少维生素和矿物质的丢失。

面食制作方法不同，营养素的损失相差也很大。例如，水煮面条时，维生素 B_1 损失约 49%、维生素 B_2 损失 57%、烟酸损失 22%、蛋白质损失 2%～5%；炸油条时，由于加碱和高温油炸，维生素 B_1 全部被破坏，维生素 B_2 和烟酸分别被破坏 50%和 48%；但蒸馒头、蒸窝头和烙饼时维生素损失则较少。

(2) 蔬菜的烹调

蔬菜应先洗后切，不要先切后洗，应避免切得太碎，切好后应尽量快炒，炒后尽可能一顿吃完，剩余食物尽可能放入冰箱内冷藏，以减少维生素的破坏和矿物质的损失。

(3) 动物性食物的烹调

动物性食物在加热烹调过程中，有部分含氮浸出物浸出，可增加肉类食物的香味。其烹调过程中除了维生素有些损失外，蛋白质、脂肪和矿物质基本没有损失。要尽量避免烧烤或熏烤，因为鱼类及其他肉类等熏烤后，可产生对人体有害的物质，如致癌物质3,4-苯并芘。因此，熏烤鱼类及其他肉类时，不应采用明火直接熏烤，可用管道通干热蒸汽烤；最好不用炭熏烤，如用炭熏烤，应将温度控制在200℃以下。

(4) 烹调注意事项

吃新鲜卫生的食物是防止食源性疾病、实现食品安全的根本措施。在选购食物时应当选择外观好，没有泥污、杂质，没有变色、变味，并符合卫生标准的食物，严把"病从口入"关。进餐要注意卫生条件，包括进餐环境、餐具及供餐者的健康卫生状况。烟熏食物及有些加色食物可能含有苯并芘或亚硝酸盐等有害成分，不宜多吃。食物合理储藏可以保持新鲜，避免受到污染。高温加热能杀灭食物中的大部分微生物，延长保存时间。

(三) 合理的膳食制度

膳食制度是指将全天的食物按一定的次数、一定的时间间隔、一定的数量和质量分配到各餐的一种制度。

1. 一日三餐

每日进餐次数与时间间隔，应以胃的功能恢复以及食物从胃内排空时间来确定，食物在胃内停留的时间，因不同的食物有很大的差别，一般水只停留10 min，糖类停留2 h，脂肪和蛋白质在胃内停留的时间稍长。根据我国的饮食习惯，正常成年人一日食三餐，两餐之间间隔5～6 h，这是符合人体的生理状态的。因为一种混合膳食，一般在胃内停留4～5 h，如果两餐之间间隔太长，则人容易感到饥饿，以致影响耐劳力和工作效率；若两餐之间间隔太短，消化器官得不到适当休息，不易恢复功能，又影响食欲和消化，久而久之就会引起消化功能失常，出现食欲减退和胃肠疾病。因此，定时进餐对保持食欲和促进食物的消化吸收有重要意义。

2. 能量分配

一日三餐的食物分配应以生理状况和工作需要为原则。一般情况下提倡"早饭要吃饱，午饭要吃好，晚饭要吃少"，以热量计算，早餐应占全天总热量的25%，午餐占40%，晚餐占35%。这样分配是因为早晨起床不久，一般食欲较差，但为了满足上午工作的需要，必须摄入足够的能量。午餐前后都是工作时间，所以既要补足上午消耗的热量，又要为下午的工作做好贮备，因此，午餐能量供给应是最多的，午餐可多吃些富含蛋白质和脂肪的食物。晚餐进食量原则上与午餐相接近，但能量可稍低。这是因为晚饭后能量消耗不大，如果进食太多，能量摄入大于消耗，久而久之就会引起发胖。另外晚餐中含蛋白质、脂肪过多会影响睡眠，因此，晚餐可多吃些蔬菜、含糖较多和易于消化的食物。

第二节 《中国居民膳食指南(2016)》解读

《中国居民膳食指南(2016)》是2016年5月13日由国家卫生和计划生育委员会疾病预防控制局发布,为了提出符合我国居民营养健康状况和基本需求的膳食指导建议而制定的法规。该指南由一般人群膳食指南、特定人群膳食指南和中国居民平衡膳食实践三个部分组成。同时推出了中国居民膳食宝塔(2016)、中国居民平衡膳食餐盘(2016)和中国儿童平衡膳食算盘三个可视化图形,指导大众在日常生活中进行具体实践。

该指南由核心的6条指南组成:食物多样,谷类为主;吃动平衡,保持健康体重;多吃蔬果、奶类、大豆;适量吃鱼、禽、蛋、瘦肉;少盐少油,控糖限酒;杜绝浪费,兴"新食尚"。

一、食物多样,谷类为主

食物多样是平衡膳食模式的基本原则。谷类为主是平衡膳食的基础,谷类食物含有丰富的碳水化合物,它是提供人体所需能量的最经济、最重要的食物来源。

推荐要点:① 每天的膳食应包括谷薯类、蔬菜和水果类、畜禽鱼蛋奶类、大豆坚果类等食物;② 平均每天摄入12种以上食物,每周25种以上;③ 每天摄入谷薯类食物250~400 g,其中全谷物和杂豆类50~150 g,薯类50~100 g;④ 食物多样,谷类为主是平衡膳食模式的重要特征。

该模式所推荐的食物种类和比例,能最大限度地满足人体正常生长发育及各种生理活动的需要,并且可降低包括心脑血管疾病、高血压等多种疾病的发病风险,是保障人体营养和健康的基础。

二、吃动平衡,保持健康体重

推荐要点:① 各年龄段人群都应天天运动、保持健康体重;② 食不过量,控制总能量摄入,保持能量平衡;③ 每周至少进行5天中等强度的身体活动,累计150 min以上;④ 坚持日常身体活动,身体活动总量至少相当于每天6 000步;⑤ 减少久坐时间,每小时起来动一动。

通过合理的"吃"和科学的"动",不仅可以保持健康体重,打造美好体型,还可以增进心肺功能,改善糖、脂代谢和骨健康,调节心理平衡,增强机体免疫力,降低肥胖、心血管疾病、2型糖尿病、癌症等威胁人类健康的慢性病的风险,提高生活质量,减少过早死亡,延年益寿。

三、多吃蔬果、奶类、大豆

新鲜蔬菜和水果、奶类和大豆及其制品,是平衡膳食的重要组成部分,对提高膳食微量营养素和植物化学物的摄入,有着重要作用。

推荐要点：① 蔬菜和水果是平衡膳食的重要组成部分，奶类富含钙，大豆富含优质蛋白质；② 餐餐有蔬菜，保证每天摄入 300～500 g 蔬菜，深色蔬菜应占 1/2；③ 天天吃水果，保证每天摄入 200～350 g 的新鲜水果，果汁不能代替鲜果；④ 吃各种各样的奶制品，相当于每天饮用液态奶 300 g；⑤ 经常吃豆制品，适量吃坚果。

新鲜蔬菜和水果能量低，微量营养素丰富，也是植物化合物的来源。蔬菜和水果的摄入可以降低脑卒中和冠心病的发病风险以及心脑血管疾病的死亡风险，降低胃肠道癌症、糖尿病等的发病风险。蔬菜和水果富含维生素、矿物质、膳食纤维，且能量低，对于满足人体微量营养素的需要、维持人体肠道正常功能以及降低慢性病的发生风险等具有重要作用。蔬果中还含有各种植物化合物、有机酸、芳香物质和色素等成分，能够增进食欲，帮助消化，促进人体健康。奶类和大豆类食物在改善城乡居民营养，特别是提高贫困地区居民的营养状况方面具有重要作用。奶类富含钙，是优质蛋白质和 B 族维生素的良好来源；奶类品种繁多，液态奶、酸奶、奶酪和奶粉等都可选用。我国居民长期钙摄入不足，每天摄入 300 g 奶类或相当量的乳制品可以较好地补充钙。增加奶类摄入有利于儿童和少年生长发育，促进成人骨健康。大豆富含优质蛋白质、必需脂肪酸、维生素 E，并含有大豆异黄酮、植物固醇等多种植物化合物。另外，坚果富含脂类和多不饱和脂肪酸、蛋白质等营养素，是膳食的有益补充。

四、适量吃鱼、禽、蛋、瘦肉

动物性食物是优质蛋白质、矿物质和部分维生素的良好来源，但过量摄入会导致脂肪特别是饱和脂肪酸和胆固醇摄入量过高，因此动物性食物的摄入种类和数量应当适当限制。

推荐要点：① 鱼、禽、蛋和瘦肉摄入要适量，每周吃鱼 280～525 g，畜禽肉 280～525 g，蛋类 280～350 g，平均每天摄入总量 120～200 g，并且优先选择鱼和禽，少吃肥肉、烟熏和腌制肉制品，吃蛋类不过量，吃鸡蛋不弃蛋黄；② 鱼、禽、蛋和瘦肉含有丰富的蛋白质、脂类、维生素 A、B 族维生素、铁、锌等营养素，是平衡膳食的重要组成部分，是人体营养需要的重要来源。

鱼类脂肪含量相对较低，且含有较多的不饱和脂肪酸，有些鱼类富含二十碳五烯酸和二十二碳六烯酸，对预防血脂异常和心血管疾病等有一定作用，可首选；禽类脂肪含量也相对较低，其脂肪酸组成优于畜类脂肪，应优先于畜类选择。烟熏和腌制肉风味独特，是人们喜爱的食品，但由于在熏制和腌制过程中，易遭受多环芳烃类和甲醛等多种有害物质的污染，过多摄入可增加某些肿瘤的发生风险，因此应当少吃。

五、少盐少油，控糖限酒

控油、控盐、控糖是控制总能量摄入、控制钠盐摄入和减轻餐后血糖波动的重要举措，对于预防慢性非传染性疾病的高发具有重要意义。

推荐要点：① 培养清淡饮食习惯，少吃高盐和油炸食品，成人每天食盐摄入不超过

6 g，每天烹调油摄入20～30 g，控制蛋糕、蛋卷、蛋挞等富含氢化植物油食物的摄入量，每日反式脂肪酸摄入量不超过2 g；② 控制食用糖的摄入量，每天摄入不超过50 g，最好控制在25 g以下；③ 足量饮水，成年人应每天饮水7～8杯(1 500～1 700 mL)，提倡饮用白开水和茶水，不喝或少喝含糖饮料；④ 儿童和少年、孕妇、乳母不应饮酒，成人如果饮酒，则男性一天饮用酒的酒精量不超过25 g，女性不超过15 g。

六、杜绝浪费，兴“新食尚”

我国人口众多，食物浪费问题比较突出，食源性疾病状况也时有发生。减少食物浪费、注重饮食卫生、兴饮食新风对我国社会可持续发展、保障公众健康、促进家庭亲情具有重要意义。

推荐要点：① 珍惜食物，按需备餐，提倡分餐不浪费；② 选择新鲜卫生的食物和适宜的烹调方式；③ 食物制备生熟分开，熟食二次加热要热透；④ 学会阅读食品标签，合理选择食品；⑤ 多回家吃饭，享受食物和亲情；⑥ 传承优良文化，兴饮食文明新风。

珍惜食物从每个人做起，日常生活应做到按需购买食物、适量备餐、准备小分量食物、合理利用剩饭菜。上班族午餐应采用分餐制或简餐。

选择当地、当季食物，能最大限度地保障食物的新鲜度和营养；备餐应该彻底煮熟食物，对于肉类和家禽、蛋类，应确保熟透。

购买预包装食品要看食品、看标签。食品标签通常标注了食品的生产日期、保质期、配料、质量(品质)等级等，可以使消费者了解食物是否新鲜、产品特点和营养信息等。另要注意过敏食物及食物中的过敏原信息。

食物不仅承载了营养，也反映了文化传承和生活状态。勤俭节约、在家吃饭、尊老爱幼是中华民族的优良传统，同时也是减少浪费、保证饮食卫生、享受亲情和保障营养的良好措施。

思考题

1. 基本概念：合理膳食、膳食结构。

2. 问答题：

(1) 中国居民的膳食结构近年来发生了哪些变化？这些变化所导致的后果是什么？

(2) 中国居民膳食宝塔的每层所代表的食物类别是什么？如何根据中国居民膳食宝塔的结构指导居民饮食？

(3) 制作食谱的基本过程有哪几步？如何以自己的身高、体重和体力劳动能力为依据，制作合理的一日三餐的食谱？

(4) 如何面向社区群众宣传《中国居民膳食指南(2016)》？

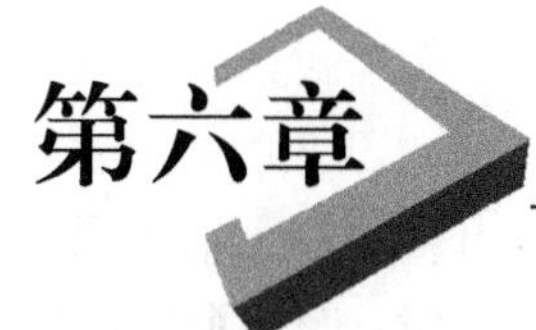

第六章 运动员及健身爱好者的营养需求

［内容提要］

1. 营养对运动能力的影响
2. 不同运动项群及专项运动人员的代谢特征和营养需求特点
3. 运动健身期间的合理营养和膳食安排措施

随着生产力的发展以及生活方式和饮食结构的改变，人类的体力活动强度逐渐下降，能量消耗不断降低，但是能量的摄入并没有相应减少。体力活动减少和能量摄入的增加导致多余的能量以脂肪的形式储存在体内而引起肥胖，同时还易导致肌肉体积变小和重量下降，心肺功能降低，从而造成肥胖、高血压、糖尿病、肌肉萎缩和骨质疏松症的高发。因此，人们在保持合理营养的基础上，增强体育锻炼，提高机体的运动能力，对于促进自身的健康水平、预防疾病、增强体质，具有极其重要的作用。但是，对于专业运动员和体育爱好者来说，如何保证与运动能力和运动强度相适应的营养供给，不但关系到该类人群的健康水平，还关系到他们的运动能力和运动成绩，因此如何保持运动训练期间的合理营养水平，是运动健身人群普遍关注的一个重大问题。

第一节 运动对健康的促进作用

通过科学的体育锻炼和合理的膳食营养以增强人民体质，对提高全民健康水平和防治慢性病均具有重要意义。研究证实，大多数慢性病（如肥胖、冠心病、高血压、血脂紊乱、2 型糖尿病、骨质疏松和某些肿瘤等）与体力活动（运动）不足以及营养不合理有密切关系。

一、运动健身能增加能量消耗，有利于控制体重

运动需要大量的骨骼肌参与活动，骨骼肌通过做功而消耗能量。另外，经常参加体力活动可以提高骨骼肌线粒体的氧化分解能力，促进人体的新陈代谢，增加骨骼肌的质量和做功能力，从而提高机体基础代谢水平，再通过适当控制饮食，达到能量摄入和消耗的平衡，维持健康的体重。

骨骼肌的运动分为有氧运动和无氧运动。长时间规律的低强度有氧运动（如走路、慢

跑、打太极拳、打羽毛球等)可以消耗更多的脂肪,在进行同等能量消耗的运动时,经常进行有氧运动能更多地动员和利用体内储存的脂肪,更有利于预防超重和肥胖。

二、运动健身有利于改善心肺机能

长期中等强度以上运动,可以增强心肌收缩力,增加心脏每搏输出量和每分输出量,增加心脏潜能,并且能够给机体组织提供更多的氧而提高运动能力。同时,机体锻炼时肌肉活动产生的二氧化碳能刺激人体的呼吸中枢,使呼吸频率加快,肺容量加大,呼吸加深加快,使呼吸肌得到了锻炼,增强了肺功能。心肺功能的增强,既可以提高运动能力,又可以预防心脏病和肺部疾病特别是慢性阻塞性肺部疾病。

三、运动健身能改善心情,有利于减轻抑郁

体育健身运动对心理健康有着积极的影响。随着生活节奏的加快和竞争压力的加大,人们的心理障碍和抑郁情绪也呈增加趋势。适当的体育锻炼能够促使中枢神经系统产生"快乐"激素,如多巴胺和内啡肽,从而使人产生欣悦感,能有效地缓解社会竞争所带来的压力和挫折心理,保持乐观、自信、开朗等生活态度,减轻抑郁倾向。

四、运动健身能改善骨骼肌的质量

现代化的作息制度和生活方式,导致人们的体力活动能力下降,骨骼肌的重量减轻,但是脂肪组织增多,体脂率上升,使人们到老年后肌肉萎缩,平衡功能减弱,容易跌倒甚至造成骨折。体育健身最直接的效应是促进运动器官的适应性变化,如骨骼肌体积的增加及质量的改善,会使骨骼肌力量和平衡功能得到增强,从而可以预防运动系统疾病的发生。

五、运动健身能提高人体适应能力

运动健身的重要生物学本质就是适应规律,其除了产生生物学的一系列适应情况外,也会对人与环境的适应产生相应的影响,越来越成为人适应社会能力的重要而且高效的手段。参加体育锻炼,尤其是集体项目如球类运动,使人们在投身运动的过程中,也学会了如何更好地与人沟通,处理个人与集体的关系,有助于人际关系的改善和健全人格的培养。

第二节 不同专项运动员的营养需求

竞技体育运动训练或比赛对运动员在体能和生理负荷等方面的要求极高,运动员机体会经常处于生理应激状态,甚至达到生理的极限负荷。在此状态下,运动员体内会发生一系列变化,包括神经和精神活动紧张、氧化还原过程加强、肾上腺皮质和髓质等激素(除

胰岛素外)分泌均增加、酶和辅酶的活性加强、能量大量消耗、体内储备的糖原被耗竭、体液大量丢失、酸性代谢产物堆积等,可进一步使机体内的营养素代谢和需要发生变化。由于其特有的训练、比赛等职业特性,以及所从事运动项目不同,导致运动员具有一定的运动项群和专项特征。运动员的营养需求不是一般普通人群营养模式在"质"和"量"上的简单增减,而是具有许多自身的特点,科学营养不仅关系到运动员的身体健康,而且对运动成绩的提高也有很大的影响。现代研究表明,营养物质调节器官、组织和细胞的功能,有利于运动时代谢过程和中间反应的顺利进行,从而提高人体运动时的机能,并促进运动后的恢复。合理营养与科学训练相结合,将有利于提高运动员的运动竞技能力;相反,营养不当不但会降低运动员的运动竞技能力,还会影响其运动后的恢复和健康水平。

一、耐力项目运动员的营养需求

(一) 基本代谢特征

耐力项目如马拉松、长跑、长距离自行车、长距离游泳、长距离滑雪和现代体育铁人三项等,在训练方面具有运动时间长、运动中无间歇、动力型、运动强度小、单位时间内能量消耗不大、总能量消耗很大、体内的物质代谢以有氧氧化为主等特点。

(二) 耐力项目运动员的营养需求特点

1. 能量消耗大,应增加糖原储备量

由于长时间运动,耐力项目运动员体内糖原大量消耗,1 h 运动的能量消耗量可达628~7 531 kJ(150~1 800 kcal)。为此,耐力项目运动员的膳食营养需求应首先满足碳水化合物和脂肪等能量物质的补充,其中日常饮食当中的糖类比例最好控制在总能量摄入的60%~70%(或每千克体重 8~10 g)。当三餐摄入的能量不能满足需要时,耐力项目运动员可在三餐外安排 1~2 次加餐,但加餐的食物应考虑营养平衡和营养密度。食物来源除传统的米饭、面粉之外,还应注重含糖量较丰富的水果和蔬菜等。耐力项目运动员对脂肪的利用和转换率高,血浆中自由脂肪酸供能可占总能量的 25%~50%,而且脂肪可缩小食物的体积,增加美味,并节约肌糖原。耐力项目运动员膳食的脂肪可略高于其他项目运动员,达到总能量的 30%~35%。同时,膳食的蛋白质供给量应丰富,使其占总能量的12%~14%,为促进肝内脂肪代谢,还应提供牛奶、奶酪、牛羊肉等富含蛋氨酸的食物。

为提高运动能力和促进恢复,耐力项目运动员根据比赛时间的长短,应在比赛前、比赛中和比赛后酌情补充一定数量的含糖饮料。首先,对于特别长时间的比赛,比赛前补充糖应安排在 1~2 h 进行,避免比赛前 1 h 内大量补充。因为这样容易诱发机体随后发生胰岛素反应,促进肌肉和肝脏的糖原合成反应和抑制糖与脂肪的分解代谢,从而降低血糖。在选择糖的种类上,也应以胰岛素反应较弱的果糖为主。其次,对于比赛时间超过2 h 和运动强度为最大摄氧量 75%的耐力项目,比赛中补糖有助于维持运动过程中的血糖恒定,减少肌糖原消耗和推迟运动性疲劳出现的时间。但如果通过饮用含糖饮料的方式补充糖,其浓度不要超过 10%,以免影响胃排空的速度。最后,训练后或者比赛后及时补充糖更有助于机体糖原储备的恢复。有研究发现,耐力项目训练后或者比赛结束后应尽快补充糖，最佳补充糖的时机是训练或者比赛结束后的 30～45 min，能够明显加快肌糖原的恢复速度。此外，恢复期碳水化合物摄入总量的多少也直接影响到肌糖原的恢复。因此，保证恢复期碳水化合物的足够摄入是耐力项目运动员应该特别关注的问题。

2. 体液丢失大，需及时补充液体及电解质

耐力项目运动中出汗量大，容易发生脱水，运动前、中、后适量补液有利于维持体内环境稳定。在大量出汗的运动中，补充含糖量低于 6%的饮料，有利于胃的排空和运动能力的提高。耐力项目运动员的体液补充的时机、数量、频率和补充液体的物质构成情况，可视耐力训练或者比赛时间、气温等因素而确定。一般情况下，耐力运动中每间隔 15～20 min 可补充水分 150～200 mL。高温情况下，可以适当增加补水的频次，减少每次补水的数量。此外，大量出汗还会使体内电解质丢失，丢失的电解质需在运动前或运动后补充。运动中补充运动饮料即可获得少量钠盐。若在夏季或高温环境中进行耐力训练，运动员的副食中可添加一些咸菜或菜汤。

3. 易发生贫血，需及时补充维生素、铁和蛋白质

耐力项目运动员容易发生缺铁性贫血，特别是耐力项目女运动员体内的铁储备低，由于月经失血加上不良的饮食习惯，更容易发生缺铁性贫血。故应当注意补充含铁及蛋白质丰富的食物，如瘦肉、鸡蛋、猪肝和绿叶蔬菜等。必要时在医生的指导下可采用铁补充剂，并注意避免过量补充。此外，耐力项目运动员常易引起 B 族维生素和维生素 C 的缺乏，从而影响其有氧运动能力，食物中的 B 族维生素和维生素 C 的供给量应随能量需求增加而相应提高。B 族维生素有利于机体的物质代谢过程，维生素 C 还能促进铁的吸收和利用，因此适量补充维生素 C 有利于避免运动引起的贫血。维生素 C 的来源主要是新鲜的蔬菜与水果，如酸枣、荠菜、油菜、甘蓝菜、橘子、柚子和橙子等。

4. 易导致骨质疏松，应增加钙的摄入

过量运动可导致运动性骨质疏松、运动性疲劳、免疫力低下，故应注意监测钙的营养状况，例如，女性运动员钙的摄入量一日至少应达 800～1 000 mg，由于闭经的女性运动员是应激性骨折的易感人群，因此她们的钙的摄入量可达 1 200～1 500 mg。

(三) 不同专项耐力性运动员的营养需求特点

1. 中长跑运动员

中长跑是典型的周期性耐力项目。其能量代谢特点是有氧代谢、糖酵解和磷酸原(ATP－CP)3 种供能系统兼有的混合代谢。代谢类型随项目中距离的增加，逐渐从以无氧代谢为主向以有氧代谢为主的混合代谢过程转变。

(1) 能量需求增加

中长跑运动员在训练期间的能量消耗会明显增加，特别是对于马拉松运动员更为明显。为了及时补充能量，减少肌糖原的消耗，在训练期间应当增加能量的摄入。其中，关于运动中的补糖量和补糖时间一直是被关注的焦点问题，适量补糖有利于提高运动能力，但过量补糖却会延长胃排空时间，降低运动能力。国际田径联合会(International Association of Athletic Federations，IAAF)提倡在超过 10 km 的长跑比赛中，运动员应

饮用含糖和电解质饮料，来提供充足的液体、糖和电解质，以补充运动中丢失的液体和弥补能量的缺失。为了恢复糖原储备，推荐高碳水化合物饮食(每天每千克体重 7～10 g)。国外研究表明，男性耐力运动员的碳水化合物摄入量相对较高，为每天每千克体重 8.4～9.1 g，女性耐力运动员相对较低，为每天每千克体重 5.5 g。在耐力性训练中，蛋白质只能提供 2%～5%的能量消耗。然而，在高强度训练时，由于长时间训练或者碳水化合物耗竭，氨基酸氧化提供的能量还可以增加。同时，当蛋白质的摄入超过每日每千克体重 1.7 g 时，多余的会被氧化，因此，有研究建议大运动量和高强度训练的运动员最理想的蛋白质摄入量为每天每千克体重 1.5～1.7 g。脂肪对节约肌糖原和蛋白质消耗也有一定意义。在进行中长跑训练时，为了避免食物体积过大，保证热量的供应，可适当提高脂肪的摄入量，但其能量供给量不宜超过 30%，因为高脂肪补充还会导致身体增胖而影响运动成绩。

(2) 维生素需求增加

在中长跑项目训练中，碳水化合物摄入量明显增加，B 族维生素参与糖代谢的过程与能量代谢关系最为密切。长跑运动项目能量消耗大，所需 B 族维生素量也要相应增加，一般认为每多消耗 1 000 kcal 能量，维生素 B_1 和维生素 B_2 的需求量分别增加 0.5 mg，因此训练期间应增加维生素 B_1 和维生素 B_2 的供应，可多选择小米、黄豆、黑豆、小豆、花生、核桃、芝麻以及动物肝脏等富含 B 族维生素的食物。持续大运动量训练时，体内贮备的维生素 C 量会减少，维生素 C 的需要量应按运动量或运动强度的加大相应增加，如果食物来源的维生素 C 不能满足需求，可以通过膳食补充剂进行补充。

(3) 矿物质需求增加

中长跑运动员的铁需要量为 20～25 mg/d，因此应提供富含铁的食物，预防缺铁性贫血，但补铁时间不宜过长，大量长期摄取铁会影响锌的吸收，还会导致癌症、中风、冠状动脉病症。长跑运动员在大量出汗时容易导致钙的丢失，故运动员钙的摄入量应相应提高，可适当增加牛奶、豆类和海产品等含钙丰富的食物的摄入。

2. 自行车运动员

自行车运动、铁人三项和越野滑雪是体育运动中能量消耗最多的项目。优秀公路自行车运动员每周训练的骑行里程为 400～1 000 km，每天骑行时间为 4～6 h，运动员的能量消耗非常大。以专业的公路自行车运动员为例：专业的公路自行车一次训练课骑行 90 km，运动员体重 70 kg，这一次训练课运动员所需要消耗的能量约为 2 300 kcal。专业的公路自行车运动员据研究报道每天平均需要摄入的能量为 3 500～6 000 kcal。此外，高水平的优秀公路自行车运动员在赛季期几乎每天都在比赛，留给训练的时间很少。

(1) 调整产能营养素的供能比

如前所述，自行车运动员的能量消耗大，为了达到能量的平衡，需要摄入更多的能量，但又不能摄入过多的蛋白质和脂肪。因此，需要调整三大产能营养素的比例，提高碳水化合物的摄入量，使其供能比达到 65%～70%；蛋白质供能比为 12%～15%，日供给量应达到每千克体重 1.6～1.8 g，并且要保证优质蛋白的摄入量；脂肪供能比稍低，为

20%～25%。

(2) 及时补充液体、维生素和矿物质

自行车运动员训练期间液体丢失量巨大，应及时通过饮用水和运动饮料进行补充，补液方法遵循少量多次的原则。同时要注重补给与能量代谢有关的维生素，如维生素 B_1、维生素 B_2、烟酸、维生素 C 和维生素 E 等。自行车运动员中缺铁性贫血往往女性多于男性，女性运动员要更注重瘦红肉以及其他含铁丰富食品的摄入，同时通过多食用鲜奶或酸奶以及乳制品增加钙的摄取。

二、力量项目运动员的营养需求

(一) 基本代谢特征

力量性运动项目要求力量和速度，如短跑、短距离游泳、举重、投掷、摔跤等。此类项目运动员一般体重较重，运动中要求具有较好的神经肌肉协调性和较强的爆发力，具有运动强度大、缺氧、氧债大、运动有间歇以及无氧代谢供能等特点。

(二) 力量项目运动员的营养需求特点

1. 提高蛋白质的摄入量，增加体内的碱储备

力量项目运动员体内蛋白质代谢较快，同时骨骼肌对蛋白质的需要增加，故运动员对蛋白质的需求也相应增加。一般情况下，成人每日蛋白质需要量为每千克体重 1.2 g 左右，国外一些研究建议力量项目运动员的每天蛋白质摄取量应控制为每千克体重 1.4～1.8 g，或占总能量的 12%～15%。我国建议该类运动员蛋白质摄入量为每千克体重 2.0 g，其中优质蛋白质应占 1/3 以上。有研究发现，由于受传统观念和饮食习惯的影响，通常情况下国内外力量项目运动员的蛋白质摄入量普遍偏高，个别国家的运动员的蛋白质摄入量甚至超出推荐摄入量的 4～5 倍。但蛋白质摄入过多(超过每千克体重 2.0 g)，会导致体液酸碱平衡紊乱和钙丢失，同时加重肝、肾负担。

为了防止因摄入蛋白质过多引起体液偏酸，应增加力量项目运动员体内的碱储备。因此，应增加蔬菜、水果的摄入量，使其提供的能量达到总能量的 15%，并摄入丰富的含钾、钠、钙、镁的食物。

2. 合理补充肌酸

力量性项目可以通过适当补充肌酸来增加体内磷酸肌酸储备量，增加运动能力。补充肌酸是近年来力量性和爆发性项目运动员常用的营养学手段。肌酸是肌肉高能磷酸化合物磷酸肌酸的前体物质，主要储存于骨骼肌细胞，一般成人的日代谢量约为 2.0 g，其主要来源于体内合成和食物摄取。由于 ATP－CP 系统是短时间爆发性和力量性运动项目的主要供能系统，因此人们普遍相信额外补充肌酸有利于维持细胞内 ATP 的无氧再合成，并有助于改善这类项目中运动员的运动成绩。大量的研究证实，短期内补充肌酸(5～7 d，20～30 g/d)能够明显加快 ATP 的合成速度，提高肌肉的做功功率和肌肉力量，改善短时间爆发性项目的运动成绩。同时，目前尚未有研究表明，正常剂量的补充肌酸会对机体造成不良影响。短跑、冲刺或举重等爆发性项目运动员，如果能进食能量适宜的平衡膳

食，基本上无必要再补充维生素或矿物质。

此外，应监测运动员身体的水合情况，检测运动员运动前后的体重，尤其是减体重期的尿液颜色、尿比重，以了解是否有脱水情况，以便及时纠正。

(三) 不同专项力量性运动员的营养需求特点

1. 举重运动员

(1) 能量和营养素需要

举重是专门发展肌肉爆发力和绝对肌力的运动，比赛中需要不断增加杠铃重量并高速完成，属于典型的无氧运动。举重运动员的体重差别较大(48～130 kg)，在营养需要方面有很大差异。即使体重相同，营养需要也会因运动负荷量的不同而存在差别。由国家体育总局颁布的《优秀运动员营养推荐标准》显示，当举重运动员的体重在 75 kg 以下时，每日能量摄入推荐值为 2 700～4 200 kcal，体重在 75 kg 以上的则为 3 700～4 700 kcal。有研究建议：举重运动员的碳水化合物的供给量应占总能量的 58%～60%，蛋白质应占总能量的 15%～16%(1.4～1.8 g/kg)，脂肪应占总能量的 25%～26%。此外，补充充足的矿物质和维生素可以调节细胞内代谢、生物合成及修复过程等。举重运动员还可选用肌酸、氨基酸、中链脂肪酸等营养补充剂，但有效性和安全性有待进一步论证。

(2) 膳食与体重的关系

① 减轻体重

运动员按体重级别进行比赛，经常采用短时间内限制能量和液体的摄入量以及脱水措施减轻体重，一般可在 3～4 d 内，减少体重 3～4 kg。过去运动员还采用利尿药、泻药和催吐等办法来减轻体重，但自从全部利尿药被列为兴奋剂后，目前主要采用控制饮食和饮水法、运动失水法以及高温环境脱水法(如蒸汽浴、桑拿浴、热水浴等)。减轻体重主要是减去组织中多余的脂肪和水分，一般不影响人体的正常机能的稳定，但超过一定的限量，没有合理的营养保证，就容易造成运动员精神不振、身体机能状况下降、运动能力减低、血液黏滞性增大，最后影响运动成绩。快速减轻体重会减去瘦体重，使机体失去肌肉组织，降低肌肉力量，因此合理减重尤为重要。合理减重的原则包括三点：减慢速度，以每周减重不大于 1 kg 为宜，保留肌肉，减少脂肪；减重期内应通过少许进食和使用营养补充剂进行蛋白质、维生素和矿物质的适量补充，减少蛋白质和脂肪的过度分解，维持正常代谢，保留体内水分，抵抗了生酮，提高运动员对减重的适应性；减体重期间，应当适当摄入碳水化合物，如果采用低碳水化合物饮食而过度限制碳水化合物，会使肌糖原和肝糖原耗损，并造成失水。

减重期间能量的摄入应保证最低的安全量(1 200～1 500 kcal/d)，食物摄入总量减少，但应提高营养密度，尤其是应摄入碳水化合物含量偏高的食物，以保持较好的水合状态；但应限制脂肪摄入量，用低脂肪食物代替高脂肪食品，逐步减少多余的脂肪。

② 增加体重

参加举重、柔道、摔跤等大体重级别的运动员在比赛中常需要增加体重。增加体重需要机体处于能量正平衡的状态。值得注意的是，增加的体重应当主要为瘦体重，如果增加的体重多为脂肪时，则会使运动能力降低。因此，在增加体重期间也要加强肌肉力量的训练，特别是大肌群(肩、臂、胸、髋、腿)的力量训练。增加体重与减轻体重的原则相似，体重需要逐渐增加，多年才能完全实现。如果短期内摄入高能量增体重食物，则增加的身体成分主要是脂肪。如果过量摄入高蛋白质饮食，过多的蛋白质也仅能作为能源物质进行能量代谢，同时过量的蛋白质代谢产物如尿素氮、氨和尿酸排出，反而会增加肝脏和肾脏的负担。

2. 游泳运动员

游泳运动有不同类型(如自由泳、仰泳、蛙泳和蝶泳)，包括不同的强度和不同年龄组的运动员。游泳运动员根据其专项特长，可参加不同类型的训练，如长距离耐力、间歇性、冲刺性和划水动作练习等；此外，运动员还可参加一些陆地上的训练，如力量或补充性的耐力训练。1 次游泳训练的时间可持续 3 h，游泳距离达万米或更多，因此能量消耗很大，营养需要有一定特殊性。

游泳的能量消耗与运动员的年龄、体质、饮食习惯，游泳时的姿势、速度、时间、熟练程度，以及水的温度、阻力状况等有关系。运动员的能量消耗因运动强度和持续时间、体重及运动的力学效率不同可能存在很大的差别。游泳时水温一般为 24～28℃，低于体温，所处水温越低，人体散热越多，则能量消耗越多，远远大于同等强度、同等时间的陆上项目。我国推荐的短距离游泳运动员适宜的能量摄入平均为 4 200 kcal/d，长距离游泳运动员则为 4 700 kcal/d。既往我国对集训队游泳运动员的膳食调查显示：由于运动量的不同，能量摄入水平差异较大，例如，北京集训队男、女青少年运动员在大运动量集训期的能量摄入分别达到 6 839±1 137 kcal/d 和 4 080±722 kcal/d，而上海集训队男、女运动员在夏、冬两季的能量摄入分别为 3 212±390 kcal/d(男，夏季)、2 669±252 kcal/d(女，夏季)和 3 775±634 kcal/d(男，冬季)、2 860±397 kcal/d(女，冬季)。

如果游泳运动员长期能量不足，加上膳食摄入的碳水化合物比例低，则会引起慢性肌肉疲劳，应注意监测和预防。进行大运动量训练的游泳运动员，能量需要量高，碳水化合物供能比应为总能量的60%或60%以上。运动后补糖应在运动后 2 h 内，补糖时间越早，耗损的肌糖原恢复则越快。

蛋白质的分解可因慢性肌糖原耗损和膳食能量不足而加速，蛋白质丢失会使瘦体重减少。保持瘦体重和肌肉力量对游泳运动员的比赛能力来说极为重要。竞技游泳运动员经常进行大运动量的耐力和抗阻力训练，有研究表明，游泳运动员在训练期间，应适当增加蛋白质的摄入量至每千克体重 1.5～2.0 g，每日蛋白质的供给量应为 150 g 左右。游泳时机体散热增加，应当增加食物中脂肪的供能比，同时还应当相应进行维生素和矿物质的补充。

游泳对血液有较明显的影响，运动员的血红蛋白含量高低与训练状态好坏有密切联系。血液中碱储备的变化与游泳的强度和距离有关，中距离游泳强度大，血液中酸性产物多，碱储备下降 45%～50%；长距离游泳运动强度小，体内缺氧和血液中酸性物质相对较少，使游泳后血液中碱储备只下降 15%～20%。因此，游泳运动员赛前应多吃些碱性食物，如海带、豆腐、牛奶、卷心菜、黄瓜、茄子和胡萝卜等，可预防疲劳的过早出现。此外，游泳训练及比赛后的膳食补充很重要，训练结束后应喝一杯热糖水或姜糖水，夜间训练后易产生饥饿感，应增加一些易于消化的食品，但不能过饱。

三、灵敏、技巧项目运动员的营养需求

（一）基本代谢特征

灵敏、技巧项目种类较多，主要包括体操、击剑、乒乓球、跳水和跳高等。这类项目对机体的协调运动能力要求较高，同时也需要运动员具有良好的力量、爆发力、速度和耐力等方面的运动能力，但日能量消耗相对较少。

（二）灵敏、技巧项目运动员的营养需求特点

1. 科学控制体重

由于灵敏和技巧多与人的体重大小有关，体操、跳水和跳高等项目运动员为完成复杂的高难度动作，经常需要控制体重和体脂水平。因此，这一类型运动员常采取控制饮食的措施来控制体重，膳食能量摄入量较低，食物脂肪供应比例控制在30%以下，以免影响体重或体脂。同时，这类运动对身体的协调性要求较高，而且具有运动中神经系统高度紧张的特点，为保证紧张神经活动过程的需要，该类运动员的食物应提供充足的蛋白质、钙、铁和磷等营养。其中，蛋白质食物功能比应占总能量摄入量的12%～15%，在减体重训练期间蛋白质可适当增加到15%～20%。

2. 保证维生素及矿物质的摄入

为了保持神经系统高度紧张活动的需要，灵敏、技巧项目运动员的膳食中应含有丰富的维生素 B_1、维生素 C、钙和磷等营养素，维生素 B_1 的供给量应达到 4 mg/d，维生素 C 为 140 mg/d。此外，乒乓球、击剑等项目运动员训练过程中视力活动紧张，应保证充足的维生素 A 供应，日补充剂量应达到 1 800 μgRE(6 000 IU)以上，其中多数应来自动物性食物。对体操、艺术体操等项目运动员因控制体重而造成的营养缺乏问题，应特殊安排，保证必需营养素的供给。

（三）不同专项灵敏、技巧项目运动员的营养需求特点

1. 体操运动员

体操运动属于反复高强度、短时间内的无氧运动，主要以碳水化合物和磷酸肌酸为能量来源。体操运动员的特点是普遍年龄偏小，大部分是少年人群，优秀运动员多数在16～19岁，处于生长发育阶段。同时，体操训练年限长，训练负荷大，对体形要求高，训练时间长，一日训练可达到3～5 h，一周内可训练30 h。体操运动有控制体重、维持体形等需求。但如果采取限制饮食的措施控制体重，容易造成进食方式和饮食行为的紊乱以及其他影响生长发育的问题，摄入能量不足会使肌肉缺乏能源物质，从而降低训练效益。此外，总能量短缺且运动训练量大，也容易造成女性体操运动员月经不调和原发性闭经。

(1) 能量需求

根据体操运动的无氧性质，运动员应限制脂肪的摄入量，因为脂肪不仅代谢慢，而且增加摄入量会使体脂增加。合理的膳食方案以增加摄入复合碳水化合物为起点，减少脂

肪摄入，并保证充足能量的摄取。限制总的脂肪摄入，需要避免吃油炸食品、肉眼可见的脂肪（黄油、人造奶油、肉食脂肪等）以及油腻的乳制品。同时鼓励体操运动员重视碳水化合物的营养，过度低碳水化合物的饮食会影响运动员情绪。体操运动员摄入能量物质的分配比例如下：总能量的20%～25%来自脂肪，15%来自蛋白质，60%～65%来自碳水化合物。高碳水化合物、中等量蛋白质和低脂的膳食对有氧或无氧运动均是最好的能源。

（2）注重钙及铁的摄入

由于体操运动员年龄小，处于生长发育期，因而体重会相应地随生长而增加。为了控制体重，如果以低能量摄入为基础而限制摄食量则会造成低代谢率和低营养摄入。低代谢率使体操运动员更难以正常摄食，能量供应减少且伴随营养摄入不足，而恰恰在青春期人体对营养的要求非常高。许多国家的体操运动员的摄入能量均未能满足需要量和生长发育的要求。国内外体操运动员，尤其是女性运动员常常会存在钙营养不良的问题。因此，要注意增加体操运动员的钙摄入量至1 000～1 500 mg/d，保证骨骼发育，并减少骨外伤；当膳食钙不能满足时，可适当补充钙制剂。女性体操运动员由于控制体重易引起月经紊乱、低雌激素水平、低钙摄入和饮食紊乱等情况，导致骨量丢失，更应注意综合预防。同时，女性体操运动员如果能量的摄入较低，也会导致铁的摄入量不足。铁营养不良会引起免疫能力降低，对生长发育、肌肉力量和智力均有影响。铁营养不良还易引起缺铁性贫血，即使是轻度的贫血也会影响运动能力。我国推荐的女性体操运动员的铁摄入量为20 mg/d，但多数未能被满足。为了提高铁的吸收效果，食物中植物来源的铁（如全麦谷类、菠菜、豆类）和动物来源的铁（如肉酱）可以与维生素C（如早餐中加一杯橙汁）结合食用。必要时可以适当服用铁制剂，但是要注意选择吸收效率高、对胃肠道无刺激作用的铁制剂。

2. 击剑运动员

击剑属于技能类对抗性亚类项目，这一类项目本身具有运动强度大、运动时间长、对抗激烈的特点。击剑运动属于混合性练习运动，其动作结构既有周期性的，又有非周期性的，要求动作快速，在攻防中讲究运动速度和爆发力。其中，如上步、弓步刺、冲刺、防守反击等瞬间动作的完成是属于无氧供能中ATP-CP系统供能的。但一场比赛持续的时间较长，往往可能达20 min左右，如果没有强有力的有氧供能系统不断补充ATP，将难以保证运动员有充沛的体力来有效地完成技术动作。所以，在训练过程中既要注重运动员无氧供能能力的发展，也要重视有氧供能能力的提升。

（1）能量需求

根据陈吉棣等于2001年发表的《推荐的中国运动员膳食营养素和食物适宜摄入量》，一名击剑运动员每日所需能量摄入为11.4～17.64 MJ（2 700～4 200 kcal），平均为14.70 MJ（约3 500 kcal）。2009年美国运动医学会、美国饮食营养学会、加拿大营养师协会联合建议：运动员碳水化合物摄入量为每千克体重6～10 g，蛋白质为每千克体重1.2～1.7 g，脂肪占摄入总能量的20%～35%。由于击剑运动要求运动员有较好的爆发力，因此运动员体内ATP、CP的分解与再合成速度至关重要。碳水化合物在人体内主要以肝糖原和肌糖原的形式储备，是运动能量供应的主要物质，具有耗氧量小、供能效率高的特点。在补充碳水化合物的种类上应以低聚糖、果糖为主。

击剑运动员在比赛期间补糖对于提高运动能力有着重要的作用。赛前补糖可以有效地提高击剑运动员体内肌糖原和肝糖原的储备量，保证能量供给。有研究指出，赛前补糖的两个最佳时间是赛前 2 h 和赛前 15 min。赛前 2 h 补糖，能使糖被消化吸收，以储存在机体中，比赛时可为运动员提供充足的能量，且能减慢血糖下降的速度；赛前 15 min 补糖，可使其在比赛时刚好吸收进入机体血液，使血糖处在较高水平，有利于运动能力的提高。此外，赛后补糖也能够有效地消除疲劳，恢复体力。

(2) 及时补液和补充碱性物质

击剑运动会造成运动员大量排汗，除水分之外，还使得电解质及各种营养物质有不同程度的流失，破坏机体的内环境，影响机体内物质的运输与传导，降低运动员的反应性、敏捷性和爆发力，从而大大降低击剑运动员的运动状态。因此，一般选用含有糖、电解质及各种维生素、矿物质等营养素，且配比均衡、口感良好的运动饮料，进行少量多次的补充。

由于击剑运动以无氧供能及代谢方式为主，因而运动过后运动员体内会产生大量乳酸，导致体内血液 pH 下降，机体内环境呈酸性，影响能量供给，而造成运动能力下降、肌肉酸痛、疲劳等问题。及时、适量补充碱性物质有利于中和、缓冲体内的酸性物质，升高 pH 值，恢复机体内环境的平衡，以有效消除疲劳，恢复体能。

(3) 保证维生素和神经营养物质的摄入

击剑属于灵敏、技巧性运动项目，运动员应注意补充维生素 C、维生素 B_1，通常建议维生素 C 的摄入量为 140 mg/d、维生素 B_1 的摄入量为 4 mg/d。击剑运动员也要注意补充维生素 A，建议每日摄入 1 800 μgRE 以上。而且，应加强补充促进中枢神经细胞代谢、营养神经的营养物质，如卵磷脂、牛磺酸、L-门冬氨酸、谷氨酸、γ-氨基丁酸、泛酸、叶酸、烟酸、谷胱甘肽、DHA、EPA、蜂产品、葡萄籽提取物和银杏提取物等。

四、球类项目运动员的营养需求

(一) 基本代谢特征

球类项目包括篮球、足球、排球、羽毛球、网球、手球、棒垒球和冰球等，这些项目要求运动员的各种身体素质全面发展，对力量、速度、耐力、灵敏、爆发力和运动控制等素质要求较高，并具有运动形式复杂多变、运动强度变化大、能量消耗量较高的特点。

(二) 球类项目运动员的营养需求特点

1. 适宜的营养素供能比

球类运动项目一般属于集体性运动，个体差异也较大，应根据运动员个体的运动强度和持续时间的长短来确定能量的消耗。如足球运动员的总能量的平均摄入水平为 4 900 kcal，摄入范围是 2 500～6 400 kcal。我国对篮球、足球和排球运动员建议的适宜能量摄入水平为 4 200～4 700 kcal 或更高。

大部分球类运动员的主要能量来自体内碳水化合物和脂肪氧化。根据运动量的大小，能量的需求差异很大。一般碳水化合物提供的能量为 55%～65%，蛋白质为 12%～

15%，脂肪为25%～30%，故应保证以碳水化合物和脂肪供能为主，可在运动前3～4 h摄入高碳水化合物食品。高碳水化合物膳食能增加肌糖原储备、促进恢复，对离心运动或合理冲撞等造成的肌肉损伤后的糖原再合成也是有利的。食物上可以选择主食、淀粉量高的糕点、蔬菜、水果和饮料等。

2. 注重蛋白质的补充

球类运动员大多数是在神经高度紧张的情况下训练或比赛，因此应注意蛋白质的营养需要。有研究表明蛋白质不但有供能的作用，还可以调节人体生理功能，增强机体抵抗力，提高中枢神经系统的兴奋性，个别氨基酸如蛋氨酸及赖氨酸也有助于条件反射的建立。另外，足球、橄榄球等与运动员有身体接触的运动项目，往往易造成更多的肌肉损伤，运动后迅速补充蛋白质有助于修复受伤的肌肉和组织。球类运动员的蛋白质的供能比应占总能量的12%～15%，需要量为每千克体重1.2～2.0 g。需要注意的是，在补充蛋白质摄入量的同时，更应注意蛋白质的质，如选择含优质蛋白质的食物，并注意必需氨基酸所占的比例。

3. 及时补液，预防脱水，限制饮酒

一场球类比赛可使运动员失水2 L左右，环境温度是影响运动员补水的重要因素，运动员在寒冷环境下运动训练90 min的出汗量为1～2.5 L，而在炎热的夏季甚至可达4 L，但实际运动员补液的量远远低于汗液丢失量。脱水是间歇性运动引起疲劳和运动能力下降的主要原因，而补液对球类项目运动也有良好的作用，可减轻自觉的疲劳感，提高运动员的耐力。比赛前和比赛过程中的营养补充应根据比赛的持续时间、激烈程度以及比赛期间的气温等因素综合考虑。运动员应注意在运动前、运动中和运动后及时补液，补液宜选用低糖、等渗的运动饮料，不要选用含咖啡因和乙醇的饮料。同时，运动中不要使用含糖浓度高的饮料，以免引起胃不适和胃排空后延。

球类运动一般训练比赛较为密集，应当注意在运动前、运动中和运动后糖的补充。赛前一天和比赛当日应充分补液，补液量应大于仅仅满足口渴感觉的需要量；运动中补液应积极主动，少量多次；运动结束后应尽快补充50 g糖，之后每隔1～2 h重复补充，直至下一餐，在恢复期的24 h内，补糖的总量应达到每千克体重10 g，并摄入血糖生成指数高的食物，加快糖原储备的恢复，补充至运动员出现正常的尿液颜色和尿量为止。

球类等团体项目运动员有一种习惯，即为庆祝胜利往往在比赛后摄入酒精类饮料。喝酒会影响训练和比赛的恢复，酒精作为一种利尿剂会降低赛后身体水分的恢复进程。训练或比赛结束后，运动员首先应该把注意力放到身体水分和能量恢复的目标上，在饮用任何酒精类饮料之前，应摄取富含碳水化合物的食物和饮料。在有任何软组织损伤的运动后24 h内应禁酒，以免伤处肿胀或出血而延迟恢复。

(三) 不同专项球类运动员的营养需求特点

1. 篮球运动员

(1) 能量需求

篮球运动具有高空争夺的强对抗特征，运动强度大，比赛时间相对较长，运动员在运动中伴有爆发式的跳跃和投掷，以及间歇的冲刺式的无氧运动，使机体无氧代谢水平高。大强度运动后，磷酸肌酸的恢复和乳酸消除的快慢取决于肌肉的有氧代谢水平。因此，篮球运动既包括无氧氧化供能，又包括有氧氧化供能，且以磷酸肌酸和糖酵解的无氧代谢供能为主。在能量分配上，对于篮球运动员的训练和比赛而言，碳水化合物是最理想的能源，其供能比应占总能量的 55%～65%。在篮球运动员摄入的膳食中应适当提高蛋白质的供能比，可达 12%～15%，每日每千克体重最高可达 2.3～2.4 g。由于篮球运动是长时间的剧烈运动，会动员脂肪参加大量供能，大量脂肪酸进入肝脏容易发生肝脏脂肪浸润，故脂肪的供能比应占 20%～30%，但不宜超过 30%，且要尽可能选择来源于植物性油脂的食品，饱和脂肪酸应少于 10%。

在篮球运动期间的补糖方面，比赛前应提高最大肌糖原的储备，可在赛前训练期，采用改良的糖原负荷法，即在赛前 1 周内逐渐减少运动量，直至赛前 1 天休息；同时逐渐增加膳食中碳水化合物含糖量至总能量的 60%～70%或每千克体重 8～10 g，这样可以使肌糖原储备量增加 20%～40%。在篮球比赛中，补糖对于提高运动能力、延缓疲劳非常重要，由于比赛中运动员的体液处于相对高渗状态，因此此时补糖应选择糖浓度小于 5%和低渗透压的糖，以电解质饮料为宜。比赛后补糖可帮助运动员尽快缓解疲劳和促进体力恢复，应采用少量多次的补给方法，比赛后每隔 1～2 h 补糖一次，效果最佳，机体补糖量为每千克体重 0.75～1.0 g，24 h 内补糖量可达每千克体重 9～16 g，这对运动后恢复血糖水平和减少血乳酸含量均有良好作用。

(2) 及时补充水及电解质

篮球训练或比赛中，运动员大量出汗后如果不及时补液会造成脱水、电解质紊乱。在篮球运动前 2 h 或 15～20 min 可以饮用 400～600 mL 的含糖和电解质的运动饮料，每次 100～200 mL，分多次喝完。运动中的补液量根据出汗量而定，宜少量多次补充，但补液的总量不超过 800 mL/h，可以每隔 15～20 min 补液 150～300 mL，或者每跑 2～3 km 补液 100～200 mL，如果运动时间不超过 60 min，补充白开水即可，超过 60 min 则应补充含电解质和糖的运动饮料。运动后的补液量应大于出汗量，要少量多次给予补充，最好使用含电解质和糖的运动饮料，有利于运动员的体力恢复。

(3) 注重补充维生素和矿物质

篮球运动属于技能类同场竞技对抗项目，运动员应注重补充维生素，维生素 B_1 能促进能量代谢，维护神经系统的机能；维生素 C 能提高运动员的竞技能力及 ATP 酶的活性；维生素 E 则可以提高运动员的运动能力，促进蛋白质合成，改善肌肉营养和血液供应，提高肌肉质量等作用。同时，矿物质的补充也不可缺少，其中，铁在机体内参与氧气的转运、交换和组织呼吸过程，使氧气更有效地运输到肌肉中，与细胞内生物氧化有着密切关系；钙在肌肉收缩和神经兴奋等方面也有重要作用。中国篮球运动员在普通训练期一日的所需能量和各种营养素摄入量的推荐建议如下：钙为 1 000～1 500 mg/d，铁为 20 mg/d(大运动量训练为 25 mg/d)，维生素 B_1 为 3～5 mg，维生素 C 为 140 mg(比赛期增加至 200 mg)，维生素 E 为 30 mg(高原训练增加至 30～50 mg)。

2. 足球运动员

足球是一项有氧无氧混合功能的项目。运动员在进行短距离冲刺、做力量爆发性动作时进行的是无氧代谢，使用的是磷酸肌酸供能。运动员在反复快速奔跑、防守、补位及配合时，进行的是无氧代谢，使用的是糖酵解供能。运动员用以维持整场比赛进行的是有氧代谢，使用的糖和脂肪供能。

(1) 能量需求

足球训练和比赛中，运动员的能量消耗极大，经过一场完整的足球比赛之后，每个运动员的平均跑动距离为 9 km 左右。对于不同年龄段和不同运动强度的运动员来说，能量需求也不尽相同。足球运动员的食物在数量上应满足运动训练和比赛的消耗，使运动员能保持适宜的体重，在质量上应保证全面的营养需要和适宜的配比。足球比赛和训练越剧烈，运动员需要的能量也就越多。研究表明，最好增加足球运动员对碳水化合物的摄入量，补充增加的能量需求，而不要增加脂肪或蛋白质的摄入量。国外研究建议，在训练期间运动员每日摄入的能量应为 3 000～4 700 kcal。为了满足训练中需要的能量，运动员在保证一日三餐的正常饮食之外，还应该有 2～3 次加餐，才能保持能量摄入充足。足球运动员能源物质的补充应以碳水化合物占总能量的 60%～70%、蛋白质占 15%～20%、脂类占 15%～25%为宜。同时，在运动前、运动中和运动后摄入含糖饮料，是除了膳食摄入以外最有效的碳水化合物补充方法，对提高运动员的运动能力和促进运动能力的恢复有着重要的作用。此外，运动员的食物要求浓缩，体积重量小，一日食物总重量不超过 2.5 kg。运动员的进食时间应考虑消化机能和运动员的习惯，大运动量训练和比赛前的一餐应至少在 2.5 h 前完成，目的在于使运动时消化道的食物基本排空，剧烈运动前不宜吃得过饱。运动后的进食应安排在运动结束 30 min 后，剧烈运动后切忌暴饮暴食。

(2) 及时补充液体及电解质

同篮球运动一样，由于训练和比赛中大负荷运动，足球运动员会大量排汗，容易出现脱水、体内电解质丢失的情况。补液方法与篮球运动员相同，液体补充的总原则为少量多次。具体方法如下：可于运动前 2 h 内饮用含糖和电解质的饮料 400～500 mL(每次 100～200 mL)；中场休息时需及时补充运动饮料 150～300 mL；在运动后，也要少量多次进行补液。由于在运动中补充纯水会导致血浆渗透压降低、尿量增加，所以应该确保运动饮料配方的合理性。

(3) 适当补充肌酸

肌酸对于人体磷酸肌酸的储存有重要作用。人体肌酸大部分在骨骼肌中，能够增强运动员的肌肉爆发力和运动耐久力，提高运动员在短时间内的冲刺能力，提高无氧耐力，减少运动时酸性物质的产生，促使肌纤维合成蛋白质。已有研究发现，运动员在口服肌酸后，体内的磷酸肌酸储存量可直接提高 20%。肌酸的补充方法为冲击期 20 g/d，服用 5～7 d；维持期为 2～5 g/d。如果肌酸与葡萄糖和牛磺酸联合使用，效果会更加明显。

第三节　健身爱好者的营养需求

健身运动中身体的能耗需要通过补充相应的营养物质来加以恢复和平衡。科学、合理的营养除了保证人体正常的生长发育和身体健康之外，更重要的是可以良好地维持人的脑力和体力活动，特别是人体在参加健身锻炼活动时，营养的科学摄入和利用显得尤为重要。只有将健身运动与营养补充有机结合起来，才能最大限度地提高健身运动对身体的锻炼效果。

一、健身运动中容易出现的营养问题

在科学的健身过程中，健身者应保持平衡膳食，过度或过少地摄入营养物质，都不利于健身与健美。在健身过程中容易出现以下两种情况。① 健美增肌健身人群时常过多地摄入蛋白质食物，过度限制脂肪摄入。蛋白质对于肌肉的修复生长非常关键，适宜的蛋白质摄入，有增肌健美的作用，但过量摄入蛋白质，会使血液中蛋白质代谢产物和尿素氮水平升高。过多的蛋白质也会加重肝、肾的负担，且易造成钙丢失和脱水。蛋白质的代谢产物为酸性，可使血液酸化，酸性代谢物堆积使体液 pH 下降，并使肌质网结合更多的钙离子，影响肌力，从而导致过早产生疲劳现象。② 健身人群中有一部分是减肥人群，为了拥有更好的身体曲线，减掉多余的脂肪，常常通过少吃主食的方式来健身。主食中含有丰富的碳水化合物、膳食纤维、维生素和矿物质，且碳水化合物是大脑所能利用的唯一能量来源。如果长期通过节制主食来减肥，容易导致疲劳和腹泻，还可能诱发神经性厌食症和贪食症。因此，只有科学进食，合理搭配营养，有计划地调节营养中的能量，确保身体的需求得到满足，才是真正的科学健身。

二、运动健身期间的合理营养和膳食安排

（一）不同类型健身的能量需求

关于健身者如何进行合理的营养补充，根据中国营养学会的推荐可知，健身人群首先应根据肥胖标准度计算体型；计算体型之后再根据体力活动强度确定每日合适的能量摄入，每日所需总能量(kcal)＝标准体重(kg)×每千克标准体重所需能量(kcal/kg)。对于有特殊健身目的的人群，有资料建议，增肌人群的能量需求为每天每千克体重 44～52 kcal，减肥人群可以控制在每天每千克标准体重 30 kcal 左右。关于能量摄入比例的建议，《中国居民膳食指南(2016)》推荐：碳水化合物供能比为 55%～65%，蛋白质为 10%～15%，脂肪为 20%～30%。健身运动者要根据不同的消耗特点，合理配备各种营养素的比例。我国居民的膳食能量以碳水化合物为主，脂肪的摄入量最少。健身锻炼者的饮食总原则是高碳水化合物、低脂肪。在多数情况下，健身锻炼者的营养素摄入的重量比是蛋白质∶脂肪∶碳水化合物为 1∶(0.7～0.84)∶4，经常从事耐力项目的锻炼者，碳

水化合物的比例应更高,即蛋白质∶脂肪∶碳水化合物为1∶1∶7。而对于某些健美增肌人群,蛋白质、脂肪与碳水化合物的比例有时可能达到1∶1∶3。

补充能量时,还应根据运动项目的运动负荷的不同来考虑不同量的能量。由于不同运动方式所动用的供能系统不同,因此营养物质的补充也不同。力量训练和健美运动需要增肌,对蛋白质的需求较多;短时间、大强度的运动主要由糖酵解系统供能,运动后体内会有乳酸堆积,所以需要补充碱性食物;长时间、较低强度的运动消耗大量的肌糖原,对碳水化合物的需求量较大。一般来说,能量消耗的越多,健身运动后补充的也越多,并且要有一定的能量储备。但能量的补充不宜过多,过多的能量将引起体脂增多、身体发胖。

(二) 碳水化合物的补充

补充碳水化合物在健身运动中是非常重要的,无论是长时间、耐力性的运动,还是短时间、高强度的间歇性运动,体内糖的有氧氧化是运动中能量供给的最主要、最直接的来源。运动健身者的日常膳食中含有充足的碳水化合物,对维持运动中的血糖水平,保证有充足的糖氧化供能,并使健身后糖原水平迅速恢复均有良好的作用。对于普通健身者来说,补糖只需在日常膳食中确保充足碳水化合物的供给,无须在运动前进行刻意补糖。健身狂热者、健美增肌人群和大强度训练者则可以在运动前、运动中和运动后三个阶段适量补糖。运动前补糖能够增加体内糖原储备和血糖来源,运动员可在运动前2 h补充200~300 g的碳水化合物,如面包、水果等;运动前30 min,可补充一些含糖10%的运动饮料,每次250 mL左右。运动中补糖可以提高血糖水平,节约储备糖原的消耗,延长运动时间,运动中补糖量一般为20~40 g;补糖的方式是每运动20 min补充含糖饮料或者易于吸收的含糖食物,可以选择葡萄糖、低聚糖以及果糖等。运动后补糖可以加速糖原储备的恢复,运动后补糖在时间上要求越早越好,最理想的是在运动后即刻补糖以及每隔1~2 h补糖一次,每小时补糖25 g,少量多次,一般运动后补糖总量为50 g左右。

(三) 适宜的蛋白质摄入

在正常的饮食条件下,健康状况正常的人并不会出现蛋白质缺乏的情况。而长时间的有氧运动或力量训练健身项目会使蛋白质代谢加强,从而增加人体对蛋白质的需要量。

长时间耐力项目是大众喜爱且经常进行的一项有氧健身项目,包括步行、慢跑、打球、游泳、爬山、骑自行车、健身操和太极拳等。该类运动项目主要由有氧代谢供能系统提供运动时所需的能量,对健身者要求有良好的耐力素质,同时长期的耐力运动也有助于提高健身者的有氧耐力能力。耐力运动训练可以提高健身者血红蛋白的储量和有氧代谢酶的活性,同时在长时间运动训练时,肌糖原被大量消耗,脂肪动用和利用加速,同时也有部分蛋白质和氨基酸分解参与能量代谢。因此,健身者的膳食蛋白质的供给量应充足,使其占总能量的12%~14%。为促进肝内脂肪代谢,还应提供富含蛋氨酸的食物,如牛奶、奶酪及牛羊肉,但不宜大量补充蛋白质,否则会增加肝、肾的负担,影响健康。高强度、长时间耐力运动项目,如长跑、长距离自行车、马拉松、长距离游泳和滑雪等,能够增加体内蛋白质的转换及更新,增强蛋白质分解代谢。由于耐力运动需要消耗巨大的能量,因而一部分蛋白质也会参与机体能量的供应,导致人体对蛋白质的需求增加,这时每千克体重需要

1.2～1.5 g 蛋白质，但一般不宜超过 2.0 g。

对于短时间、高强度运动项目，如力量训练的健身或健美增肌者，肌肉质量较大，运动训练期含氮物质流失多，因此蛋白质的需求量较大，而充足的蛋白质营养可以促进肌肉、血液等蛋白质的合成和组织的修复，增加肌肉爆发力。因此，应当增加蛋白质的供应量，并选择补充高质量的完全蛋白质，其中以完全蛋白质占总蛋白质的一半为宜；在量方面，我国建议人体蛋白质摄入量为 2.0 g/kg 标准体重，或占总能量的 12%～15%。但也要注意不宜超过 3.0 g/kg 标准体重，蛋白质摄入过多，会引起体液酸碱平衡紊乱，使钙丢失增加，造成肝、肾负担加重，并增加水分丢失，对运动不利。

（四）适当补充维生素

维生素参与能量代谢调节，在维持和提高运动能力、消除运动性疲劳、提高免疫及预防运动损伤等方面均起着重要作用。维生素缺乏可导致身体功能下降、运动能力降低。不同的健身项目对维生素的需求也不同，健身运动者应根据活动的类型，适当补充相应的维生素。例如，运动者在进行对视觉要求高的运动（如射击、击剑、乒乓球、羽毛球、排球和拳击等）时，应补充维生素 A；运动者在长期高强度、大运动量健身时，能量消耗较大，也容易造成免疫功能低下，应适当增加与能量代谢密切相关以及提高机体免疫力的维生素 B_6、维生素 B_{12} 和叶酸的补充；对于耐力型运动，适当补充抗氧化性较强的维生素 A、维生素 C 和维生素 E，可延缓运动性疲劳的产生，并促进运动性疲劳的消除。补充维生素要根据运动类型及健身爱好者自身的营养状况、运动实际及膳食特点进行，如果过多补充某一种维生素，也容易造成维生素之间的不平衡，甚至引起中毒。

（五）注意补充足够的水和电解质

健身过程中的补水问题存在以下三个误区。① 不渴不补。研究表明，当人体感到口渴的时候，失水就已达到体重的 3%，机体已处于轻度脱水的状态，因此运动前预防性补水非常重要，尤其是健身运动量大的活动。② 一次性补充水的量过大。有研究显示，短时间内大量补水，容易造成恶心不适和排尿增加，从而影响到机体的运动能力。健身运动期间的补水应该遵循少量多次的原则。③ 在健身运动过程中只补充纯水。健身运动中因为出汗会造成机体大量体液及电解质的丢失，如果单纯补水，则容易造成电解质紊乱。一般选用含有糖和电解质及各种维生素、矿物质等营养物质，且配比均衡、口感良好的运动饮料，进行少量多次的补充。具体方法如下：运动前 2 h 饮用 400～600 mL，少量多次，每次 100～300 mL；运动中每 15～20 min 补液 150～300 mL，一次运动中补液总量以不超过 800 mL 为宜；运动后适当补液，具体补液量可根据体重丢失情况而定。

（六）建立合理的膳食制度

健身运动期间应建立良好的膳食制度，控制饮食时间，进食的时间与健身运动的时间相适应，一般运动前 1～2 h 和运动后 30 min 内应避免进食。因为运动时，大量血液分布在运动系统，消化系统的血液减少，功能下降。短时间内进食后运动，或运动后立即进食，都容易影响食物的消化吸收，对身体不利，久而久之容易引起消化不良、慢性胃炎等肠胃疾病。此外，运动后避免饮用含有咖啡因的饮料，如咖啡、汽水和茶。这是由于咖啡因有利尿的作用，容易引起体内水分的不足。

（七）注意食物的合理选用与烹调

在食物的合理选用与烹调方面，健身锻炼者要尽量选择容易消化吸收、营养丰富的食物，避免进食过凉、过硬或者过于油腻的食品。同时，要考虑酸碱性食物的搭配，烹调时要尽量保存食物的营养成分。另外，还要注意食物的色、香、味，这样有利于增进健身锻炼者的食欲。

（八）注意钙、铁的补充

铁是血红蛋白、肌红蛋白的重要组成物质，铁对进行耐力运动项目的运动员来说非常重要。长时间、大强度的训练易造成红细胞破坏增多，铁丢失增加。另外，铁也会随着汗液流失。这些因素会使耐力运动员普遍缺铁，因此他们需要在饮食方面注意摄取含铁丰富的食物，如瘦肉、猪肝和菠菜等。另外，钙对耐力运动员来说也至关重要。钙是构成骨骼的主要成分，兴奋的传导、神经递质的释放需要钙的参与，肌肉的收缩也与钙密切相关。健身人群只需在日常饮食中注意摄取含钙丰富的食物即可。可选择牛奶、乳制品、虾皮、干海带、豆类和绿色蔬菜等含钙高的食物。但也要注意，钙的补充满足身体的需要量即可，应避免长期过量补钙，长期过量补钙会增加患肾结石的风险，并影响铁、锌、镁、磷等元素的正常吸收。

（九）合理使用抗氧化剂

有研究表明，补充抗氧化维生素可以提高人的运动能力，这可能是因为抗氧化维生素能清除自由基，延缓疲劳；也可能是降低了氧化应激，从而减轻了骨骼肌损伤。关于健身期间是否需要额外服用抗氧化剂这一问题一直存在着争议。目前倾向性认为，绝大多数健身人群通过日常饮食所获取的抗氧化剂和其他营养素已经足够帮助其肌肉恢复，并不需要额外补充。机体的抗氧化物质有自身合成的，也有由食物供给的。众多的抗氧化酶和抗氧化剂构成了身体中的抗氧化系统。膳食中主要的抗氧化剂包括番茄红素、维生素E、维生素C、β-胡萝卜素、硒和牛磺酸等。

思考题

1. 基本概念：有氧氧化、无氧酵解、ATP－CP系统。
2. 问答题：

(1) 运动训练期间机体代谢会发生哪些变化？

(2) 请简述耐力性(长跑、马拉松、长距离自行车)运动员的营养需求特点是什么？

(3) 请简述力量性(举重、短距离游泳)运动员的营养需求特点是什么？

(4) 请简述灵敏、技巧性(体操、击剑)运动员的营养需求特点是什么？

(5) 请简述球类(篮球、足球)运动员的营养代谢特点和营养需求是什么？

(6) 如何计算健身爱好者的每日能量需要量？

(7) 请简述健身爱好者补充水和电解质的具体措施是什么？

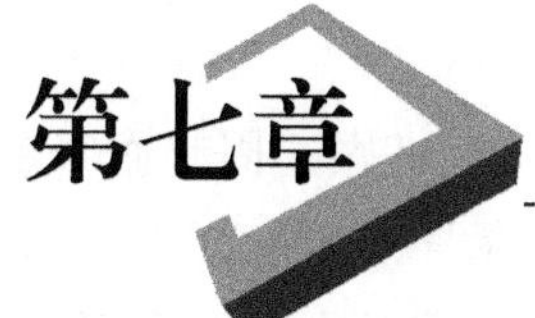

第七章 不同人群的营养需求

［内容提要］

1. 孕妇和乳母的代谢变化和营养需求特点
2. 学龄儿童和青少年的代谢变化和营养需求特点
3. 老年人的代谢变化和营养需求特点

人的一生按照年龄阶段可以分为婴幼儿期、学龄前期、学龄期、少年期、成年期、老年期等不同时期，而女性进入成年期后又有怀孕和哺乳期等特殊阶段，对于每一个年龄阶段和特殊的生理状况，其代谢特点和营养需求各不相同，饮食指导原则也不尽相同，需要区别对待。

第一节 孕妇的营养需求

孕期（妊娠期）是指女性从怀孕到胎儿出生的这一特殊生理阶段。与成年女性相比，孕期特别是孕中期和孕晚期女性的生理状况和新陈代谢会发生明显改变，其对能量和营养素的需求也有明显的变化。孕期的营养状况，不但关系到母体的健康，而且关系到胎儿的正常生长发育。我国实行的多年独生子女政策以及近年来开放的二胎政策，使人们对孕期饮食的认知态度发生了很大改变，导致孕期肥胖现象增多，高血压和糖尿病的发病率明显上升，巨大儿的出生率也不断上升，这些都会直接影响到孕妇和胎儿的健康，因此应当加强对孕妇饮食和运动的管理。

一、妊娠期的生理变化

妊娠期由于胎儿生长发育的需要，在胎盘产生激素的参与下，母体各系统会发生一系列适应性的生理变化。而随着胎儿的分娩和胎盘的排出，母体各系统于产后 6 周后会逐渐恢复至未孕状态。

（一）代谢改变

在雌激素等多种激素的综合影响下，孕妇在妊娠期代谢活动增强，基础代谢率增加，至孕晚期可比孕前增高 15%～20%。另外，孕期由于胰岛功能旺盛，合成和分泌胰岛素增多，血中胰岛素浓度增高，糖耐量试验血糖增高幅度大，因而母体各系统恢复较慢；肠道吸收脂肪的能力会增强，血脂水平增高，脂肪积存增多；蛋白质的需要量也会增加，合成旺盛，以满足胎儿生长发育及子宫、乳房增长的需要。

（二）血液成分的变化

孕妇在孕期会引起血容量增加，血红蛋白浓度相对下降。妊娠 6 周起血容量开始增加，至 32～34 周时达高峰，约比未孕时增加 35%。其中，血浆增加幅度高于红细胞，会致使血液稀释，血中血红蛋白浓度下降，可出现生理性贫血。如果孕期营养素摄入不足，蛋白质尤其是优质蛋白质和铁元素摄入不足，容易造成缺铁性贫血。另外，血浆中葡萄糖、氨基酸、铁、维生素 C、维生素 B_6、叶酸及生物素等在孕期均会降低。由于叶酸的缺乏，因而孕妇有时也会出现巨幼红细胞贫血。如果铁和 B 族维生素同时缺乏，则会引起更复杂的混合型贫血。与此同时，由于孕妇在孕期血容量会增加，血浆蛋白也从孕早期即开始下降，至孕中期降为 60～65 g/L，以白蛋白减少为主。但在妊娠期血浆甘油三酯、极低密度脂蛋白、低密度脂蛋白和高密度脂蛋白均有所上升。

虽然在妊娠期，母体各种营养素含量都有所降低，但在胎儿血浆中水平却较高，尤其在胎盘组织中更高，说明胎盘具有从母体血液循环吸取并贮存大量营养素以供胎儿需要的能力。

（三）消化系统的变化

孕早期的孕妇常有恶心、呕吐等妊娠反应。孕妇由于贲门括约肌松弛，胃内容物可逆流到食道下部而产生“烧心感”。胎盘所产生的孕激素使胃肠道平滑肌张力减低，胃酸分泌减少，肠蠕动减弱，常出现胃肠胀气及便秘；由于胃酸分泌减少后，胃液的酸度随之降低，故在孕早期钙、铁的吸收也会下降。但是，随着妊娠的进展，胃肠道对钙、铁、维生素 B_{12} 及叶酸等营养素的吸收能力逐渐增强。

（四）肾功能的改变

在孕期，孕妇及胎儿代谢产物增多，肾小球滤过率比非孕时增加 50%，肾血浆流量增加 35%，会造成肾脏负担增加。由于肾小管对葡萄糖再吸收的能力不能随着肾小球滤过率的增加而增加，故孕妇餐后会出现糖尿，同时尿中水溶性维生素排泄量也会增加。但是，由于代谢产物中的尿素、肌酐等排泄增多，从而导致孕妇的代谢产物在血中的浓度低于非孕妇女性。

（五）内分泌系统的变化

妊娠期脑垂体前叶会增大 1～2 倍，性腺激素分泌减少，垂体生乳素增多，乳腺再次发育，为产后泌乳做准备。同时，甲状腺功能旺盛，有些孕妇可出现轻度甲状腺肿大，碘的需要量增加。妊娠期血钙水平往往易降低，可刺激甲状旁腺的分泌增多，以调节血钙使其维持正常水平。

（六）孕期体重的变化

不限制进食的体重正常的健康初孕妇女，孕期体重增长的平均值为 12.5 kg，经产妇可能比该平均值低 0.9 kg。

二、孕期的营养需要

(一) 能量

孕期由于胎儿、胎盘和母亲体重增加以及基础代谢率增高等因素的影响,孕妇在整个孕期需要额外增加 334.7 MJ(80 000 kcal)的能量,此值相当于每日在孕前能量需要的基础上增加 1.19 MJ(285 kcal),但实际上并不是在怀孕期间每个时期都平均增加,而是根据每个时期的需要按不同的数量增加。一般将妊娠分为三期,每期为三个月。孕早期(1～3 个月)为胎儿发育初期,母亲生理变化尚不明显,体重变化不大,此时孕妇对能量的需要基本与非孕期相近,可不增加能量;孕中期(4～6 个月)开始母体能量需求量增加,增加量为每日 0.84 MJ(200 kcal);孕晚期(7～9 个月)孕妇虽然体重增加较快,但由于此时孕妇活动量减少,能量消耗较低,亦不宜过分增加能量供应,仍以每日增加 0.84 MJ(200 kcal)为宜。

值得注意的是,孕期能量摄入不足会影响到胎儿的生长发育,造成低体重儿的出生。但是,如果能量摄入过多,易形成巨大儿,导致难产,并且这种巨大儿往往会出现食量增加而导致肥胖的情况,是高血压和糖尿病的重要诱发因素。

(二) 蛋白质

为了满足母体、胎盘和胎儿生长的需要,孕妇在孕期对蛋白质的需要量明显增加。孕妇在整个孕期内总共约储留蛋白质 1 kg,其中一半储留于胎儿,其余分布于胎盘、子宫、羊水、乳腺和母血中。我国建议孕妇在整个孕期的蛋白质的增加量如下:孕早期为 5 g/d,孕中期为 15 g/d,孕晚期为 20 g/d。由于孕妇和胎儿发育的需要,孕期应当提高优质蛋白质供给的比例,孕妇摄入的蛋白质中应至少 1/3 为完全蛋白质,最好能够达到 1/2。因此,孕妇特别是处于孕中晚期的孕妇应当增加富含肉、蛋、奶、豆等优质蛋白质类食物的摄入。

(三) 脂类

在妊娠过程中脂类的生理变化最为明显,从妊娠开始,母体需要储备大量的脂肪,妊娠全过程中体脂平均增加 2～4 kg。妊娠晚期,母体尚需为胎儿储备脂肪,胎儿储备的脂肪为其体重的 5%～15%。脂类是神经系统的重要组成成分,占胎儿脑固体物质的 35%～60%,胎儿脑脂肪酸约 1/3 为长链多不饱和脂肪酸,尤以 DHA 和 AA 含量丰富,对促进胎儿神经细胞的发育至关重要,并与今后儿童的智力发育有着密切的关系。因此,孕妇膳食中应含有足够的脂肪,适量增加磷脂和胆固醇的供给,以保证胎儿神经系统的发育和成熟,并促进脂溶性维生素的吸收。

在孕妇对不同类别脂肪酸的需求方面,应当控制饱和脂肪酸的摄取量,适当增加 n-6 和 n-3 系列多不饱和脂肪酸的摄取量,特别是 n-3 系列脂肪酸的摄取量。植物性油脂中的亚麻籽油富含 α-亚麻酸,在体内可转化为 DHA 和 EPA,鱼类尤其是深海鱼富含 DHA 和 EPA,孕妇可以经常摄入部分亚麻籽油,并多吃一些鱼、虾类食物,以增加 n-3 系列脂肪酸的摄取量,促进胎儿神经细胞的发育,并在一定程度上预防孕期易发高血压和糖尿病的风险。我国膳食营养素参考摄入量建议，孕妇每日脂肪摄入量以占总能量的20%～30%为宜，其中饱和脂肪酸、单不饱和脂肪酸和多不饱和脂肪酸占总能量的百分比均应小于10%；n－6系列脂肪酸与n－3系列脂肪酸之比为(4∶1)～(6∶1)，胆固醇的摄入量应少于300 mg。

(四) 碳水化合物

葡萄糖为胎儿代谢所必需，多用于胎儿呼吸；五碳糖可被用来合成核酸，为胎盘蛋白质合成所需。若孕妇摄入碳水化合物不足，机体将动员脂肪进行氧化来供给能量，易发生酮症酸中毒。故孕妇要避免饥饿，碳水化合物供能应占总能量的55%～65%，每日至少进食150～200 g，并摄入适量的膳食纤维，以防止便秘。

(五) 矿物质

孕期由于胎儿生长发育以及母体贮备的需要，孕妇对各种矿物质的需要量会增加。孕妇膳食中可能缺乏的矿物质主要是钙、铁和锌。居住在一些内陆山区的孕妇，食物和饮用水中碘含量很低，如果膳食中缺乏海产品，会造成碘的缺乏，轻者影响胎儿的正常发育，重者可引起流产和死产，对出生后胎儿的智商也有明显的影响。

钙是孕期营养中一个十分重要的物质，它是构成胎儿骨骼和牙齿的主要成分。若母体钙摄入不足，则会动用母体的钙贮备；若母体钙贮备耗尽，则动用母体骨钙，以满足胎儿的营养需要。因此，孕妇常发生缺钙的现象，表现为夜间或白天小腿腓肠肌痉挛或腰背酸痛。孕中期和孕后期每日钙的推荐摄入量均为1 000 mg。

孕期母体对铁的需要量也会增加，除胎儿本身造血和构建肌肉组织需要外，肝脏还要贮备一份，供出生后6个月内消耗。母乳中铁含量极少，而6个月以内的婴儿常无贫血现象发生，皆依赖于出生前体内的贮备。母体也要贮备一些铁以备分娩失血的消耗。孕妇及胎儿在妊娠期和分娩时总共需铁约1 000 mg，其中350 mg满足胎儿及胎盘的需要，450 mg为孕期红细胞增加的需要，其余部分用于补偿铁的丢失。由于我国膳食中铁的来源主要为非血红素铁的植物性食物，铁的吸收率低，因此孕妇膳食中铁的摄入量应适当增加，其每日膳食中铁的推荐摄入量在孕早期、孕中期和孕晚期应该分别为20 mg、24 mg和29 mg。

锌对胎儿器官的形成及生长发育十分重要，因此孕妇主要在孕中期和孕晚期对锌的需要量会增加。孕妇每日膳食中锌的推荐摄入量在孕中期和孕晚期均为9.5 mg。

碘是合成甲状腺激素所必需的营养素，而甲状腺激素可促进蛋白质的合成和胎儿的生长发育。孕中期开始，孕妇的基础代谢率增高，由此反映出甲状腺激素增加和碘的需要量增加。在饮水和食物中缺碘地区的孕妇最好多食海产品，同时食用碘盐，以防止克汀病的发生。孕妇在整个孕期每日膳食中碘的推荐摄入量为230 μg。

(六) 维生素

母体维生素可经胎盘进入胎儿体内，当母体食物中缺少脂溶性维生素时，可由肝脏释出供给胎儿。但母体摄入脂溶性维生素过多，可致胎儿中毒，因此孕妇尤其在怀孕前三个月不宜食用脂溶性维生素制剂，而提倡由食物补充脂溶性维生素。水溶性维生素在母体内无贮存,必须经常供给。孕期对各种维生素的需要量都会增加,因此必须保证充足的食物供给。孕妇在孕期需要特别考虑维生素A、维生素D、维生素C及B族维生素的补充。

1. 维生素A

摄入足够的维生素A可维持母体健康和胎儿的正常生长,并可保证肝脏中有一定的贮备量。尽管维生素A是胎儿所必需的,但孕妇不可通过过量服用鱼肝油制剂来补充维生素A,尤其在孕早期,这样不仅会引起孕妇自身中毒,而且可能会导致胎儿先天畸形。孕妇所需的维生素A最好来源于食物。怀孕早期每日膳食中维生素A的推荐摄入量为700 μgRE,孕中期和孕晚期每日膳食中维生素A的推荐摄入量均为770 μgRE。

2. 维生素D

孕期维生素D缺乏可影响胎儿的骨骼发育,也会导致新生儿低钙血症以及牙齿发育缺陷。但过量摄入维生素D可引起中毒,故孕妇不可盲目补充维生素D制剂。孕中期和孕晚期每日膳食中维生素D的推荐摄入量为10 μg。

3. 维生素B_1

由于维生素B_1的主要功能是参与碳水化合物的代谢,且不能在体内长期贮存,因此孕期保证充足的维生素B_1摄入十分重要。孕期膳食中每日维生素B_1推荐摄入量如下:孕早期为1.2 mg,孕中期为1.4 mg,孕晚期为1.5 mg。

4. 维生素B_2

孕期对维生素B_2的需要量会增加,若摄入不足,孕妇会发生维生素B_2缺乏。孕妇每日膳食中维生素B_2的推荐摄入量如下:孕早期为1.2 mg,孕中期为1.4 mg,孕晚期为1.5 mg。

5. 烟酸

烟酸是维持孕妇健康和保证胎儿生长发育必需的营养素之一。孕妇每日膳食中烟酸的推荐摄入量为12 mg。

6. 维生素B_6

维生素B_6对核酸及蛋白质的合成十分重要,因此孕妇对维生素B_6的需要量会增加。孕妇每日膳食中维生素B_6的适宜摄入量为2.2 mg。

7. 叶酸

为满足快速生长胎儿的DNA的合成、胎盘、母体组织和红细胞的增加等所需,孕妇对叶酸的需要量大大增加。孕早期缺乏叶酸可致胎儿神经管畸形。孕妇每日膳食中叶酸的推荐摄入量为600 μgDFE。

8. 维生素C

孕期对维生素C的需要量会增加,以满足胎儿和母体的需要。孕期摄入充足的维生素C还可使胎儿皮肤白嫩。处于孕中期和孕晚期的孕妇每日膳食中维生素C的推荐摄入量均为115 mg。

三、孕期膳食指导原则

孕妇的膳食应当建立在合理营养的基础上,以满足孕妇各期能量和营养素的需要,均衡地摄入粮谷、蔬菜、水果、动物性食物、大豆类、坚果类和乳类及乳制品，适当增加对鱼、肉、蛋、奶、海产品的摄入。在孕晚期要保持体重的正常增长，不可增长过度，以免增加难产的危险性。

一般人多为一日三餐，为了保证孕妇的营养，孕中期以后可在午餐和晚餐之间加一次点心。一日三餐中，早餐应占全天总能量的25%～30%，午餐为40%，晚餐为30%～35%，如果中间加一次点心，午餐可改为35%，晚餐改为30%，点心为5%～10%。晚餐不必吃得太丰盛，摄入过多蛋白质和脂肪易使大脑兴奋影响睡眠，且易肥胖。

孕妇在食物选择方面应当注意以下六点。① 作为主食的米、面不要过分精白，尽量采用中等加工程度的米、面。主食不要太单一，可将米、面、杂粮、干豆类掺杂食用，粗细搭配，这样有利于获得全面营养和提高食物蛋白质的营养价值。② 蔬菜应多选用绿叶蔬菜或其他有色蔬菜，其中2/3应为绿叶蔬菜。鲜豆类如豇豆、毛豆、四季豆等蛋白质含量丰富，并且其中所含的铁吸收率较好，也可选用。③ 水果中的柑橘、鲜枣、山楂含有丰富的维生素C，价格相对低廉，尤其在冬季蔬菜少时，可较多选用。动物性食品应尽量选择蛋白质含量高、脂肪含量低的品种。由于畜禽内脏，尤其是肝脏的维生素A和铁等微量元素含量丰富，孕妇在孕中期和孕晚期应多选用。④ 禽肉脂肪含量低，肌肉细腻，蛋白质含量丰富，孕妇宜选用；鸡肉炖汤味鲜美，有刺激消化液分泌的作用，适合孕妇食用；鱼类肌肉纤维细嫩，含蛋白质丰富，脂肪以不饱和脂肪酸为主，维生素B_2、锌、硒含量较为丰富，尤其深海鱼类脂肪中有丰富的DHA，对胎儿的脑和神经发育有益，孕妇应多食用鱼类。⑤ 孕妇应注重摄入乳类及乳制品，乳类蛋白质的主要成分酪蛋白为含磷复合蛋白质，具有足够的必需氨基酸，也是一种完全蛋白质；乳类中脂肪熔点低，颗粒细小，易于消化吸收；尤其是乳类含钙丰富，易吸收，是膳食中钙的良好食物来源，为孕妇供钙更为适宜。⑥ 合理摄入大豆及坚果类食品，大豆是植物性食物中蛋白质含量最高、质量最佳的食物，大豆含有丰富的亚油酸、钙、铁、维生素B_1及维生素B_2，且价格低廉，每日最好能摄入50 g以上。坚果类(如核桃)含丰富的亚麻酸、维生素B_6、叶酸、维生素B_1、维生素E、铜、铁、镁、钾和膳食纤维等。

四、孕期不同阶段的膳食指导

(一) 孕早期膳食指导

孕早期的大部分孕妇会有不同程度的呕吐、食欲下降等妊娠反应，这些反应往往会改变孕妇的饮食习惯并因此影响营养素的摄入，严重的妊娠反应会导致母体营养缺乏并影响胎儿的发育。

在孕早期膳食上要注意以下几点。

(1) 营养全面合理。孕早期胚胎生长速度较缓慢，此时所需的营养与孕前没有太大的差别，中国营养学会推荐孕早期的孕妇每日营养素供给量，以轻度体力劳动强度为例：能量1 800 kcal，蛋白质55 g，钙800 mg，铁20 mg，锌9.5 mg，维生素B_1 1.2 mg，维生素B_2 1.2 mg，尼克酸12 mg，维生素C 100 mg，维生素A 700 μgRE，维生素E 14 mg α-TE，维生素 D 10 μg。

(2) 选择可增进食欲、容易消化的食物。多数孕早期的孕妇会出现食欲下降或口味改变等情况，无论是酸、辣、咸、淡，都要迎合孕妇的喜好，不要太多忌口，可选择粥、面包干、馒头、饼干、甘薯等易消化的食物，以减少呕吐。

(3) 补充叶酸。胎儿在母体子宫内着床，即怀孕第二周神经管就开始分化发育，为避免胎儿神经管畸形，在计划妊娠前，就应开始每天补充叶酸 400～600 μg，这一点对成功妊娠特别重要。

孕早期饮食选择应当丰富，尽量选择营养密度高、易于消化吸收的食物，注重选择富含优质蛋白质和富含矿物质、维生素的食物，同时要戒烟戒酒。孕早期一日食谱如表 7-1 所示。

表 7-1　孕早期一日食谱

单位：g

早餐	早间餐	午餐	午间餐	晚餐
馒头 2 个(馒头 175) 牛奶 1 杯(牛奶 250) 咸鸡蛋(鸡蛋 50) 蒜泥拌刀豆(刀豆 100)	芒果 150	大米饭(标一粳米 135) 芹菜炒牛肉(芹菜 150，瘦牛肉 65，菜籽油 5) 清蒸鲳鱼 50 炒西红柿(西红柿 150，菜籽油 3)	面包 50	大米饭(标一粳米 135) 小白菜炒肉(小白菜 200，瘦猪肉 50，菜籽油 4) 柿椒虾仁(灯笼椒 100，海虾 50，菜籽油 5)

(二) 孕中期膳食指导

妊娠第 13～27 周(孕妇怀孕的第 3～7 个月)为中期妊娠阶段，也称为孕中期。孕中期是胎儿迅速发育生长的时期，随着胎儿发育生长，母体子宫、胎盘、乳房等也渐渐增大，因此营养的补充日益重要。另外，孕妇一般到孕中期，妊娠反应渐渐减轻，食欲开始增加。所以，孕中期的膳食营养特点是增加能量及各营养素的摄入量，尽量满足胎儿迅速生长发育及母体营养贮存的需要，避免营养不良或营养素缺乏对胎儿生长发育和母体健康的影响。

孕中期能量的需要量每日比孕早期增加约 300 kcal；蛋白质的摄入应比孕早期增加 15～25 g，而且动物性蛋白质最好占全部蛋白质的一半以上；孕中期应摄取足量的矿物质，首先要重视铁的补充，富含铁且吸收率较高的食物包括动物性肝脏和血、肉类、鱼类；应增加钙的摄入，中国营养学会推荐孕中期孕妇每日钙的推荐摄入量为 1 000 mg；同时增加维生素的摄入量，中国营养学会推荐 4～6 个月的孕妇每日维生素 B_1、维生素 B_2、尼克酸供给量应分别增加至 1.4 mg、1.4 mg、12 mg。除此之外，孕中期合理搭配粮谷类、瘦肉类、动物肝脏、蛋类、豆类制品等食物即可满足需要。

维生素 B_{12} 的主要功能在于作为机体所需辅酶参与代谢，它在中枢神经系统与红细胞生成过程中作用显著。若妊娠期间维生素 B_{12} 供给不足，则会使孕妇常有巨幼红细胞性贫血，新生儿也容易出现贫血。世界卫生组织建议，孕中期和孕后期的维生素

B_{12} 每日供给量应均为 3 μg 左右。维生素 B_{12} 主要存在于动物肝脏、乳制品、肉、蛋、鱼中。

胎儿生长发育需要大量维生素 C,它对胎儿骨头和牙齿的正常发育、造血系统的健全以及增强机体抵抗力等均有促进作用。孕中期一日食谱如表 7-2 所示。

表 7-2 孕中期一日食谱

单位：g

早餐	早间餐	中餐	午间餐	晚餐	夜宵
馒头 2 个(标准面粉 150) 豆浆 1 杯(豆浆 225) 煮鸡蛋 1 个(鸡蛋 50) 萝卜咸菜(白萝卜少许)	苏打饼干 50	大米饭(粳米 135) 卷心菜炒虾仁(卷心菜 150,虾米 30,菜籽油 4) 红辣椒炒猪肝(红辣椒 100,猪肝 50,菜籽油 4)	苹果 1 个(红富士苹果 150)	大米饭(粳米 135) 木耳豆腐汤(干木耳 15,豆腐 125,虾皮 25,菜籽油 3) 菜花炒肉(菜花 150,猪大排 50,菜籽油 4)	牛奶 225 葵花子仁 25

(三) 孕晚期膳食指导

妊娠第 28 周至分娩前为妊娠晚期阶段,也称为孕晚期。孕晚期胎儿组织、器官迅速增长,脑细胞分裂增殖加快,骨骼开始钙化。与此同时,孕妇子宫增大,乳腺发育增快,能量、蛋白质、维生素及矿物质的需要量均明显增加。孕晚期孕妇的食欲会很好,以此来满足母子双方对营养的需要。

孕妇孕晚期营养素需要量推荐如下：能量 2 250 kcal,蛋白质 85 g,维生素 B_1 1.5 mg,维生素 B_2 1.5 mg,尼克酸 12 mg,维生素 C 115 mg,维生素 A 770 μgRE,维生素 E 14 mg α-TE,维生素 D 10 μg,钙 1 000 mg,铁 29 mg,锌 9.5 mg,硒 65 μg,碘 230 μg。孕晚期一日食谱如表 7-3 所示。

表 7-3 孕晚期一日食谱

单位：g

早餐	早间餐	午餐	午间餐	晚餐	夜宵
鸡蛋挂面(挂面 100,鸡蛋 50,虾皮 25,干木耳 10) 青菜炒肉(青菜 150,瘦肉 35,干香菇 10,菜籽油 3) 凉拌鹅肝(鹅肝 50)	酸奶 200	大米饭(标一粳米 150) 红烧排骨(猪大排 65,菜籽油 4) 胡萝卜炒虾仁(虾米 35,胡萝卜 75,蚕豆 35,菜籽油 4)	桑葚 50 葡萄 135	大米饭(标一粳米 150) 素炒西葫芦(西葫芦 200,菜籽油 3) 青椒炒肉(青椒 120,瘦猪肉 40,菜籽油 2) 豆腐烧泥鳅(泥鳅 50,豆腐 100,菜籽油 4)	牛奶 225 茯苓夹饼 50

五、孕期营养不良或营养过剩对胎儿与母体的影响

(一) 孕期营养不良对母体的影响

1. 孕期营养性贫血

孕期营养性贫血包括缺铁性贫血与叶酸、维生素 B_{12} 缺乏引起的巨幼红细胞性贫血。孕期缺铁性贫血十分普遍,是世界范围内广泛存在的营养问题,尤以发展中国家为多。由于我国膳食中铁的来源以植物性食物为主,吸收率低于 10%,孕妇缺铁性贫血的平均患病率为 22.5%左右,其中城市中孕妇患病率为 18.4%,农村中孕妇患病率为 24.5%,当孕妇重度贫血时可因心肌缺氧导致贫血性心脏病。贫血还会降低孕产妇的抵抗力,增加产褥感染风险,甚至危及生命。

2. 孕期营养与骨质软化症

膳食中缺乏维生素 D 或妊娠阶段日照时间不足可影响食物中钙的吸收,导致血钙水平下降。为满足胎儿生长发育所需要的钙,母体骨骼中已沉积的钙被动用,造成母体骨骼中的钙流失,引起脊柱、骨盆骨质软化、变形,严重时可造成难产。此外,由于育龄妇女所处的年龄段(25～32 岁)正是骨密度峰值期的形成阶段,若此时钙摄入不足或丢失过多,则会对母体骨密度造成不可逆的远期影响。

3. 孕期营养与流产

流产原因有多种,其中母体严重营养不良、贫血者多见。这常与孕妇维生素 E 的供给情况有关。孕妇的血清维生素 E 水平随孕期增加而增高,自然流产妇女的血清维生素 E 会下降,流产次数多者血清维生素 E 水平更低。

4. 孕期营养与妊娠并发症

孕期营养不良与妊娠并发症的发生有直接关系。孕期贫血、低蛋白血症、缺钙及身体质量指数(Body Mass Index, BMI)大于 24 均是妊娠期高血压综合征的危险因素。

(二) 孕期营养不良或营养过剩对胎儿与婴幼儿的影响

孕期营养好坏不仅关系着胎儿的生长发育,也关系着其成年后的生存质量。妊娠阶段孕妇营养素摄入不足或过剩的表现包括如下几个方面。

1. 孕期营养与胎儿生长发育迟缓

孕妇营养不良会造成血容量增加减缓,心搏量、胎盘血流量减少,胎盘 DNA 合成下降,从而导致胎儿生长发育迟缓,严重时出现低出生体重儿。低出生体重儿对传染病抵抗力差,肾脏发育不全,体温调节功能差,碳水化合物与蛋白质代谢功能不良,其围产期死亡率为正常儿的 4.6 倍。生长发育迟缓、低出生体重儿还与成年后的某些慢性病(如心血管疾病、糖尿病等)的发生率呈正相关。影响低出生体重儿的因素众多且复杂,有些尚不明确,常见的营养因素是妊娠期孕妇偏食、剧吐、贫血,能量、蛋白质及维生素摄入不足。早婚未成年女性所生婴儿低体重与死亡的危险系数更大,因其自身仍处于生长发育期也需要营养,更易造成胎儿营养供给不足。

2. 孕期营养与胎儿脑发育受损

胎儿脑细胞数量的快速增殖期是从妊娠第 30 周至出生后 1 年，随后脑细胞数量不再增加而体积增大。因此，妊娠期间的营养状况特别是孕晚期母体蛋白质与能量的摄入量是否充足，关系到胎儿脑细胞的增殖数量和大脑发育，并影响到其今后的智力发育。

3. 孕期营养与早产儿及小于胎龄儿

早产儿是指妊娠期小于 37 周即出生的婴儿，小于胎龄儿是指胎儿大小小于妊娠月份或新生儿体重低于平均体重的 2 个标准差的婴儿。早产是致低出生体重儿的原因之一，孕期体重增长小于 7 kg 或大于 13 kg 的孕妇容易发生此种情况。由于神经的发育、肾脏和肺脏的成熟均在孕末期完成，因此在此时期早产儿或小于胎龄儿发生组织缺陷的可能性增多。

4. 孕期营养与先天畸形

孕妇在不同的孕期阶段对导致畸形因素的反应不同，某些营养素缺乏或过多可能会干扰胚胎的合成代谢，出现代谢中某些前体或底物的缺乏而导致婴儿先天性畸形。营养因素对胚胎或胎儿的影响主要表现在脑、骨骼等器官。例如，孕早期缺乏锌或叶酸，胎儿可能发生神经管畸形，其中尤以无脑儿和脊柱裂最为常见；孕前期和孕早期适当补充叶酸与多种维生素，可以预防神经管畸形的初发与再发；孕期摄入过多的维生素 A 亦可导致婴儿先天性畸形，以脑膨出、脊柱裂多见。

5. 孕期营养与巨大儿

新生儿出生体重为 4 000 g 以上者称为巨大儿。孕妇过度进补或能量过剩易导致妊娠期体重增长过速，造成胎儿过度生长。巨大儿不仅在分娩中易引起产伤，成年后某些慢性病（如肥胖、高血压、糖尿病等）的发生率也较正常儿高。

第二节 乳母的营养需求

乳汁分泌是一个十分复杂的神经内分泌调节过程。乳母的饮食和营养状况不但关系到乳母本身的健康，更关系到分泌乳汁的数量和质量，进而影响婴幼儿的健康和成长发育，可以说乳母的营养直接关系两代人的健康。

一、乳母营养对乳汁成分的影响

乳母哺乳期的营养需要量大于妊娠期，在分娩后的前 4～6 个月内，婴儿的体重将是新生儿刚出生时体重的一倍，其所需营养全部由母乳供给。因此，乳母的营养需要满足母体本身和婴儿两人的需求。

乳母的营养状况对母乳成分的影响包括以下几点：① 膳食中宏量营养素稍低对乳汁的营养成分影响较小，甚至无影响，但乳汁中各种脂肪酸的比例则随母亲膳食摄入而有所改变；② 乳汁中的主要矿物质（钙、磷、镁、钠和钾）的浓度不受母亲膳食影响，但硒和碘的摄入量与乳汁中的含量呈正相关；③ 乳汁中维生素含量依赖于母亲当时的维生素摄入量及其在体内的储存量，但其相关性因维生素而异，如果母亲维生素摄入量长期不足，可能导致乳汁中维生素的含量下降；④ 乳汁中有些营养素如钙和叶酸的含量，在母亲摄入不足的情况下，会消耗母体的储存或破坏母体组织来达到应有的水平；⑤ 母亲营养素摄入水平高于推荐的膳食摄入量时，其乳汁中该营养素的水平通常不会异常升高，但维生素 B_6、碘和硒例外；⑥ 母亲营养不良可影响乳汁中一些抵抗疾病的活性物质的含量。

二、乳母的营养需要

乳母的营养需求包括：恢复或维持母体健康，为正常泌乳提供物质基础。

（一）能量

由于产后一个月内母体的乳汁分泌量每日约为 500 mL，三个月后乳汁分泌量可增加至 750～800 mL，因而母体必须以 0.38 MJ（90 kcal）的能量才能供 100 mL 乳汁所含的能量，按每天乳汁分泌量为 800 mL 计算，则每日需额外增加的能量为 3.04 MJ（720 kcal）。另外，哺乳期基础代谢率升高 10％～20％，相当于每日增加能量需求 0.84 MJ（200 kcal）左右。其中，孕期的脂肪储备可为乳汁的分泌提供 1/3 的能量，另外 2/3 需由膳食提供。

我国 DRIs 规定，乳母每日能量的摄入量应在孕前的基础上增加 2.09 MJ（500 kcal），如果原为轻体力劳动妇女，每日能量的摄入量为 7.53 MJ（1 800 kcal），此时则为 9.62 MJ（2 300 kcal）。衡量乳母摄入能量是否充足，可以通过乳汁分泌量和母亲体重来判断：一是乳汁分泌量能否满足婴儿需要；二是母亲体重较未孕前下降表示能量摄入不足，过重则表示能量摄入过多。

（二）宏量营养素

1. 蛋白质

蛋白质的质和量都会影响乳汁分泌量和蛋白质氨基酸的组成。乳汁中的蛋白质含量平均为 11 g/L，如每日乳汁分泌量为 800 mL，则需要蛋白质 8.8 g。由于膳食蛋白质转化为乳汁蛋白质的转换率为 70％，故分泌乳汁 800 mL 需消耗蛋白质 12.6 g。如果膳食供给的蛋白质生理价值低，则转变成乳汁蛋白质的效率会更低。因此，乳母每日蛋白质的摄入量应在原基础上增加 20 g，达到每日 80～85 g，其中优质蛋白质最好占 1/3～1/2。

2. 脂肪

脂肪是婴儿能量的重要来源，婴儿中枢神经系统的发育及脂溶性维生素的吸收也需要脂肪，故乳母膳食中应有适量的脂肪。乳母应多吃鱼类，尤其是深海鱼类，可以增加 DHA 的摄入量，有利于婴儿脑神经和视力的发育。乳母脂肪的摄入量以占总能量的 20％～30％为宜。

3. 碳水化合物

乳母膳食中的碳水化合物适宜摄入量与成年人相同，提供的能量占总能量的 50％～65％，为了防止碳水化合物对血糖造成冲击，应当适当摄入部分全谷食物和杂粮。

(三) 微量营养素

1. 矿物质

乳汁中钙含量较为稳定，不受乳母膳食中钙水平的影响，但当膳食中钙摄入量不足时，乳汁的分泌量虽然不会被影响，但机体仍可能会动用母体骨钙贮备，以保持乳汁中钙含量的稳定。乳母常因钙摄入不足而发生缺钙症状，表现为腰背酸痛、小腿肌肉痉挛等，严重的则出现骨质软化症。因此，为了保证乳汁中钙含量的稳定及母体的钙平衡，应增加乳母钙的摄入量。《中国居民膳食营养素参考摄入量(2013 版)》建议，乳母钙的推荐摄入量为 1 000 mg，可耐受最高摄入量为 2 000 mg，乳母应多食一些高钙食物(如乳类及乳制品、虾米皮、海带、豆制品等)以及富含维生素 D 的食物(如动物肝脏、鸡蛋等)，此外还要多晒太阳，以促进钙的吸收。

铁不能通过乳腺输送到乳汁，故乳汁中铁的含量极低(仅为 0.1 mg/100 mL)，不能满足婴幼儿的需要。6 个月内的婴儿体内有足够的铁贮备，因而较少发生缺铁性贫血。但是，6 个月以后，婴儿体内铁的贮备耗尽，应及时添加含铁丰富的辅食，如肝泥、蛋黄、肉末、鱼等。乳母本身为了防治贫血及促进产后身体恢复，也应多食含铁丰富且吸收率高的食物以及富含维生素 C 的食物。乳母每日膳食中铁的推荐摄入量为 24 mg。

2. 维生素

乳母膳食中各种维生素必须相应增加，以维持乳母健康，促进乳汁分泌，保证乳汁中营养成分的稳定，满足婴儿及乳母的营养需要。但是，食物中维生素 A 转化到乳汁中的数量有一定的限度，即使母体大量摄入，乳汁中维生素 A 的含量也并不会按比例增加；维生素 D 几乎不能通过乳汁传递给婴儿，婴儿应通过多晒太阳或补充鱼肝油及其他制剂获得维生素 D。水溶性维生素可大量自由地通过乳腺供给婴儿，但乳腺有调节作用，达到饱和后乳汁中的含量不会再继续增加。乳母每日膳食中的维生素推荐摄入量：维生素 A 1 300 μgRE，维生素 D 10 μg，维生素 B_1 1.5 mg，维生素 B_2 1.5 mg，烟酸 15 mg，维生素 B_6 1.7 mg，维生素 B_{12} 3.2 mg，维生素 C 150 mg。

(四) 水分

乳汁分泌量与摄入的水分密切相关，当摄入水分不足时，会直接影响乳汁分泌量。乳母除每天喝白开水外，还要多吃流质食物，多喝骨头汤、肉汤、鸡汤、蛋汤和鱼汤等。为了促进乳汁分泌，乳母可以多食用猪蹄炖花生仁、大豆或多喝鲫鱼汤等。

三、哺乳期的膳食指导

为了保证乳母及婴幼儿的健康，中国营养学会膳食指南修订专家委员会妇幼人群膳食指南修订专家工作组制定了《哺乳期妇女膳食指南》。该指南在一般人群膳食指南基础上增加了以下五项内容。

1. 增加富含蛋白质及维生素 A 的动物性食物和海产品，选用碘盐

增加动物性食物摄入是保证蛋白质特别是优质蛋白质摄入的关键。动物性食物如鸡蛋、禽肉类、鱼、奶等可提供优质蛋白质，乳母每天摄入的蛋白质应保证 1/3 以上来自动物

性食物。此外，大豆类食品也是优质蛋白质的重要来源，乳母可以多选用一些豆制品，如豆腐、豆腐干等，尤其是经济条件不太充裕者可多选用大豆类食品以补充优质蛋白质。乳母每天应比孕前多食用 80～100 g 的鱼、禽、蛋、瘦肉，并适当摄入海带、紫菜、鱼、贝类等富含碘或 DHA 的海产品，适量增加富含维生素 A 的动物性食物，如动物肝脏、蛋黄等的食用量。乳类是钙的最好食物来源，乳母每天应增饮 200 mL 的牛奶，使总奶量达到 400～500 mL，以满足其对钙的需要。同时，可经常食用一些含钙丰富的食物，如小鱼、小虾、虾皮、豆类和深绿色蔬菜等，烹调时可将小鱼用油炸酥连骨吃最好。必要时也可适当补充优质的钙制剂，但不需过分补充。

在重视食用动物性食物的同时，还应注重不同种类食物间的均衡搭配，丰富食物品种，做到食物多样化。例如，乳母膳食中的主食不能太单一，更不可只吃精白米、面，应做到粗细搭配，适当配备一些杂粮，如燕麦、荞麦、玉米、小米、赤豆和绿豆等。这样可以增加维生素 B_1 等 B 族维生素的供给，并可使谷类蛋白质起到互补作用，以提高蛋白质的生物价值。

同时，哺乳期要重视蔬菜和水果的摄入。新鲜蔬菜和水果含有多种维生素和矿物质，同时还含有纤维素、果胶和有机酸等成分，可增进食欲、防止便秘，促进乳汁分泌，是乳母不可缺少的食物。乳母每天要保证摄入蔬菜 500 g 以上，其中绿叶蔬菜和红、黄色等有色蔬菜应占 2/3 以上，水果应摄入 200～400 g。

2. 产褥期食物多样不过量，重视整个哺乳期营养

产褥期是产妇自胎儿及附属物分娩出到全身器官（乳房除外）恢复至妊娠前状态的一段时期，一般需 6～8 周时间。产褥期“坐月子”是中国的传统习俗，其间饮食常被过分地重视，往往过量摄入动物性食物，以致能量和宏量营养素摄入过剩；或习惯诸多的忌口，不吃或少吃蔬菜和水果，以致微量营养素摄入不足或缺乏。

为保证产褥期均衡的饮食摄入，产褥期膳食应是由多样化食物构成的平衡膳食，无特殊食物禁忌。产褥期每天应吃肉、禽、鱼、蛋、奶等动物性食品，但不宜过量，吃各种各样的蔬菜、水果，保证每天摄入蔬菜 500 g，由此保证整个哺乳期的营养充足和均衡以持续进行母乳喂养。我国关于产妇饮食也有一些好的饮食习惯，例如，产后多吃鸡蛋，喝鲫鱼汤、排骨汤、鸡汤、米酒煮蛋等，汤里加黄花、木耳、花生米，以及吃芝麻、红糖等，对补充蛋白质、钙、铁等微量元素和水分均有利，并可促进乳汁的分泌，应予以肯定。

3. 愉悦心情，充足睡眠，促进乳汁分泌

乳汁分泌包括泌乳和排乳这两个环节。乳母的情绪、心理及精神状态可直接兴奋或抑制大脑皮质来刺激或抑制催乳素及催产素的释放，从而影响乳汁分泌。因此，应关注产妇的心理变化，及时消除其不良情绪，帮助乳母树立信心，保持愉悦心情，以确保母乳喂养的成功。乳母的食物宜采用煮或煨的烹调方法，鼓励乳母多饮汤水，以增加乳汁分泌量。为此，家人应充分关心乳母，帮助其调整心态，舒缓压力，树立母乳喂养的自信心；乳母也应生活规律，每日保证 8 h 以上的睡眠时间，且乳母每日需水量应比一般人增加 500～1 000 mL，每餐应保证有带汤水的食物。

4. 坚持哺乳，适度运动，逐步恢复适宜体重

孕期体重过度增加及产后体重滞留，是女性肥胖发生的重要原因之一。因此，乳母除注意合理膳食之外，还应适当运动，做产后健身操，这样可以促使产妇机体复原，逐步恢复适宜体重，并有利于预防远期糖尿病、心血管疾病和乳腺癌等慢性非传染性疾病的发生。

5. 忌烟酒，避免浓茶和咖啡

乳母吸烟、饮酒会影响乳汁分泌，烟草中的尼古丁和酒精也可通过乳汁进入婴儿体内，影响婴儿睡眠及精神运动发育。此外，茶和咖啡中的咖啡因也有可能造成婴儿兴奋，乳母应避免饮用浓茶和大量咖啡。

第三节　学龄儿童与青少年的营养需求

学龄儿童是指 6～12 岁的孩子，青少年是指 13～18 岁的孩子，这两个时期是一生中身心发展的重要时期，需要充足的营养来保障。生长发育是一个连续的过程，在整个学龄儿童和青少年时期，生长发育是在不断进行的，可以分成不同的阶段，各阶段不是等速进行的，年龄越小，生长越快，到青春期则猛然加速。

一、学龄儿童和青少年的营养需要

学龄儿童和青少年的营养需要有其自身的特殊性，主要表现为既要维持生命活动和生活及劳动，还要维持其生长发育的需要。在整个生长发育阶段，由于合成代谢大于分解代谢，因此所需的能量和各种营养素的量相对比成人高。

（一）能量

对于学龄儿童和青少年来说，能量需要量是指机体能长期维持良好的健康状况，具有良好的体型、机体构成和活动水平，达到能量平衡并能满足各种活动和生长发育所必需的能量摄入。学龄儿童和青少年对营养素与能量的需求随年龄增长而渐增，后期随生长加速而增加显著。中国营养学会推荐，学龄儿童和青少年的能量来源分别为碳水化合物 50%～65%，脂肪 25%～30%，蛋白质 12%～14%。我国学龄儿童和青少年膳食能量推荐摄入量如表 7－4 所示。

表 7－4　我国学龄儿童和青少年膳食能量推荐摄入量

年龄/岁	推荐摄入量/(MJ/d)		推荐摄入量/(kcal/d)	
	男	女	男	女
6	6.69	6.07	1 600	1 451
7	7.11	6.49	1 700	1 551
8	7.74	7.11	1 850	1 699

续 表

年龄/岁	推荐摄入量/(MJ/d)		推荐摄入量/(kcal/d)	
	男	女	男	女
9	8.37	7.53	2 000	1 800
10	8.58	7.95	2 050	1 900
11～13［PAL(Ⅰ)］	8.58	7.53	2 050	1 800
11～13［PAL(Ⅱ)］	9.83	8.58	2 350	2 050
11～13［PAL(Ⅲ)］	10.88	9.62	2 600	2 299
14～18［PAL(Ⅰ)］	10.46	8.37	2 500	2 000
14～18［PAL(Ⅱ)］	11.92	9.62	2 850	2 300
14～18［PAL(Ⅲ)］	13.39	10.67	3 200	2 550

注：PAL 即 Physical Activity Level，身体活动水平；Ⅰ＝1.5(轻)，Ⅱ＝1.75(中)，Ⅲ＝2.0(重)。

(二) 蛋白质

学龄儿童和青少年的肌肉、骨骼组织发育迅速，且学习任务繁重，需要摄入充足的蛋白质，蛋白质提供的能量占总能量的 12%～14%，其中应有一半来源于肉、蛋、奶等动物性蛋白质和豆类蛋白质。我国学龄儿童和青少年膳食蛋白质推荐摄入量如表 7-5 所示。

表 7-5 我国学龄儿童和青少年膳食蛋白质推荐摄入量

年龄/岁	推荐摄入量/(g/d)	
	男	女
6	35	35
7	40	40
8	40	40
9	45	45
10	50	50
11～13	60	55
14～18	75	60

(三) 脂类

学龄儿童和青少年时期是生长发育的高峰期，能量需要也达到高峰，因此一般不过度限制膳食脂肪的摄入。但脂肪摄入过多会增加成年后肥胖、心血管疾病发生的风险，建议脂肪供能比应占总能量的 20%～30%。脂肪的来源除了随肉类摄入的动物脂肪之外，其余应尽量来源于植物性油脂，以满足不饱和脂肪酸特别是必需脂肪酸的需要，并注重来源于鱼类和亚麻籽油等 n-3 系列脂肪酸的摄入，以满足机体的需要。

(四) 碳水化合物

学龄儿童和青少年时期的碳水化合物摄入量，建议应占总能量的50%～65%，避免摄入过多的单糖(葡萄糖、果糖)和双糖(蔗糖)，尤其是含糖饮料。

(五) 维生素和矿物质

1. 钙

学龄儿童和青少年为骨骼发育的高峰阶段，在骨骼发育过程中需要大量的钙沉积，学龄儿童钙的推荐摄入量为1 000～1 200 mg/d，青少年钙的推荐摄入量为1 000 mg/d。乳制品为钙的良好来源，发酵的酸奶更有利于钙的吸收，可以连骨壳吃的小鱼、小虾及一些坚果类的钙含量也很高，豆类和一些蔬菜也含有一定量的钙。

2. 铁

伴随第二性征的发育，女性月经初潮，铁丢失会增加，当供给不足时可引起缺铁性贫血，表现为学习效率下降、免疫与抗感染能力降低。青少年时期铁的推荐摄入量女性为18 mg/d，大于男性(16 mg/d)。

3. 锌

中国营养学会建议，学龄儿童和青少年时期锌的推荐摄入量男性大于女性，即学龄儿童时期男性10 mg/d、女性9 mg/d，青少年时期男性12 mg/d、女性8.5 mg/d。

4. 碘

学龄儿童碘的推荐摄入量为110 μg/d，青少年碘的推荐摄入量为120 μg/d，应多食富含碘的海带、紫菜和海鱼等，此外应坚持食用碘盐并注意碘盐的保存和烹调方法。

5. 维生素A

学龄儿童和青少年维生素A的推荐摄入量为630 μgRAE/d。

6. B族维生素

学龄儿童和青少年各年龄段B族维生素的推荐摄入量，可参见中国营养学会制定的《中国居民膳食营养素参考摄入量(2013版)》。

二、儿童和青少年的合理膳食指导原则

(一) 谷类为主

谷类是我国学龄儿童和青少年能量与蛋白质的主要来源，每日需400～500 g，但应避免摄入过多，要依据活动量的大小进行调整。

(二) 保证足量的动物类、豆类食物的供给

学龄儿童和青少年的鱼、禽、肉、蛋等应供给200～250 g/d，牛奶或豆浆为300 mL/d，鱼、虾、贝类尤其是深海鱼富含DHA亦应多食，并注意各类食物的合理搭配。

(三) 保证新鲜蔬菜与水果的供给

学龄儿童和青少年应供给蔬菜300～500 g/d，其中绿叶蔬菜不低于300 g/d；水果应供给50～100 g/d，适当供给含碘丰富的紫菜、海带、海鱼、虾等，以预防甲状腺肿的发生。

(四) 平衡膳食，鼓励参加体力活动，避免盲目节食

学龄儿童和青少年的膳食也应该是平衡膳食，食物应该多样化，以谷类为主，以便供给充足的能量和各种营养素。并应鼓励青少年多参加体力活动，使其发育成健壮的体格。近年来，我国青少年肥胖发生率逐年增长，青少年尤其是女性往往为了减肥而盲目节食，引起体内新陈代谢紊乱，抵抗力下降，严重者可出现低血钾、低血糖等症状，甚至由于厌食导致死亡。因此，对于那些超重或肥胖的青少年，应引导他们合理控制饮食，少吃高能量的食物(如肥肉、糖果和油炸食品等)，同时鼓励他们增加体力活动，使能量摄入和消耗保持平衡，而不宜采用药物或盲目节食等减肥方式，以免影响身体的正常生长发育。

为更好地促进我国学龄儿童的营养与健康，推广均衡膳食的科学理念，中国营养学会于 2017 年 1 月正式发布了《中国学龄儿童膳食指南(2016)》。该指南的学龄儿童是指从 6 周岁到不满 18 周岁的未成年人，针对该年龄段儿童的营养特点和饮食习惯，鼓励学龄儿童摄入均衡的营养，不偏食挑食、不过度节食、不暴饮暴食。学校和家长应注重帮助学龄儿童树立科学的健康观念和体型认知，正确认识体重的合理增长以及青春期体型变化，保持适量的体育运动。该指南还在《中国居民膳食指南(2016)》中一般人群膳食指南的基础上，补充了以下内容：① 认识食物，学习烹饪，提高营养科学素养；② 三餐合理，规律进餐，培养健康饮食习惯；③ 合理选择零食，足量饮水，不喝含糖饮料；④ 不偏食节食，不暴饮暴食，保持适宜体重增长；⑤ 保证每天至少活动 60 min，增加户外活动时间。

第四节 老年人的营养需求

根据国家统计局统计数据可知，2018 年我国 60 周岁及 60 周岁以上人口为 24 949 万人，占总人口的比重为 17.9%，其中 65 周岁及 65 周岁以上人口为 16 658 万人，占总人口的比重为 11.9%，我国已经提前进入老龄社会。

随着年龄的增大，人体的器官功能逐渐减弱，代谢速度降低，慢性非传染性疾病发病率急剧升高。机体衰老速度受遗传、营养、心理、环境和经济条件等多种因素的影响。特别是 50～60 岁以后，人体的新陈代谢会变慢，消化系统组织器官功能减弱，腺体分泌减少，咀嚼能力下降，进食能力和进食量受限，容易出现负氮平衡，导致肌肉活动能力和抵抗力下降。鉴于老年人的上述生理特点，对该类人群的饮食和营养有特殊的要求，只有合理安排一日三餐，强化合理营养理念，并结合适当的功能锻炼，才能减缓衰老进程、强化器官功能，达到预防疾病、衰弱和延年益寿的目的。

一、老年人的生理代谢特点

与中年人相比，老年人的基础代谢率会降低 15%～20%，合成与分解代谢失去平衡，从而导致组织器官功能减退和萎缩，生命质量下降。组织器官的萎缩和生理功能的降低主要表现为细胞数量下降，细胞内液减少，骨组织矿物质减少和骨密度降低。老年人牙齿脱落会使进食受限而影响食物的咀嚼和消化，消化液、消化酶及胃酸分泌量减少，致使食物的消化和吸收功能降低，胃扩张能力减弱，肠蠕动及排空速度减慢，易发生便秘。老年人心血管和呼吸功能会降低，心律减慢，心搏输出量减少，血管逐渐硬化，肺活量下降甚至呼吸功能受限。同时，老年人脑功能、肾功能及肝代谢分解能力也会下降，脑细胞及肾细胞数量较青年大为减少，肾单位再生力下降，肾小球滤过率降低。在内分泌方面，老年人甲状腺激素和性激素分泌能力降低，机体代谢和修复能力低下。

二、影响老年人营养状况的因素

（一）生理因素

（1）多数老年人会牙齿脱落或对假牙不适应，影响食物的咀嚼，因此不愿食用蔬菜、水果和瘦肉等需要用力咀嚼的食物。

（2）老年人由于消化吸收功能减弱，因而所摄入的营养素不能被很好地吸收。

（3）由于老年人肝、肾功能的衰竭，维生素D不能在体内有效地转化成具有活性的形式。

（4）老年人往往患有一种至多种慢性病，常服用各种药物，会干扰营养素特别是矿物质的吸收和利用。

（二）环境因素

（1）部分老年人由于经济状况拮据，购买力下降，或行动不便、外出采购困难，从而影响了对食物的选择范围。

（2）心理问题也会影响进食，部分丧偶和空巢老年人由于生活孤寂，缺少兴趣，因而其正常的摄食心态被干扰。

（3）有些老年人因退休而离开工作岗位和工作环境，一时尚不能适应，因情绪的变化而引起食欲下降。

三、老年人的营养需要

（一）能量

由于基础代谢下降、体力活动减少和体内脂肪组织的比例增加，老年人对能量的需要量相对减少，每日膳食能量的需要量也应适当降低，以免引起肥胖。60岁后的老年人能量摄入量应较青年时期减少20%，70岁以后减少30%。一般而言，老年人每日能量摄入6.72～8.40 MJ(1 600～2 000 kcal)即可满足需要。

（二）宏量营养素

1. 蛋白质

老年人由于分解代谢大于合成代谢，蛋白质的合成能力差，摄入的蛋白质利用率亦降低，易出现负氮平衡，表现为人血清白蛋白含量降低，肌肉萎缩。因此，老年人应摄入足量、优质易消化的蛋白质，由蛋白质提供的能量占总能量的12%～14%则较合适。一般来说，以每日达到每千克体重1.0～1.2 g蛋白质为宜，除来自粮谷类食物的蛋白质以外，其余蛋白质应尽量来源于蛋、奶、肉、鱼等动物性蛋白质以及豆腐、豆制品等豆类蛋白质。值得注意的是，老年人由于肝、肾功能降低，过多食用蛋白质会加重肝、肾负担，因此不应摄入大量蛋白质。

2. 脂肪

由于老年人胆汁分泌减少，脂酶活性降低，对脂肪的消化功能下降，因此脂肪的摄入不宜过多，以占膳食总能量的20%～30%为宜。脂肪种类的选择应控制饱和脂肪酸含量多的动物脂肪（如猪油、牛油、羊油及奶油）的摄入量，而应以富含多不饱和脂肪酸的植物性油脂为主。多不饱和脂肪酸、单不饱和脂肪酸与饱和脂肪酸的比值应为1∶1∶1，并注重n－3和n－9系列脂肪酸的摄入比例。

3. 碳水化合物

由于老年人糖耐量降低，胰岛素分泌减少且对血糖的调节作用减弱，因而其血糖易增高。有报告指出，动脉粥样硬化等心血管疾病及糖尿病的发病率增高可能与蔗糖摄入过多有关。因此，老年人不宜食用含蔗糖高的食品，并应当控制碳水化合物摄入的总量。果糖易被老年人吸收利用，且转变成脂肪的能力小于葡萄糖，故老年人宜多吃水果、蜂蜜等含果糖的食品。老年人还应多吃蔬菜增加膳食纤维的摄入，以利于增强肠蠕动，防止便秘。

（三）矿物质

1. 钙

老年人对钙的吸收能力下降，由于胃肠功能降低，胃酸分泌减少，同时肾功能降低以致形成$1,25-(OH)_2-D_3$的功能下降，户外活动的减少和缺乏日照又使皮下7-脱氢胆固醇转变为维生素D的数量减少。老年人对钙的吸收率一般在20%以下，而青少年对钙的吸收率为35%～40%。钙的摄入不足易使老年人出现钙的负平衡，体力活动的减少又会降低钙在骨骼中的沉积，以致骨质疏松症及股骨颈骨折比较多见。因此，钙的充足供应十分重要，我国膳食特点往往使钙的供给不足，一般摄入量多为每日500 mg以下。中国营养学会推荐成人每日膳食钙的供给量应为800 mg，老年人每日的推荐摄入量为1 000 mg。钙含量丰富的首选食物是牛奶，每100 mL含钙109 mg，且易被人体吸收利用。虾皮、海带、小鱼、黄豆和豆制品含钙均较多，绿叶蔬菜也是日常膳食中钙的主要来源。钙的补充不宜过多，以免引起高钙血症、肾结石及内脏不必要的钙化。

2. 铁

老年人对铁的吸收利用能力下降，造血功能减退，血红蛋白含量减少，易出现缺铁性贫血。根据国内报道，老年人贫血患病率约为50%。贫血的原因除了铁的摄入量不足、吸收利用差之外，还可能与蛋白质的合成减少，以及维生素B_1、维生素B_6和叶酸的缺乏有关。因此，铁的摄入量也需充足，中国营养学会建议老年人每日膳食中铁的推荐摄入量为12 mg。

铁的吸收率直接与铁在食物中的存在形式有关，动物性食物中的血红素铁一般吸收率为20%左右，而植物性食物中的非血红素铁吸收率为10%以下，且膳食中植酸、磷酸、草酸等均可与非血红素铁形成难溶性铁盐，降低铁的吸收率。维生素C及肉、鱼、禽类所含肉类因子则可促进铁的吸收。为使老年人获得较充足的可利用铁，在选择食物时应注意选择血红素铁含量高的食物(如猪肝、禽肉和鱼类)，鸡蛋由于含有卵黄高磷蛋白可干扰铁的吸收，故并非铁的良好来源，其铁吸收率仅为 3%～5%。同时老年人还应食用富含维生素 C 的蔬菜、水果，以利于铁的吸收。

3. 硒

近年来，研究人员在有关硒对人体有益作用方面进行了大量研究，也得到了明确的结论，适量摄入硒特别是人体容易吸收和利用的有机硒，可以发挥抗氧化、提高免疫力、预防细胞突变甚至防癌抗癌的效果。因此应当鼓励老年人多摄入富含硒的食物，包括富硒的茶叶。但是，需要指出的是过量摄入硒不但无益，还可能导致硒中毒，因此硒的摄入应当适量。老年人每日硒的参考摄入量为 60 μg，最大可耐受摄入量为 400 μg。

4. 其他

其他微量元素如锌、铜、铬、钼在体内也发挥着重要作用，老年人的每日膳食中亦需有一定量以满足机体需要。

(四) 维生素

1. 维生素 A

维生素 A 的主要存在形式为视黄醇，仅在动物性食物中含有。植物性食物不含视黄醇，但深色蔬菜如胡萝卜、油菜等所含的类胡萝卜素进入人体后可转变为视黄醇。维生素 A 的主要功能为维持正常视力、维持上皮组织健康和增强免疫功能。老年人由于食量减少、生理功能减退，易缺乏维生素 A，因此膳食中除了一部分维生素 A 由动物性食物提供之外，还应注意多食用深色蔬菜——这是因为我国膳食特点决定了维生素 A 的来源主要是绿叶蔬菜提供的类胡萝卜素，占 2/3 以上。老年人每日膳食中维生素 A 的推荐摄入量，男性为 800 μgRE，女性为 700 μgRE。

2. 维生素 D

维生素 D 有利于钙吸收及骨质钙化，并通过甲状旁腺激素和降血钙素的调节作用而维持血钙正常水平。老年人因户外活动减少，由皮肤形成的维生素 D 量降低，加之肝、肾功能衰退致使通过肝、肾转化为 $1,25-(OH)_2-D_3$ 的活性形式减少，易出现维生素 D 缺乏而影响钙、磷吸收，从而导致钙缺乏并影响骨骼正常钙化，造成腰腿疼及骨质疏松。老年人每日维生素 D 的推荐摄入量为 15 μg。

3. 维生素 E

老年人每日膳食维生素 E 的推荐摄入量为 14 mg，当多不饱和脂肪酸摄入量增高时，应相应地增加维生素 E 的摄入量，一般每摄入 1 g 多不饱和脂肪酸应摄入 0.6 mg 维生素 E 才能满足需要。

维生素 E 主要存在于各种油料种子及植物性油脂中，膳食中一般不易缺乏。维生素 E 虽有抗衰老功能，毒性较小，但亦不宜大量补充，有证据表明长期每日补充维生素 E 600 mg 以上，有可能出现头疼、胃肠不适、视觉模糊及极度疲乏等中毒症状。老年人每日维生素 E 的最大摄入量以不超过 400 mg 为宜。

4. 维生素 B_1

维生素 B_1 作为羧化酶、转羟乙醛酶的辅酶在碳水化合物和能量代谢中具有重要作用。老年人对维生素 B_1 的利用率降低，因此供给量应充分。老年人每日膳食中维生素 B_1 的推荐摄入量男性为 1.4 mg，女性为 1.2 mg。富含维生素 B_1 的食物有肉类、豆类及加工碾磨较粗的粮谷类。北方地区较少缺乏维生素 B_1，南方单纯食用加工精细的大米又缺乏副食的地区，常可出现因维生素 B_1 缺乏而引起的脚气病，表现为以多发性末梢神经炎为主的干性脚气病或以下肢浮肿、右心扩大为主的湿性脚气病。

5. 维生素 B_2

膳食中长期缺乏维生素 B_2，会引起以口角炎、唇炎、舌炎、皮脂溢出性皮炎等症状为主的维生素 B_2 缺乏症。在我国膳食中，维生素 B_2 是最易缺乏的一种维生素，这与动物性食物摄入量少有关。老年人每日膳食中维生素 B_2 的推荐摄入量与维生素 B_1 相同，男性为 1.4 mg，女性为 1.2 mg。

6. 维生素 C

维生素 C 可促进组织胶原蛋白的合成，保持毛细血管的弹性，减少脆性，防止老年人血管硬化，并可扩张冠状动脉、降低血浆胆固醇和增强机体免疫功能。同时维生素 C 又具有抗氧化作用，可防止自由基损害。因此老年人膳食中应充分供应维生素 C，其每日推荐摄入量为 100 mg。

四、老年人的合理膳食和膳食指南

老年人的营养需求应当与其生理特点相适应，总的原则是“四足四低”，即摄入足够的蛋白质、矿物质、维生素和膳食纤维，同时要保持低能量、低脂肪、低胆固醇、低盐饮食。具体来说，老年人应该多吃鱼、豆制品、乳类、蔬菜、菌藻类和水果，吃适量的瘦肉、禽肉；少吃动物内脏、盐腌食品或熏制品；做到饮食有节、清淡，荤素均食，粗细搭配。

中国营养学会于 2016 年修订了《中国老年人膳食指南》。该指南在《中国居民膳食指南（2016）》的基础上，针对老年人的健康特点和饮食需求提出如下内容。

（一）少量多餐细软，预防营养缺乏

1. 少量多餐

不少老年人牙齿缺损，消化液分泌减少，胃肠蠕动减弱，容易出现食欲下降和早饱现象，以致食物摄入量不足和营养缺乏。因此，老年人膳食更需要相对精准，不宜随意化。进餐次数可采用三餐两点制或三餐三点制；每次正餐提供的能量占全天总能量的 20%～25%，每次加餐的能量占 5%～10%，且宜定时定量用餐。

2. 制作细软食物

（1）将食物切小切碎，或延长烹调时间。

（2）肉类食物可切成肉丝或肉片后烹饪，也可剁碎成肉糜制作成肉丸食用；鱼虾类可做成鱼片、鱼丸、鱼羹、虾仁等。

（3）坚果、粗杂粮等坚硬食物可碾碎成粉末或细小颗粒食用。

(4) 多选用嫩叶蔬菜，质地较硬的水果或蔬菜可粉碎榨汁食用；蔬菜可制成馅、碎菜，与其他食物一同制成可口的饭菜(如菜粥、饺子、包子、蛋羹等)，混合食用。

(5) 多采用炖、煮、蒸、烩、焖、烧等方法进行烹调，少采用煎炸、熏烤等方法制作食物。由于高龄的老年人咀嚼能力严重下降，因而饭菜应煮软烧烂，如制成软饭、稠粥、细软的面食等；对于有咀嚼吞咽障碍的老年人，可选择软食、半流质或糊状食物，液体食物应适当增稠。

3. 预防老年人营养缺乏

老年人常因生理机能减退以及食物摄入不足等，出现某些矿物质和维生素的缺乏，从而引发钙、维生素 D、维生素 A、维生素 C 缺乏以及贫血、体重过低等问题。这些问题可以通过合理营养加以纠正。

(1) 日常膳食中，合理利用营养强化食品或营养素补充剂来弥补食物摄入的不足。

(2) 对于有吞咽障碍和 80 岁以上的老年人，可选择软食，进食过程中要细嚼慢咽，防止呛咳和误吸。

(3) 贫血以及钙、维生素 D、维生素 A 和维生素 C 等营养缺乏的老年人，应在营养师和医生的指导下，选择适合自己的营养强化食品或营养素补充剂。

(4) 少饮酒和浓茶，以避免影响营养素的吸收。

(5) 服用药物时，要注意补充相应的营养素。

(二) 主动足量饮水，积极户外活动

1. 主动足量饮水

饮水不足会对老年人的健康造成明显影响，而老年人会对缺水的耐受性下降，因此要主动足量饮水，不应在感到口渴时才饮水，要养成定时和主动饮水的习惯。

正确的饮水方法是少量多次、主动饮水，每次 50～100 mL，每天的饮水量应不低于 1 200 mL，以 1 500～1 700 mL 为宜。

2. 积极户外活动

适量的户外活动能够让老年人更好地接受紫外光照射，有利于体内维生素 D 合成，延缓骨质疏松和肌肉衰减的发展。老年人在一般情况下，应每天户外锻炼 1～2 次，每次 30～60 min，以轻度的有氧运动(如慢走、散步、太极拳等)为主；身体素质较强者，可适当提高运动的强度，如快走、广场舞、各种球类等。

(三) 延缓肌肉衰减，维持适宜体重

1. 吃动结合，补充足量优质蛋白，延缓肌肉衰减

肌肉是身体的重要组成部分，延缓肌肉衰减对维持老年人的自理能力、活动能力和健康状况极为重要。延缓肌肉衰减的有效方法是吃动结合，即一方面要增加摄入富含优质蛋白质的食物，另一方面要进行有氧运动和适当的抗阻运动。

老年人应常吃富含优质蛋白质的动物性食物，尤其是红肉、鱼类、乳类及大豆制品；多吃富含 n-3 系列多不饱和脂肪酸的海产品，如海鱼和海藻等；适当增加摄入维生素 D 含量较高的食物，如动物肝脏、蛋黄等。同时，老年人应适当增加日常身体活动量，减少静坐

或卧床;进行活动时应注意量力而行,动作舒缓,避免碰伤、跌倒等事件发生。

2. 维持适宜体重

老年人的胖瘦要适当,体重过高或过低都会影响健康,所以不应过度苛求减重,“千金难买老来瘦”的传统观点必须要纠正。老年人的 BMI 最好不低于 20.0 kg/m^2,最高不超过 26.9 kg/m^2,鼓励通过营养师的个性化评价来指导和改善饮食,维持适宜体重。

老年人应经常监测体重变化,使体重保持在一个适宜的稳定水平。如果没有主动采取减重措施,与自身一段时间内的正常体重相比,体重在 30 天内降低 5%以上,或 6 个月内降低 10%以上,则应该引起高度注意,要到医院进行必要的体格检查。

(四) 摄入充足食物,鼓励陪伴进餐

老年人每天应至少摄入 12 种食物,采用多种方法增加食欲和进食量,吃好三餐。早餐宜有 1～2 种以上主食、1 个鸡蛋、1 杯奶、蔬菜或水果。中餐和晚餐宜有 2 种以上主食、1～2 个荤菜、1～2 种蔬菜、1 种豆制品。饭菜应少盐、少油、少糖、少辛辣,以食物自然味来调味,色香味美、温度适宜。

良好的沟通与交往是促进老年人心理健康、增进其食欲、改善其营养状况的良方。老年人应积极主动地参与家庭和社会活动,主动参与烹饪,常与家人一起进餐;独居的老年人,可去集体用餐点或多与亲朋好友一起用餐和活动,以便摄入更多丰富的食物。对于生活自理有困难的老年人,家人应多陪伴,采用辅助用餐、送餐上门等方法,保障其食物摄入和营养状况。社会和家人也应对老年人更加关心照顾,陪伴交流,注意老年人的饮食和体重变化,及时发现并预防疾病的发生和发展。

思考题

1. 基本概念:孕期营养、儿童营养、老年营养。

2. 问答题:

(1) 如何满足学龄儿童、青少年和老年人的营养需求?

(2) 如何根据实际制作学龄儿童、青少年和老年人的食谱?

(3) 中年之后,随着年龄的增加,机体代谢会发生哪些变化?

(4) 如何满足孕早期、孕中期、孕晚期孕妇的营养需求?

(5) 如何根据孕妇和乳母的具体情况制作合理的食谱?

第八章 慢性病人群的营养需求

［内容提要］

1. 不合理的饮食结构与慢性病高发之间的关系
2. 肥胖的营养代谢特点、判断标准、饮食干预措施和食谱制作原则
3. 高血压、高血脂和心脑血管疾病的营养需求特点和饮食干预原则
4. 糖尿病的营养需求特点、营养干预措施和食谱制作原则
5. 骨质疏松症的营养需求特点

我国是一个传统农业大国，长期以来饮食结构以植物性食物为主，导致蛋白质、脂肪的摄入量偏低而碳水化合物摄入量过高，从而造成蛋白质营养不良、贫血和维生素及矿物质缺乏性疾病高发。自改革开放以来，人们的经济水平和食物的丰富程度得到了极大的提高，动物性食物的摄取比例迅速上升，人们的饮食模式快速地向“三高一低”的欧美饮食模式靠近，导致与饮食相关的代谢性疾病的发病率迅速升高。

由于经济发展的不均衡和饮食结构的差异，目前我国居民的营养缺乏和营养过剩问题并存，营养缺乏主要发生在农村特别是老区、少数民族地区和贫穷落后地区，以缺铁性贫血、维生素A缺乏和蛋白质营养不良为主；营养过剩主要发生在经济发达地区特别是大中城市，以肥胖和“三高”为主。另外，有部分个体由于不合理的饮食结构，导致能量、蛋白质和脂肪摄入过量，但蔬菜和水果摄入严重不足，造成同一个体营养过剩与营养缺乏并存，如肥胖患者同时存在维生素和矿物质严重缺乏的问题，这也是营养不良的一种表现形式，被称为维生素和矿物质的隐形缺乏。

根据《中国居民营养与慢性病状况报告（2015年）》可知，2012年与2002年相比，中国居民身高、体重均有所增长，尤其是6～17岁儿童和青少年的身高、体重增幅更为显著。成人营养不良率为6.0%，比2002年降低2.5个百分点。儿童和青少年生长迟缓率和消瘦率分别为3.2%和9.0%，比2002年分别降低3.1和4.4个百分点。6岁及6岁以上居民的贫血率为9.7%，比2002年下降10.4个百分点。其中，6～11岁儿童和孕妇的贫血率分别为5.0%和17.2%，分别比2002年下降了7.1和11.7个百分点。但是，与营养相关的代谢性疾病的发病率却明显上升，例如，全国18岁及18岁以上成人超重率为30.1%、肥胖率为11.9%，分别比2002年上升了7.3和4.8个百分点，6～17岁儿童和青少年超重率为9.6%、肥胖率为6.4%，分别比2002年上升了5.1和4.3个百分点。2012年全国18岁及18岁以上成人高血压患病率为25.2%。2010年中国国家疾病预防控制中心和中华医学会内分泌学分会调查了我国 9.865 8 万名成年人(≥18 岁)糖尿病的患病情况(应用世界卫生组织 1999 年的诊断标准),得出的糖尿病患病率为 9.7%。若同时以糖化血红蛋白(HbA1c)≥6.5%作为糖尿病的诊断标准,则其患病率为 11.6%;40 岁及 40 岁以上人群慢性阻塞性肺病患病率为 9.9%。根据 2013 年全国肿瘤登记结果分析,我国癌症发病率为 235 人/10 万人,并且这种上升趋势仍在继续。

为应对慢性疾病的高发趋势,党中央和国务院高度重视营养对慢性病的预防工作,先后发布了《"健康中国 2030"规划纲要》和《国民营养计划(2017—2030 年)》,健康中国行动推进委员会又于 2019 年印发《健康中国行动(2019—2030 年)》,制定了具体的营养改善计划。合理膳食对于预防疾病、促进疾病康复有着至关重要且关键性的作用,健康领域的工作者应当抓住国家对健康促进和营养工作极度重视的"春风",积极践行国民营养改善计划,通过营养宣传教育及干预措施提高慢性病预防和干预水平,提高干预的预期效果,为健康中国做出应有的贡献。

第一节　肥胖的营养治疗

随着生活方式的改变和饮食结构的变化,人们在工作和日常生活中所消耗的能量急剧减少,而能量的摄入量并没有相应减少,并可能有一定增加,其结果就是过多的能量以脂肪形式储存在体内而导致超重和肥胖。2012 年,全国 18 岁及 18 岁以上成人的超重率为 30.1%,肥胖率为 11.9%,超重率和肥胖率合计超过 40%,更为可怕的是肥胖还是导致高血压、血脂紊乱、糖尿病等代谢相关性疾病高发的重要危险因素,严重威胁到国民健康,因此肥胖的预防和治疗具有极其重要的意义。

一、肥胖的判断标准

(一) 身体质量指数

身体质量指数是世界卫生组织推荐的国际统一使用的判断肥胖的指标,计算公式为 BMI=体重÷身高^2,其中,BMI 单位为 kg/m^2,体重单位为 kg,身高单位为 m。

BMI 判断肥胖的体型标准是 BMI<18.5 为消瘦,18.5≤BMI≤23.9 为正常,BMI≥24.0 为超重,BMI≥28.0 为轻度肥胖,BMI≥35.0 为中度肥胖,BMI≥40.0 为重度肥胖。

(二) 标准体重

标准体重的公式如下(标准体重单位为 kg,身高单位为 cm):

$$标准体重 = 身高 - 105$$

$$肥胖度 = [(实测体重 - 标准体重) / 标准体重] \times 100\%$$

通常个人的实际体重超过标准体重的 10%,即超重;若超过 20%又没有其他特殊原因，即可诊断为肥胖。其中，超过20%～30%为轻度肥胖，30%～50%为中度肥胖，50%以上为重度肥胖，100%以上为病态肥胖。

但是，运动员和体力劳动者的超重常常是因为发达的肌肉所致，并不意味着脂肪过多；而平时不爱运动或活动极少的虚胖者，即使不超重，也有体脂过度积聚的现象，因此应当结合判断肥胖的其他标准进行综合判定。

（三）腰围和腰臀比

腰围是指经脐水平腰部围长，腰臀比为腰围与臀围的比值。腰围和腰臀比是反映脂肪总量和脂肪分布的综合指标。正常情况下，男性腰围小于85 cm，腰臀比小于0.9；女性腰围小于80 cm，腰臀比小于0.8。如果男性腰围大于或等于85 cm，女性腰围大于或等于80 cm，即可判断为腹部肥胖。

肥胖有两种类型：一种是腹部肥胖，又称为苹果型肥胖，多发生于男性；另一种是臀部肥胖，又称为梨形肥胖，多发生于女性。

（四）腰围身高比

腰围身高比是指将一个人的腰围及身高用同单位表示时，两者的比值。腰围身高比可以矫正腰围对身高的影响，正常情况下腰围身高比小于0.5，当其大于0.5时即可认为腹部肥胖。

（五）体脂率

近年来，随着体成分分析仪的普及，应用体成分分析仪测量人体成分组成更有利于精确地判断肥胖程度。男性体脂率＞25%、女性体脂率＞33%是诊断为肥胖的标准。

二、肥胖的营养代谢特点

一般情况下，大多数肥胖症患者的基础代谢率与正常人相比并无明显差异，但在物质代谢方面，肥胖症患者与正常人相比有以下特点。

1. 合成代谢旺盛

肥胖症患者摄入食物后，体内合成代谢作用明显比正常人旺盛。所以摄入相同质量的食物，肥胖症患者容易储存更多的能量。

2. 能量消耗减少

在同样的条件下，无论是在行走还是休息的状态下，肥胖症患者所消耗的能量均比正常人少。也就是说，从事同一工作，如果正常人需要消耗1 000 kJ的能量才能完成，而肥胖症患者可能只需要消耗900 kJ的能量就够了。因此，肥胖症患者的能量比普通人储存的多而消耗的少，从而形成一个恶性循环，越胖反而越不利于能量消耗，这也是很多肥胖症患者减肥困难的原因。

3. 对寒冷刺激反应迟钝

肥胖症患者对寒冷的刺激反应较正常人迟钝，在抵御寒冷刺激时，机体所消耗的能量明显少于正常人。这可能是由于肥胖症患者具有较厚的皮下脂肪层，以及脂肪组织中血管较少等，从而散热速度减慢所致。

三、肥胖的防治原则

预防肥胖比治疗肥胖更易奏效，更有意义。肥胖最根本的预防措施是适当控制进食量，自觉避免高能量、高碳水化合物、高脂肪饮食，经常进行体力活动和锻炼，并持之以恒。

（一）针对特定人群的预防

在人的一生中，从妊娠中期至幼儿期5周岁以前，是机体生长最旺盛的时期。这一时期如果能量摄入过多，将会促使全身各种组织细胞（包括脂肪细胞）的增生和肥大，从而为终身肥胖打下解剖学基础，故预防工作应从婴幼儿开始。其中，在哺乳期提倡母乳喂养，婴儿期后注意培养爱活动、均衡膳食、合理进食零食、不暴食等良好的生活及饮食习惯。

人在中年后机体能量的需要随着年龄的增长而减少，与青年时期相比，40～60岁应减少能量摄入5%～10%，60岁以上减少20%。所以，中年人应注意随着年龄的增长及时调整日常饮食与作息，控制饮食总量、增加活动量，使能量的摄入和消耗相平衡，以预防中年后肥胖。

此外，人们在青春发育期、病后恢复期、妇女产后和绝经期，以及在一年中的冬春季节和一日内的晚上，体脂较容易积聚。在这些时间段，人们必须及时根据具体情况，对体力活动和饮食进行调整，以防体内脂肪的堆积。

（二）针对生活习惯的预防

养成良好的生活习惯是预防肥胖和防止减肥后反弹的重要措施，应引导人们保持适量的睡眠时间、少吃和多运动。一般来说，睡眠时间越多越易发胖，因为睡眠时人体基础代谢率降低，体内合成代谢增加。但是近年来的研究表明，生活过于紧张、睡眠时间太少的人，由于容易暴饮暴食同样也会引起肥胖。因此，成人应每天保证7～8 h睡眠时间，这样既有利于身心健康，又有利于保持健康体重。

同时，要保持吃动平衡，通过控制饮食减少能量的摄入，特别是控制晚饭的摄入量，是防治肥胖的有效措施。因为晚饭后人们很少活动，睡觉时能量消耗更小，若晚饭摄入大量食物，就会造成营养过剩，脂肪沉积体内，容易造成肥胖。并且，体力活动是增加能量消耗的最佳方法，多活动，特别是有大肌群参加的体力活动，能消耗更多的能量。时时刻刻让自己“动”起来，不仅能够通过增加能量的消耗而燃烧脂肪，而且还可以起到健身的作用。

（三）针对饮食习惯的预防

不少肥胖者有吃零食、夜宵的习惯，应尽量避免。最好的方法就是定时进餐、正餐吃饱。并且在自己的办公室和住所减少零食的存放，使自己远离美食的诱惑。

另外，肥胖主要与饮食摄取的总能量相关，不少人听说粗杂粮可以减肥，就心安理得地多吃粗杂粮。殊不知粗杂粮、粉条、豆类、藕粉、红薯、土豆等都含有大量碳水化合物，多吃会使能量摄入过多。因此，肥胖者必须严格限制饮食的总能量；还要严格选择食物的类别，选用能量低、糖和脂肪含量少的食品，忌食用肥肉、动物内脏、麦乳精和饮用高糖、高能量的饮料。

四、肥胖饮食治疗

肥胖饮食治疗必须持之以恒地改变原有不良的生活和饮食习惯，合理控制能量的摄入和增加能量消耗，彻底纠正能量代谢正平衡。

（一）治疗原则

肥胖饮食治疗的原则是保证机体蛋白质及其他各种营养素的需要，维持机体能量摄入与消耗的负平衡状态，并持续相当时间，使体重逐渐下降，接近标准体重，达到减轻体重的目的。建立控制饮食和增加体力活动的措施，是取得和巩固疗效的保证。目前，减肥最基本、最有效的方法是合理控制饮食和适宜的体育锻炼。一些身患肥胖症的人只要坚持体育锻炼，合理节制饮食，就能够达到减肥、健美和增进健康的目的。

（二）营养治疗

1. 限制总能量

营养治疗中的能量限制要循序渐进，避免骤然降至最低安全水平以下，应适可而止；并辅以适当的体力活动，增加能量消耗。适宜的减肥速度是每周减重 0.5～1 kg。为使减少的体重成分中体脂达到最高水平，每周减重的速度不可超过 1.0～1.5 kg。减重过快不仅会造成脱水和瘦体重丢失，减重的效果也不能长期巩固。

成年的轻度肥胖者，以每月减轻体重 0.5～1.0 kg 为宜，在正常能量供给量的基础上，以每天减少 125～250 kcal 能量来确定每天三餐的标准；而成年的中度以上肥胖者，每周应减体重 0.5～1.0 kg，每天减少能量为 552～1 104 kcal。

2. 适量蛋白质

蛋白质摄入过量一方面会转变成脂肪，另一方面还会导致肝肾功能损害，而摄入过少又会造成自身肌肉蛋白分解，组织器官功能降低，影响人体的正常生理活动。故蛋白质供给应适量，按实际体重计算，蛋白质不少于 1 g/kg，以占总能量的 15%～20%为宜。并选用高生物价蛋白质，如牛奶、鱼、鸡、鸡蛋清和瘦肉等。

3. 限制脂肪

1 g 脂肪可提供能量 9 kcal，而 1 g 碳水化合物和蛋白质可提供能量 4 kcal，故应尽量减少脂肪的能量供给，使脂肪能量供给占总能量的 20%～25%，以每日 25～50 g 为宜。肥胖者应选用含不饱和脂肪酸高的植物性油脂，以有利于降低血胆固醇和预防动脉粥样硬化，如豆油、玉米油、芝麻油、花生油、米糠油和菜籽油等；尽量限制动物脂肪（如猪油、牛油、肥肉等）的摄取量。

4. 限制碳水化合物

中度以上肥胖者往往伴有食欲亢进的现象，而碳水化合物饱腹感低，可增加食欲，所以要严格限制碳水化合物的摄入量。碳水化合物供给应控制在占总能量的 55%～60%，其中主粮为 200～300 g/d，可适当增加含糖低的蔬菜和水果以减少饥饿感。必要时先吃些蔬菜，再开始进食正餐。

还要指出的是，碳水化合物在体内很容易转变为脂肪，尤其是肥胖者摄入简单糖后，更容易以脂肪的形式沉积，故对含简单糖的食品（如蔗糖、麦芽糖、果糖、蜜饯及甜点心等），应尽量少吃或不吃，建议选择复杂糖和 GI 低的食物。

5. 限制食盐和嘌呤

食盐能致口渴和刺激食欲，并造成体重的增加，多食不利于肥胖症治疗。目前的研究证明高盐饮食是导致高血压的重要危险因素，因此，人们应当采取低盐饮食，以每天摄入 3～6 g 食盐为宜。嘌呤可增进食欲和加重肝肾代谢负担，并且含嘌呤高的食物往往也是高能量、高脂肪和高胆固醇食物，不利于减肥，还容易导致痛风、高血脂和心脑血管疾病，因此肥胖患者应食用低嘌呤食物，限制含高嘌呤的动物内脏（如动物肝、心、肾）等食物的摄入。

6. 其他营养素

肥胖者必须按正常标准保证饮食有足够的维生素和矿物质，多进食蔬菜、水果。蔬菜、水果中含有丰富的维生素和矿物质，且能量低，并有饱腹感。每日应保证摄入蔬菜 300～500 g、水果 250 g；水果应当摄取低糖水果，如柑橘类、石榴、猕猴桃等，因为这些水果热量低且维生素 C 含量丰富，但是水果不宜大量摄入，特别是高碳水化合物的水果，以免摄入过多碳水化合物并影响血糖。同时，饮食中应适量增加膳食纤维，每人每天的膳食纤维供给量以不低于 25 g 为宜，如加麦麸制成的麸皮面包、海藻多糖、韭菜和芹菜等都是膳食纤维很好的来源。

7. 烹调方法及餐次

肥胖者的饮食宜采用蒸、煮、烧、氽等烹调方法，忌用油煎、炸的方法，煎炸食品含脂肪较多，并会刺激食欲，使摄食量增多。进食餐次应因人而异，通常为每天 3～5 餐。建议进餐时细嚼慢咽，正餐进餐时间最好能保证为 20～30 min，进餐顺序为先喝汤、吃蔬菜，然后吃荤菜和主食，可以避免过度进食。

8. 戒酒

肥胖者应当戒酒，因为每 1 mL 纯酒精可产热 7 kcal 左右。以下为常见酒类的酒精含量：北京二锅头 65%、加饭酒 18%、鲜啤酒 3.1%～3.5%、红葡萄酒 14.4%、白葡萄酒 12%、苹果酒 15%、白兰地 40%。啤酒含酒精量最少，但若饮量多，产能仍不少，须严加控制。

最后，肥胖者在食物选择上还应多样化，切忌偏食。只要含能量低，来源分配得当，营养平衡，任何普通饮食都可成为良好的减肥食品。

五、肥胖的运动疗法

目前流行的减肥方法各有利弊，并且人们对各种减肥方法的评价褒贬不一。但有关运动减肥的方法一直被普遍认可。运动减肥既要达到一定的运动强度和时间，又不能运动过度。一般来说，运动量越大，运动时间越长，消耗的脂肪越多，减肥效果就越明显，常采用的方法包括有氧慢跑、健身操和游泳等运动形式。运动科学研究表明，采用交替的运动更有利于控制体重，达到减肥的效果。所谓交替运动，就是利用两种或三种运动形式交替着进行，以达到强健体魄和消耗脂肪的作用。换句话说，不必只做游泳、跑步或骑车等一种活动，而是两种或三种交替进行，还可以结合无氧力量练习，从而使机体得到全面锻炼。

交替运动方式一般有以下两种。① 有氧与无氧运动交替。通过无氧运动(如举重、俯卧撑、短距离冲刺等剧烈运动)可提高肌肉质量，增加基础代谢率；通过有氧运动(散步、太极拳、慢跑、骑车等)能改善心肺功能、增加能量消耗。② 不同运动形式的交替。可以先慢步、再骑车或游泳，跑步主要是腿部后侧肌群的活动，游泳是手臂、上背与肩部的活动，骑车则属于腿部前侧肌群的活动。通过不同骨骼肌交替运动，可使上下肢得到均衡锻炼，同时避免局部肌肉过度疲劳。对于各种运动持续的时间，可以因人而异，原则上是运动时间越长，消耗的脂肪越多；动用的肌肉群越多，消耗的脂肪也越多，减肥效果越明显。

第二节　糖尿病的营养治疗

最新发布的《中国 2 型糖尿病防治指南(2020 版)》显示：近 40 年来随着我国人口老龄化与生活方式的变化，糖尿病的患病率一路走高。最新数据显示，按照世界卫生组织的标准，2015—2017 年我国糖尿病的患病率达到 11.2%，已经成为继心脑血管疾病和肿瘤之后威胁人类健康的第三大“杀手”。合理科学的饮食对于预防和治疗糖尿病有着非同寻常的意义。

一、糖尿病的三级预防措施

我国糖尿病以 2 型糖尿病为主，肥胖和超重人群的糖尿病患病率会显著增加，经济发达地区的患病率明显高于不发达地区，城市高于农村。但是通过控制糖尿病的危险因素，完全可以预防糖尿病的发生和糖尿病症状的进一步加重。糖尿病的预防包括一级预防、二级预防和三级预防。一级预防的目标是控制 2 型糖尿病的危险因素，预防 2 型糖尿病的发生；二级预防的目标是早发现、早诊断和早治疗，防止糖尿病的进一步进展；三级预防的目标是预防、延缓糖尿病的恶化和并发症的发生，并降低致残率和死亡率，改善糖尿病患者的生存质量。

二、糖尿病的营养治疗

糖尿病的治疗应该是综合性的。根据中国的实践经验，我国专家提出了“五驾马车”的治疗原则，即饮食治疗、运动治疗、药物治疗、糖尿病病情监测和糖尿病教育与心理治疗等五个方面。

糖尿病及糖尿病前期患者均需要接受个体化医学营养治疗，应在熟悉糖尿病治疗的营养(医)师或综合管理团队(包括糖尿病教育者)的指导下完成；它是在综合评估患者营养状况的前提下，设定合理的营养治疗目标，调整总能量的摄入，合理、均衡地分配各种营养素，达到控制代谢紊乱的目的，并尽可能满足个体的饮食喜好。

糖尿病营养治疗的基本过程：对患者进行个体化营养评估和营养诊断，制定个性化营养干预方案，并在一定时期内付诸实施，及时监测营养治疗效果。

糖尿病患者的饮食以患者代谢控制为目标，并在结合患者的生活习惯、文化背景和主观意愿的基础上进行个性化的指导。建议糖尿病患者在控制总能量摄入的前提下，以碳水化合物为主要供能营养素，同时兼顾脂肪和蛋白质的均衡摄入，制定合理的膳食规划。

（一）适当控制能量维持标准体重

糖尿病或糖尿病前期患者应当接受个体化能量平衡计划，目标是既要达到或维持理想体重，又要满足不同情况下的营养需求。根据糖尿病患者体力劳动强度和肥胖程度，合理确定能量摄入（表 8-1）。

表 8-1　成人糖尿病患者每日能量供给量

单位：kcal/kg 标准体重

劳动强度	消瘦	正常	肥胖
重体力劳动（如搬运工）	40～50	40	35
中体力劳动（如电工安装）	40	35	30
轻体力劳动（如坐式工作）	35	30	20～25
休息状态（如卧床）	25～30	20～25	15～20

（二）合理控制三大营养素比例

1. 碳水化合物

在合理控制总能量的前提下，提高碳水化合物的摄入量可改善糖耐量，提高胰岛素敏感性；若碳水化合物供给量太少则可能发生酮症酸中毒。目前认为糖尿病患者碳水化合物占总能量的合适比例为 45%～60%。如果空腹血糖高于 11.1 mmol/L，且尿糖较多时，则需要严格限制碳水化合物的摄入量。

糖尿病患者的膳食对碳水化合物的种类和质量有较严格的要求。选择碳水化合物时，尽量选择复合碳水化合物，严格限制单糖和双糖的摄入。通常用 GI 作为选用食物的参考依据。GI 是指与葡萄糖或白面包摄入后血糖浓度的变化程度相比，含糖食物使血糖水平相对升高的能力。常见食物的 GI 如表 8-2 所示，GI>75 为高血糖生成指数的食物，GI<50 为低血糖生成指数的食物，介于两者之间则为中血糖生成指数的食物。

表 8-2　常见食物的 GI

食物名称	GI	食物名称	GI	食物名称	GI	食物名称	GI
麦芽糖	105.0	馒头	88.1	油条	74.9	大米粥	69.4
葡萄糖	100.0	大米饭	83.2	煮小米	71.0	黑豆汤	64.0
牛肉面	88.6	南瓜	75.0	胡萝卜	71.0	土豆	62.0

续 表

食物名称	GI	食物名称	GI	食物名称	GI	食物名称	GI
黑五类粉	57.9	馒头＋酱牛肉	49.4	老年奶粉	40.8	杏干	31.0
小麦粉面条	55.0	巧克力	49.0	可乐饮料	40.3	桃	28.0
煮玉米	55.0	馒头＋芹菜炒鸡蛋	48.6	牛奶香脆饼干	39.3	饺子	28.0
燕麦麸	55.0	饼＋鸡蛋炒木耳	48.4	肉馅馄饨	39.0	绿豆	27.2
芒果	55.0	酸奶	48.0	扁豆	38.0	牛奶	27.0
爆玉米花	55.0	蒸芋头	47.7	西红柿汤	38.0	降糖奶粉	26.0
黄荞麦	54.0	闲趣香脆饼干	47.1	米饭＋鱼	37.0	柚	25.0
红薯(生)	54.0	燕麦麸面包	47.0	苹果	36.0	李子	24.0
芭蕉	53.0	大麦粒面包	46.0	梨	36.0	豆腐干	23.7
荞麦方便面	52.3	罗马诺豆	46.0	酸乳酪	36.0	樱桃	22.0
猕猴桃	52.0	通心粉	45.0	苕粉	34.5	煮黄豆	18.0
香蕉	52.0	混合谷物面包	45.0	绿豆挂面	33.4	雪魔芋	17.0
山药	51.0	葡萄	43.0	藕粉	32.6	五香豆	16.9
玉米面粥	50.9	柑	43.0	脱脂牛奶	32.0	猪肉炖粉条	16.7
黑麦粉面包	50.0	黑米粥	42.3	炖豆腐	31.9	花生	14.0

在选择具体食物时，最好选择低血糖生成指数的食物，如莜麦、燕麦、荞麦、玉米等，适当选择中血糖生成指数的食物，如大米、面粉等；尽量不用高血糖生成指数的蜂蜜、糖浆、蔗糖、葡萄糖等纯糖制品和含糖高的甜品及糕点。建议全谷物食物占全日主食量的1/3以上。另外，同样是小麦粉，做成馒头、面包或配合饺馅做成饺子，其血糖生成指数明显不同，因此同一种食物不同的制作和烹调方法对血糖的影响也不相同。谷类烹饪建议急火煮，少加水，谷类煮熟不必经过长时间的高温煮炖，加工时间越长，温度越高，水分越多，血糖生成指数也越高。

2. 脂肪

如果脂肪供给量太少，则不能满足机体对能量的需要，并影响脂溶性维生素的吸收，但过多或比例不当也会引发和加重高脂血症，继发心脑血管疾病和脂肪肝，故一般建议脂肪的供给量应占总能量的25%～35%，并要求饱和脂肪酸、单不饱和脂肪酸、多不饱和脂肪酸之间的推荐比例为1∶1∶1；胆固醇的摄入量要在300 mg/d以下，高脂血症者应控制在200 mg/d以下。

3. 蛋白质

身患糖尿病时，机体处于负氮平衡，因而要求蛋白质摄入量的相对比例略高于正常人，占总能量的15%～20%。如果肝肾功能正常，儿童、孕妇、乳母或有营养不良者的蛋白质摄入比例可高于总能量的20%。但是如果糖尿病合并肾脏病变，应视肾功能酌情供给。为保证供给的蛋白质质量，动物性蛋白质应占总蛋白质的1/3以上。补充一定量的豆类食物除了可补充优质蛋白质以外，还有助于降低胆固醇摄入量。

（三）补充维生素和矿物质

糖尿病患者因代谢旺盛使得维生素的需要量增加，再加上大部分患者尿量增加，导致部分维生素从尿中损失，容易造成维生素缺乏。B族维生素是能量代谢中许多酶的辅酶，缺乏时会导致或加重神经病变；维生素C、β-胡萝卜素、维生素E等具有抗氧化作用，能够清除葡萄糖和糖基化蛋白过氧化时产生的自由基，特别是维生素C可预防因其缺乏时引起的微血管病变，所以在糖尿病患者的膳食中必须保证摄入足量的维生素。一般建议维生素的供给量：维生素B_1成年男性为1.4 mg/d，成年女性为1.2 mg/d；维生素B_2成年男性为1.4 mg/d，成年女性为1.2 mg/d；维生素C为100 mg/d。

与糖尿病关系密切的矿物质有铬、锌、钙、磷、镁等。铬是葡萄糖耐量因子的组成成分，能增强胰岛素的生物学作用，还能抑制胆固醇的合成，因而供给适量的铬既能预防和延缓糖尿病的发生，又能改善糖耐量，降低血糖、血脂。锌是多种代谢酶的组成成分和活化剂，还与胰岛素的合成、结构稳定及活性有关。钙、磷由于从尿中大量丢失，因而糖尿病人常继发骨质疏松的病症。机体缺镁可致胰岛素抵抗，加速动脉粥样硬化，影响血脂。补充镁后可改善胰岛素分泌能力，防止视网膜病变的发生。糖尿病患者对上述微量元素的需要量增加，且丢失较多，因此容易导致这些微量元素的缺乏，应注意补充。钠也是机体必需的一种矿物质，但是正常饮食条件下很少缺乏，反而容易摄入过量。钠的摄入量一般需要控制在2 200 mg/d以下，食盐的摄入量要控制在6 g/d以下，并注意不要摄入太多酱油、咸菜等含钠高的食物。

（四）提高膳食纤维的摄入量

膳食纤维在胃肠道中能延缓和减少碳水化合物的吸收、增加食物体积、加快食物通过肠道、软化大便等。同时，膳食纤维能降低血糖、改善葡萄糖耐量、防止便秘、因饱腹作用减轻饥饿感、降脂减肥等，具有良好的防治糖尿病的作用。但过多的膳食纤维也会影响矿物质和维生素的吸收，建议糖尿病患者的膳食纤维每日摄入达到25～30 g的推荐量。豆类、富含纤维的谷物类、水果、蔬菜和全麦食物均为膳食纤维的良好来源。

（五）戒烟限酒

饮酒可增加机体代谢，增加酮体的产生量；吸烟可降低机体的抵抗力，增加感染的机会，因此糖尿病患者应当戒烟限酒。

（六）合理分配三餐食物

合理的进餐制度可减轻胰岛负荷、控制血糖水平。糖尿病患者每日不得少于三餐，一般按1/5、2/5、2/5或1/3、1/3、1/3的能量比分配三餐食物。若某餐后血糖过高或某个时间易发生低血糖甚至出现酮症，就应增加餐次（4～6餐或更多）。其方法是从正餐中匀出25 g主食及一部分含蛋白质高的食物作为加餐。加餐时间一般在上午9:00、下午3:00和晚间临睡前1 h这三个时段。

（七）合理进餐

建议糖尿病患者进餐时细嚼慢咽，每口饭菜最好咀嚼25～30次。同时，合理控制进餐速度，早晨进餐时间为15～20 min，中餐和晚餐为30 min左右。建议进餐顺序为先吃蔬菜、再吃肉类、最后吃主食。

（八）用食品交换份法配餐

食品交换份法是国内外普遍采用的糖尿病饮食简便计算法，比较简便、直观，糖尿病患者可以在家里自己掌握，现已在世界上许多国家推广。我国各地区可以根据当地的饮食习惯和主副食品的营养成分，制定糖尿病食物交换表。该法通常将糖尿病患者常用食物分成6大类。

第一类：富含碳水化合物的谷类食物。该类食物包括谷类、点心类、薯类及粉条、粉丝等含淀粉的食物。每交换单位谷类可提供能量377 kJ(90 kcal)，蛋白质2 g，脂肪0.5 g，碳水化合物19 g，根茎类一律以可食部计算。等值谷类交换表如表8-3所示。

表8-3 等值谷类交换表

单位：克/份

食物	重量	食物	重量	食物	重量	食物	重量	食物	重量
生挂面	25	小米	25	玉米面	25	咸面包	37.5	生面条	30
银耳	25	大米	25	绿豆或赤豆	25	干粉条	25	凉粉	400
藕粉	25	土豆	125	慈姑	75	山药	125	荸荠	150
粳米	25	籼米	25	馒头	35	苏打饼干	25		

第二类：富含矿物质、维生素和膳食纤维的蔬菜类食物。每交换单位蔬菜类可提供能量335 kJ(80 kcal)，蛋白质5 g，碳水化合物15 g。每份重量为可食部，按规定可互换任何一种食品。等值蔬菜类交换表如表8-4所示。

表8-4 等值蔬菜类交换表

单位：克/份

食物	重量	食物	重量	食物	重量	食物	重量	食物	重量	食物	重量
白菜	500	圆白菜	500	菠菜	500	油菜	500	韭菜	500	芹菜	500
苤蓝	500	莴苣	500	西葫芦	500	水浸海带	75	冬瓜	500	黄瓜	500
苦瓜	500	茄子	500	绿豆芽	500	菜花	500	鲜蘑菇	500	甜椒	350
龙须菜	500	平菇	500	南瓜	350	丝瓜	300	豇豆	250	扁豆	250
四季豆	250	鲜豌豆	100	萝卜	350	胡萝卜	200	蒜苗	200	番茄	500

第三类：含矿物质、维生素和果糖的水果类食物。每交换单位水果类可提供能量377 kJ(90 kcal)，蛋白质1 g，碳水化合物21 g。每份重量为市售部分，按规定量可互换任何一种食品。等值水果类交换表如表8-5所示。

表 8-5　等值水果类交换表

单位：克/份

食物	重量	食物	重量	食物	重量	食物	重量
鸭梨	250	葡萄	200	苹果	200	桃子	175
西瓜	750	鲜荔枝	225	香蕉	100	柑橘	275
李子	200	甜橙	350	鲜枣	100		

第四类：富含蛋白质的瘦肉类，包括畜肉类、禽肉类、水产类、鱼类、蛋类及部分豆制品类。每交换单位瘦肉类可提供能量 335 kJ(80 kcal)，蛋白质 9 g，脂肪 5 g，除鸭蛋为市售重量，其余均为可食部，按规定量可互换任何一种食品。等值瘦肉类交换表如表 8-6 所示。

表 8-6　等值瘦肉类交换表

单位：克/份

食物	重量	食物	重量	食物	重量	食物	重量
瘦猪肉	25	猪舌	25	香肠	20	青鱼	75
鸡肉	50	鸭肉	50	鲳鱼	50	虾仁	75
瘦牛肉	50	猪肝	70	肉松	20	瘦羊肉	50
鲫鱼	50	鸡蛋	55	鸭蛋	55	北豆腐	100
豆腐脑	200	黄豆	20	兔肉	10	大排骨	25
酱肉	25	猪心	70	南豆腐	125		
鲢鱼	50	豆腐干	50	蛤蜊肉	100		

第五类：含有蛋白质、脂肪和碳水化合物等豆乳类，包括乳类和豆浆等。每交换单位豆乳类可提供能量 335 kJ(80 kcal)，蛋白质 4 g，脂肪 5 g，碳水化合物 6 g，按规定量可互换任何一种食品。其中，豆浆是指黄豆重量 1 份加水 8 份浸泡、磨浆、过滤、煮沸而得的饮品。等值豆乳类交换表如表 8-7 所示。

表 8-7　等值豆乳类交换表

单位：克/份

食物	重量	食物	重量	食物	重量
淡牛奶	110	豆浆	200	奶粉	15
酸牛奶	110	豆汁	500	豆浆粉	20

第六类：提供脂肪的油脂类，包括烹调用油和某些含脂肪丰富的硬果类食物。每交换单位油脂类可提供能量 335 kJ(80 kcal)，脂肪 9 g，按规定量可互换任何一种食品。等值油脂类交换表如表 8-8 所示。

表 8-8 等值油脂类交换表

单位：克/份

食物	重量	食物	重量	食物	重量	食物	重量	食物	重量
豆油	9	菜油	9	花生	9	麻油	9	花生米	15
核桃仁	12.5	葵花籽	30	南瓜子	30	杏仁	15	芝麻酱	15

根据食物交换份制作糖尿病患者食谱时，首先要根据体型、劳动强度和标准体重计算出每天所需的能量(kcal)，然后再将能量除以每份 90 kcal 计算出每天所需的食物交换份，再根据表 8-9 确定每日不同类别食物的交换份数，选择不同类别的食物，建议同时结合食物血糖生成指数。在此基础上，通过同类食物等份数互换，配出能量适宜、不同种类食物比例合理、品种丰富的食谱。

表 8-9 不同能量的糖尿病饮食食物分配表

总能量/kcal	总交换单位/份	谷类交换单位/份	粳米/g	蔬菜类交换单位/份	青菜/g	瘦肉类交换单位/份	牛肉/g	水果类交换单位/份	苹果/g	豆乳类交换单位/份	牛奶/g	油脂类交换单位/份	豆油/g
1 000	12	6	150	1	500	2	100	0	0	2	220	1	9
1 200	14.5	7	175	1	500	3	150	0	0	2	220	1.5	13.5
1 400	16.5	9	225	1	500	3	150	0	0	2	220	1.5	13.5
1 600	19	9	225	1	500	4	200	1	200	2	220	2	18
1 800	21	11	275	1	500	4	200	1	200	2	220	2	18
2 000	24	13	325	1.5	750	4.5	225	1	200	2	220	2	18
2 200	26	15	375	1.5	750	4.5	225	1	200	2	220	2	18
2 400	28.5	17	425	1.5	750	5	250	1	200	2	220	2	18

三、糖尿病患者的运动疗法

糖尿病患者的运动时间、频率等可参见本章第一节肥胖的运动疗法的相关内容，但是应当特别注重预防糖尿病患者在运动过程中低血糖的发生。总的来说，运动过程应当循序渐进，从小运动量开始，不要进行大运动量的剧烈运动；合理选择运动时机，不要在空腹时和饭后立即运动；注意穿着舒适的鞋和衣服，开始最好有人陪伴；运动过程中备一些饼干和糖块，一旦发生心慌、头晕、出冷汗等低血糖症状，立即吃一定量的备用食物以防发生危险。

第三节 高尿酸血症和痛风的营养治疗

痛风是一种古老的疾病，在公元前 400 多年，人们对痛风已有一定的认识。随着科学的进步,人们逐渐意识到高尿酸血症(High Uric Acid, HUA)是由与遗传有关的嘌呤代谢紊乱及尿酸排泄障碍引起的一种代谢性疾病,痛风是在高尿酸血症的基础上所产生的急性关节炎反复发作、痛风石沉积及痛风石性慢性关节炎症等病症,严重者可引起关节畸形、慢性间质性肾炎和尿酸肾结石。

2009 年发布的《无症状高尿酸血症合并心血管疾病诊治建议中国专家共识》指出,高尿酸血症和痛风的患病率随着国家经济水平的提高而增加,与糖尿病、高脂血症有着相似的流行趋势,并提示高尿酸血症与生活方式密切相关。根据近年来各地所报道的 HUA 患病率,保守估计目前我国约有 HUA 患者 1.2 亿,约占总人口的 10%,高发年龄为中老年男性和绝经后女性,但年轻化趋势加剧。

HUA 不但会导致痛风,而且越来越多的证据显示高尿酸血症常与肥胖、高血压、高脂血症、糖尿病等传统的代谢性疾病伴发。近 20 年来入组超过 10 万例患者的 10 余项研究更证实了 HUA 是心血管疾病的独立危险因素,其还与心血管疾病的发生密切相关。

一、痛风的营养代谢特点

人体的尿酸来源于内源性和外源性嘌呤代谢的终产物。尿酸主要来源于内源性嘌呤代谢产物(大约占总尿酸的 80%),而来源于富含嘌呤或核酸的食物的外源性嘌呤代谢产物仅占 20%。食物中的嘌呤主要来源于动植物细胞核内核酸的分解产物,其含量与细胞数量成正比。同体积的食物,细胞数量越多,其嘌呤含量越高,而几乎不含细胞成分的牛奶、鸡蛋则嘌呤含量甚微。

痛风患者均伴有 HUA,减少食物中的嘌呤含量,有助于控制 HUA。因此,了解常见食物的嘌呤含量,控制嘌呤的摄入量,可降低血液中的尿酸浓度。常见食物的嘌呤含量如表 8-10 所示。

表 8-10 常见食物的嘌呤含量

单位:mg/100 g

食物种类	极低嘌呤食物(≤25)	低嘌呤食物(25~75)	较高嘌呤食物(75~150)	高嘌呤食物(≥150)
碳水化合物	淀粉、薏仁、燕麦、糙米、通心粉、糯米、白米、米线、面粉、玉米、高粱、米粉、小麦、小米	麦片	—	酵母粉
蔬菜、水果	菠萝、葡萄、西瓜、梨子、香蕉、蜂蜜、桃子、枇杷、苹果、橙子;红枣、桂圆干、黑枣;葫芦、萝卜、苦瓜、丝瓜、包心菜、茄子、小黄瓜、菜花、芹菜、小葱、青椒、木耳、胡萝卜、圆白菜、番茄、洋葱、马铃薯、冬瓜、空心菜	黑芝麻、菜豆、金针菇、四季豆、豆腐、鲍鱼菇、洋菇、蘑菇、油菜、大葱、茼蒿菜、笋干	海带、银耳	香菇、紫菜、发芽豆类、黄豆芽、豆苗、芦笋

续 表

食物种类	极低嘌呤食物（≤25）	低嘌呤食物（25～75）	较高嘌呤食物（75～150）	高嘌呤食物（≥150）
蛋、奶、豆类	牛奶、鸡蛋、鸭蛋、皮蛋	豆浆、豆干、红豆、花豆	绿豆、豌豆、黑豆	—
禽、肉类	猪血	猪皮、猪大肠、猪心、猪脑、猪腰、	牛肚、牛肉、鸡胸肉、鸡胗、鸡腿肉、鸡心、鸭胗、鸭肉、鸭心、鸭肠、猪肺、猪肚、猪肉、兔肉、羊肉	鸡肠、鸡肝、鸭肝、猪小肠、牛肝、猪肝、猪脾
鱼、虾、海鲜类	海参、海蜇皮	—	草鱼、虾、螃蟹、乌贼、鳝鱼、旗鱼、鱼翅鲍鱼、鳗鱼、蚬子、刀鱼、鲫鱼	海鳗、草虾、鲨鱼、乌鱼、鲢鱼、白鲳鱼、牡蛎、蛤蛎、鱼干、干贝、带鱼、凤尾鱼、沙丁鱼
其他	糯米醋、莲蓬、瓜子、番茄酱、姜、味精	栗子、枸杞、杏仁、莲子	腰果、花生、白芝麻	肉汁、鸡精、鸡汤、麦芽

二、高尿酸血症和痛风的营养治疗

高尿酸血症和痛风的营养治疗原则为“三低一高”，即低嘌呤、低能量、低脂饮食以减少嘌呤的摄入，增加饮水量以增加尿酸从尿液排出。伴有超重或肥胖的患者，在减重过程中应循序渐进，切忌过快，避免体脂分解过快而导致酮症，抑制尿酸排除，以致痛风症急性发作。

（一）低嘌呤饮食

痛风患者急性发作期和缓解期的营养治疗原则基本相同，差别在于急性发作期限制嘌呤摄入更严格，摄入量在 150 mg/d 之内，故需选含嘌呤低的食物，禁用含嘌呤高的食物；慢性痛风患者在缓解期可适当放宽嘌呤摄入的限制，但仍禁食含嘌呤较多的食物。

正常人嘌呤摄入量可多达 600～1 000 mg/d。低嘌呤饮食可以减少嘌呤的吸收和尿酸的形成，降低血尿酸水平。因此掌握常见食物的嘌呤含量，有利于调配饮食，减少外源性嘌呤的摄入。

（二）营养需求

1. 碳水化合物

痛风患者常伴有代谢综合征，应控制能量摄入，防止超重或肥胖。充足的碳水化合物可防止组织分解并产生大量的酸性物质，因此，痛风患者的主食应以碳水化合物为主，碳水化合物应占总能量的 50%～60%，可选用大米、玉米、面粉及其制品（如馒头、面条和面包等）。

2. 蛋白质

对于痛风患者，标准体重时蛋白质每日摄入量以每千克体重 0.8～1.0 g 为宜，应占总能量的 12%～14%，每日蛋白质供应量为 40～65 g，以植物性蛋白质为主，如米、面类，动物性蛋白质可选用牛奶(每日 250 mL)、鸡蛋(特别是蛋白)。因牛奶、鸡蛋无细胞结构，嘌呤量较低，且远远低于各类肉类、鱼类，所以鸡蛋与牛奶是痛风患者最适宜的营养补充剂。痛风患者也可适量食用瘦肉、禽肉，但最好是切成块煮沸，让嘌呤溶于水，然后去汤再吃。对含有高嘌呤的食物如动物内脏和海产品，应禁止食用。

3. 脂肪

对于痛风患者，脂肪每日摄入量以每千克体重 0.6～1 g 为宜，占总能量的 20%～25%，总量应控制在约 50 g/d。并发高脂血症者要适当限制脂肪摄入，尤其是在急性痛风发作期需避免高脂饮食，这是因为高脂饮食会抑制尿酸排泄。胆固醇的每日摄入量最好不超过 300 mg。同时，痛风患者应少吃油煎食物，摄入的脂肪品种应以植物性油脂为主，如豆油、花生油和玉米油等。

4. 维生素和矿物质

对于痛风患者，应供给充足的 B 族维生素和维生素 C。应多供给蔬菜、水果等高钾和碱性食物，因为碱性食物在碱性环境中能提高尿酸盐溶解度，有利于尿酸排出；蔬菜和水果富含维生素 C，能促进组织内尿酸盐溶解。钾可减少尿酸沉淀，适当多吃高钾食物，如香蕉、西兰花、西芹等，有助于将尿酸排出体外。蔬菜中除含嘌呤较多的香菇、豆类(如扁豆)、紫菜等不宜大量食用外，其他都不必严格限制。建议痛风患者蔬菜摄取 500 g/d 以上，水果以 200～300 g/d 为宜。由于痛风患者易患高血压、高脂血症和肾病，应限制钠盐摄入，通常用量为 2～5 g/d。

5. 水

痛风患者应多喝水，食用含水分多的水果和食品，液体量维持在 2 000 mL/d 以上，最好能达到 3 000 mL，以保证尿量，促进尿酸的排出并避免尿路结石的形成，睡前或夜间亦应补充水分以防止尿液浓缩。水分摄入应以白开水、淡茶水、矿泉水及新鲜果汁等为主。近年来研究证实，咖啡饮品是痛风的保护因素。碱性苏打水有利于尿酸的排泄，在服用排尿酸药物期间应多饮苏打水。

(三) 禁酒

痛风患者须禁酒，尤其是啤酒最容易导致痛风发作，应绝对禁止。因为一旦血中酒精浓度高达 200 mg/dL，血中乳酸会随着乙醇的氧化过程而增加，令肾脏的尿酸排泄受阻，以致血中尿酸增加，乙醇还会促进腺嘌呤核苷酸转化而使尿酸生成增多。另外饮酒常伴食富含嘌呤的食物，也会造成嘌呤摄入过高。

(四) 培养良好的饮食习惯

痛风患者的一日三餐应有规律，也可少食多餐，但千万不要暴饮暴食或随意漏餐。烹饪方法也应注意，一些调味品如辣椒、胡椒、芥末及生姜等，能使自主神经兴奋诱导痛风急性发作，故烹饪时应尽量避免使用。

正确的烹调方法也有利于减少嘌呤的摄入，由于嘌呤易溶于水，因此对于爱吃肉的人，可以将肉切成丁，在水中煮过后，去汤翻炒来减少食物中的嘌呤含量。一定要注意少喝肉汤、鱼汤、鸡汤、火锅汤等，外出就餐尽量不吃火锅。这是因为经过长时间沸煮，食物中的细胞溶解破裂，50%的嘌呤可溶于汤内，喝这种肉汤可摄入大量嘌呤，容易加重症状或诱发痛风发作。

(五) 适当运动

运动对痛风患者非常重要。适当的运动可预防痛风的发作，减少内脏脂肪，减少胰岛素抵抗。运动的种类包括散步、游泳、健美操、太极拳及羽毛球等有氧运动。应注意需避免与体力不相称的剧烈运动，因为剧烈运动是无氧运动，可产生大量乳酸。

第四节　心血管疾病的营养治疗

一、高血压的营养防治

高血压是指体循环动脉血压增高的症状，是常见的临床综合征，是一种以常伴有心、脑、肾等器官功能或器质改变为特征的全身性疾病。在未服药的情况下，成年人(年龄大于18岁)收缩压≥140 mmHg和(或)舒张压≥90 mmHg即可诊断为高血压。2016年国家卫生和计划生育委员会发布的数据显示，我国18岁及18岁以上成人高血压患病率为25.2%。近期的慢性病监测数据显示，在成人高血压患者中，3/4以上为中青年，且发病率的增长较老年人群更迅猛。

(一) 高血压的营养治疗原则

高血压的营养治疗原则是要适当地控制能量及食盐量，降低脂肪和胆固醇的摄入水平，控制体重，防止或纠正肥胖，利尿排钠，调节血容量，保护心、脑、肾血管系统功能。

1. 控制肥胖，维持正常体重

肥胖是造成高血压最危险的因素。肥胖患者脂肪多，不仅会引起动脉硬化，而且还易因脂肪组织内微血管的增多，而造成血容量及心排血量增加，以致产生血压。体重每增加12.5 kg，收缩压可上升10 mmHg，舒张压升高7 mmHg，这说明体重增加，对高血压的治疗极为不利。

对于伴有高血压的肥胖患者，可根据劳动强度，建议每千克标准体重供给0.1～0.13 MJ(25～30 kcal)的能量或更低，通过3个月降低5%～10%体重。具体减肥方案，可参考本章第一节关于肥胖的内容。

2. 摄入适量蛋白质

蛋白质代谢产生的含氮物质，可致血压波动，高血压患者应选高生物价优质蛋白质，按1 g/kg供给，并适当选择食用鱼、鸡、牛肉、鸡蛋白、牛奶和猪瘦肉等以提高优质蛋白质的比例，使其达到50%以上。

3. 减少脂肪，限制胆固醇

高血压患者的脂肪供给量应为 40～50 g/d，除椰子油外，豆油、菜油、花生油、芝麻油、玉米油、红花油等植物性油脂均含维生素 E 和较多亚油酸，对预防血管硬化有一定作用；动物脂肪如肥肉、鸡皮含饱和脂肪酸较多，应减少或限制摄入。对于高血压患者的预防膳食，多不饱和脂肪酸/饱和脂肪酸的比例应大于 1；对于高血压患者的治疗膳食，多不饱和脂肪酸/饱和脂肪酸的比例应大于 2，并禁用含动物脂肪高的食物。在选择植物性油脂时，应注重选择富含 n-3 系列脂肪酸的亚麻籽油和富含 n-9 系列脂肪酸的茶籽油或橄榄油，因为富含 n-3 和 n-9 系列脂肪酸的油脂具有降脂降压的作用。

另外，长期食用高胆固醇食品，如动物内脏、脑髓、蛋黄、肥肉、贝类、乌贼鱼和动物脂肪等，可致高脂蛋白血症，促使脂质沉积，加重高血压，故饮食中的胆固醇含量应为 200～300 mg/d。

4. 摄入适量碳水化合物

对于高血压患者，碳水化合物提供的能量比与正常人相似，仍为 55%～65%，但要进食含复合碳水化合物或膳食纤维高的食品，如淀粉、糙米、标准粉、玉米和小米等。这些食物均可促进肠蠕动，加速胆固醇排出，有益于防治高血压，而简单碳水化合物如葡萄糖、果糖及蔗糖等，均可升高血脂并影响血压，故应限制食用。

5. 摄入低钠、高钾、高钙食物

(1) 限制钠摄入：供给食盐以 2～5 g/d 为宜。试验表明，中度限制膳食中的食盐(4～5 g/d)，能使人群的血压水平降低，可使约 1/3 的轻度和中度高血压患者血压恢复正常，还具有增强降压药药效的作用。

(2) 补钾：限钠时应注意补钾，钾钠比例至少为 1.5∶1。有些利尿药可使钾离子从尿中大量排出，故应供给含钾丰富的食品或者补充钾制剂。含钾高的蔬菜有龙须菜、豌豆苗、莴笋、芹菜、丝瓜和茄子等；而干果、香蕉和柑橘等水果含钾量也非常丰富。

(3) 补钙：钙可降低神经系统的兴奋性，对治疗高血压病有一定的作用。对于高血压患者，每天应以供给钙 1 000 mg 为宜，连用 8 周可使血压下降，部分人不服用降压药，也可使血压恢复正常。含钙丰富的食品有黄豆及其制品、葵花籽、核桃、牛奶、花生、鱼、虾等。

6. 摄取维生素丰富的食物

足量的维生素和矿物质有利于促进机体代谢，降低神经内分泌的过度反应，维持平稳的血压。例如，大剂量维生素 C 可使胆固醇氧化为胆酸排出体外，B 族维生素可以促进机体的代谢水平，改善心脏功能和血液循环。可以通过多吃新鲜蔬菜和水果补充各种维生素，如柑橘、大枣、番茄、芹菜叶、油菜、小白菜、莴笋叶等食物均含有丰富的维生素 C 和叶酸，粗粮和全谷食物含有丰富的 B 族维生素，动物肝脏含有丰富的维生素 B_6、维生素 B_2 和维生素 B_{12}，及时补充这些食物，均有利于防治高血压。

7. 多吃有益降压的食物

表 8-11 列出了对降压有益的一些食物和禁忌食品，高血压患者可以自由选择，丰富自己的日常食谱。

表 8-11 高血压食物宜忌

分类	食物
降压食物	芹菜、胡萝卜、番茄、荸荠、黄瓜、木耳、海带、香蕉等
降脂食物	山楂、香菇、大蒜、洋葱、海鱼、绿豆等
有益健康食物	草菇、香菇、平菇、蘑菇、黑木耳、银耳等蕈类食物
禁忌食物	所有过咸食物及腌制品、蛤贝类、虾米、皮蛋，含钠高的绿叶蔬菜等，烟、酒、浓茶、咖啡及辛辣刺激性食物

(二) 得舒饮食

得舒饮食是一种防治高血压的饮食方法。得舒饮食的原则是"五多两少"，即高钾、高镁、高钙、高膳食纤维、丰富的不饱和脂肪酸、控盐、节制饱和脂肪酸和反式脂肪酸。得舒饮食要求摄食足够的蔬菜、水果、低脂(或脱脂)奶，以维持足够的钾、镁、钙等离子的摄取，并尽量减少饮食中油脂量(特别是富含饱和脂肪酸的动物性油脂)的摄取，以有效地防治高血压。另外，膳食中亦应多全谷物、家禽、鱼、果仁；少脂肪、少红肉、少甜食及少添加糖饮品。

二、高脂血症、动脉粥样硬化和冠心病的营养防治

高脂血症、动脉粥样硬化及冠心病和脑血管疾病是一系列相互关联的疾病，其共同特点是都与血脂代谢紊乱有关。临床上将脂肪代谢或转运异常使血浆中的一种或多种脂质高于正常情况的症状称为高脂血症。胆固醇和甘油三酯是血浆中主要的血脂成分，对疾病的诊断、分类及饮食干预主要针对这两种脂类而言。

高血脂症进一步发展会使脂质浸润到血管壁中而引起动脉粥样硬化。动脉粥样硬化是指在中等及大动脉血管内膜和中层形成脂肪斑块的一种病症，这些脂肪斑块主要由胆固醇和胆固醇酯组成。动脉粥样硬化可发生在冠状动脉、脑动脉、股动脉和髂动脉中。其临床表现主要是有关器官受累后出现的症状。如可引起冠心病、脑卒中、动脉瘤和外周血管病。但其最常见的还是发生在位于心脏的冠状动脉中，从而引起冠心病。

(一) 营养防治原则

1. 控制总能量，保持理想体重

为了防治高脂血症和冠心病等，人们应控制总能量，增加运动量，使体重保持正常。特别是中年以后随着年龄的增长，体力劳动和日常其他活动相对减少，基础代谢率也不断下降，更应该注意保持理想体重。

2. 碳水化合物适量

在高脂血症和冠心病等防治中，碳水化合物提供的能量应占总能量的 45%～60%，以复合碳水化合物为主，应限制蔗糖和果糖的摄入，尤其是合并肥胖或高脂血症者更应注意。饮食搭配上，主食除米、面之外，应多吃各类杂粮，其营养丰富并含有较多的膳食纤维，也可用土豆、山药、藕、芋艿和荸荠等根茎类食物代替部分主食，这样可避免主食过于

单调。

3. 限制脂肪和胆固醇摄入量

在高脂血症和冠心病等防治中，应减少脂肪摄入量，脂肪供能比在25%以下，并降低饱和脂肪酸摄入，适当增加单不饱和脂肪酸和多不饱和脂肪酸的摄入，使多不饱和脂肪酸和饱和脂肪酸的比值保持在(1∶1)～(2∶1)，或者三种脂肪酸的比例各占1/3，即饱和脂肪酸、单不饱和脂肪酸和饱和脂肪酸的比值为1∶1∶1。摄入的脂肪应以植物性油脂为主，少吃动物性油脂或含动物脂肪高的食物，如猪、牛、羊肉等。当血脂不高时，胆固醇摄入量应限制在300 mg/d以下，当血脂大于200 mg/dL时，则胆固醇摄入量应低于200 mg/d。禁用含胆固醇高的食物，如猪脑、动物内脏和蛋黄等。

4. 适量蛋白质

在高脂血症和冠心病等防治中，蛋白质应占总能量的10%～14%，其中植物性蛋白质占总蛋白质的50%，特别要增加大豆蛋白质的摄入。有资料表明以大豆蛋白质代替动物性蛋白质，可使血胆固醇下降19%左右。另外，大豆还含有丰富的磷脂，可帮助胆固醇的转运；大豆含有的植物化学物大豆异黄酮，具有改善血脂、抗氧化等功效，对动脉粥样硬化和冠心病具有良好的预防作用。

5. 保证充足膳食纤维

粗粮中的燕麦、玉米及大多数蔬菜和水果多含有丰富的膳食纤维，高脂血症和冠心病等患者可以适当增加摄入。尤其燕麦中含有丰富的可溶性食物纤维β-葡聚糖，这种纤维热量低，且饱腹感强，在动物或人体的试验中均已证实其具有很好的降脂、降糖作用，还可以减少脂肪和糖类物质的吸收，有效降低体重。目前营养学家认为膳食纤维应每日摄入20～25 g，也有说法认为应每天达到35～60 g，患者可根据自己的胃肠道耐受能力和饮食喜好加以调整。

6. 饮食清淡少盐

高脂血症和冠心病等患者每天应控制食盐在5 g以下，并合理使用调味品，限制腌制、烟熏等加工制品的摄入量。

7. 补充矿物质和维生素

多种维生素（如维生素B_6、维生素C、维生素E和维生素PP等）和矿物质（如镁、钾、锰、铬、碘和锌等）对动脉壁及心肌代谢均有一定的好处，但钠、铜等则被认为有害。因此高脂血症和冠心病等患者应多食用新鲜蔬菜和水果，尤其深色蔬菜，不仅体积大可饱腹，能够减少主食的摄入量，而且含丰富的矿物质、维生素和膳食纤维；低糖水果含能量低，维生素和矿物质含量丰富，含有大量果胶，多食用也可减少胆固醇的吸收。

另外，还有一些水果具有防治冠心病的作用，例如，山楂除富含维生素C和类胡萝卜素之外，还含有黄酮类物质，有显著扩张冠状动脉和镇静的作用；海藻类（如海带、紫菜）、发菜及黑木耳等富含甲硫氨酸、钾、镁、碘，均有利于冠心病治疗，但甲硫氨酸不宜过多摄入。

（二）合理选择食物

根据上述原则，表8-12列出了高脂血症、动脉粥样硬化和冠心病患者适宜、限制和禁用食物，以供相关群体选择食物时参考。

表 8-12 高脂血症、动脉粥样硬化和冠心病患者食物选择表

分类	食物
适宜食物	粮食类、豆类及其制品； 蔬菜，尤其是大蒜、洋葱、香菇、黑木耳、韭菜、海带、芹菜、茄子等； 鱼、肉类，如鲳鱼、黄鱼、青鱼、鳙鱼、鸽肉、雉肉、蛙肉、蛤蜊、牡蛎肉、去皮鸡肉、野禽及猪瘦肉等； 脱脂牛奶、鸡蛋清； 水果类，如橘皮、金橘、草莓、无花果、猕猴桃、香蕉、苹果、橄榄等
限制食物	去掉可见脂肪的牛羊肉、火腿、除小虾外的贝类及蛋黄等
禁用食物	动物脂肪含量高的食物，如肥猪肉、肥羊肉、肥鹅、肥鸭； 高胆固醇食物，如猪皮、猪爪、带皮蹄髈、肝、肾、肺、脑、鱼子、蟹黄、全脂奶油、腊肠； 含高能量、高碳水化合物的食物，如冰激凌、巧克力、蔗糖、油酥甜点心、各种水果糖等，均为体积小产热高食物； 刺激性食物，如辣椒、芥末、胡椒、咖喱、大量酒、浓咖啡等

第五节　骨质疏松症的营养防治

骨质疏松是一种常见的以骨量减少、骨的显微结构受损、骨骼脆性增加、骨折危险性升高为特征的骨代谢疾病。全世界约有 2 亿患骨质疏松患者，其发病率名列常见病、多发病的第 7 位。在我国 60 岁以上人群中，骨质疏松的患病率男性约为 14.6%，女性高达 61.8%，且有发病年龄年轻化的趋势。

一、骨质疏松症的营养代谢特点

研究表明，高龄、女性、种族、骨折家族史、低钙、低维生素 D、酗酒、吸烟、低体重、少活动、绝经、甲亢、糖尿病、某些激素和抗惊厥等药物的使用等，是引发骨质疏松症和骨质疏松性骨折的高危因素。个体在年轻时保证充足的钙摄取和体力活动，有助于储备充足的钙来预防或推迟骨质疏松症的发生。

正常成熟骨的代谢主要以骨重建形式进行，在调节激素和局部细胞因子等协同作用下，骨组织不断吸收旧骨，生长新骨，周而复始维持体内骨转换的相对稳定。

骨形成主要由成骨细胞介导，影响骨形成的因素主要有以下三点。① 遗传因素。② 钙摄取量：钙是骨矿物质中最主要的成分，其不足必然会影响骨矿化，尤其在骨生长发育期及机体钙需要量增加期（妊娠、哺乳及骨创伤等），更应摄取充足的钙。③ 生活方式和生活环境：足够的体力活动有助于提升骨峰值，负重等力学刺激及体力活动可刺激骨形成；吸烟、酗酒、高蛋白及高盐饮食、饮大量咖啡、维生素 D 摄入不足或光照少、长期卧床和失重等均易诱发骨质疏松症。

二、骨质疏松症的营养预防与治疗策略

骨质疏松症在明确诊断和了解病因后，除继发性患者的原发病治疗外，常采取以下治疗方法。

(一) 充足的钙

在各种骨质疏松症的常规及基础治疗中，充足的钙摄入对获得理想骨峰值、减缓骨丢失、改善骨矿化和维护骨骼健康均十分有益，儿童和青壮年成人、绝经期前后的女性尤其应注意适当增加钙摄入量。中国居民膳食营养素参考摄入量建议，成人每日钙推荐摄入量为 800 mg，50 岁及 50 岁以上人群每日钙推荐摄入量为 1 000 mg，并尽可能以优质的膳食钙为主(如乳类及乳制品、深色蔬菜和海产品等)，饮食中钙摄入不足时可酌情选择各类钙制剂。

(二) 适量的磷

一般饮食中含磷丰富。高磷摄入易引起血磷偏高，抑制 1,25-$(OH)_2$-D_3 的生成，最终使钙吸收率下降，但增加磷摄入可减少尿钙丢失。因此，建议钙磷比值为(2∶1)～(1∶2)，不过多选择加工食品(各种含磷的添加剂)可避免磷摄入过量。

(三) 充足的维生素

建议个体在上午 11:00 至下午 3:00，尽可能多地将皮肤暴露于阳光下晒 15～30 min，每周两次，以促进体内维生素 D 的合成，缺少日照者可每天补充维生素 D 5 μg，长期水下或井下作业者需每天补充维生素 D 20～50 μg，以维持血 25$(OH)D_3$ 在正常水平(100～150 nmol/L)。维生素 A 可促进骨骼发育，在钙和骨骼的代谢过程中，维生素 K 也是一种必需物质，建议常吃富含维生素 K 的食物，如绿色多叶蔬菜、乳制品(如凝乳和奶酪)、鸡蛋以及纳豆等。

(四) 适量蛋白质

蛋白质是组成骨基质的原料，建议常吃富含胶原蛋白和弹性蛋白的食物，如牛奶、鸡蛋清、核桃等。

(五) 科学的烹调

蔬菜中的草酸和谷物中的植酸会与钙结合成不溶性的钙盐，影响钙的吸收。为降低这种影响，建议将草酸含量高的蔬菜，如菠菜、草头等，先在沸水中焯一下，让草酸溶于水后再烹调；对含植酸的面粉、豆粉、玉米粉，建议加入发酵粉发酵一段时间，可使植酸水解而降低其含量。

(六) 良好的生活方式

应养成多参加户外活动的生活方式，减少烟酒、浓茶、浓咖啡、碳酸饮料的摄取，调整容易使骨质疏松的药物等，保持规律运动，这样均有利于增加和保持骨量。

思考题

1. 基本概念：身体质量指数、食物交换份、高嘌呤食物、低嘌呤食物。

2. 问答题：

(1) 不合理的饮食结构与慢性非传染性疾病高发之间有何联系？

(2) 如何评价肥胖的程度，如何根据患者的具体情况制定合理的饮食减肥方案？

(3) 如何根据食物交换份法制作糖尿病患者的食谱？

(4) 痛风和高尿酸血症患者如何参考食物嘌呤含量选择食物？

(5) 骨质疏松患者的营养需求特点是什么？

第九章 食品安全与管理

[内容提要]

1. 食品安全的概念
2. 食品污染的分类及不同种类食品污染的预防措施
3. 影响食品腐败变质的因素及预防食品腐败变质的措施
4. 食物中毒的分类及其预防措施
5.《食品安全法》的基本知识

自古以来，人们就认识到“民以食为天，食以安为先”，食品安全不仅直接关系到国民健康，还关系到国家信誉和民生保障。

第一节 食品安全概述

在人们正式使用食品安全的概念以前，我国长期使用的是食品卫生的概念。2009年《食品安全法》公布后，人们才逐渐认识并接受食品安全的概念。食品卫生是指“为确保食品安全性和适合性在食物链的所有阶段必须创造的一切条件和采取的措施”；食品安全是指“对食品按其原定用途进行生产和/或食用时不会对消费者造成任何损害的一种担保”。食品安全强调不应含有可能损害和威胁人体健康的物质及因素。一般来说，食品卫生注重食品生产的最终结果，食品安全既注重结果又注重过程。

目前食品安全这一概念得到了极大扩充，不但包括食品质量的安全，还包括食品数量的安全。食品数量安全是指国家能够使食品种类、食物数量满足居民的基本需求的一种保障或担保，而且要做到价格合理能够被大多数人消费得起，从而保证居民的食品消费需求，最大限度地满足最基本食物摄取的需求，减少营养不足和缺乏；食品质量安全是指食品营养卫生，要求食物营养结构合理、优质卫生健康（无污染），保证长期食用不会对人体产生任何直接或间接的危害。从“食品卫生”到“食品安全”的转变，不仅仅是两个字的改变，还折射出“以人为本”这一立法思维，这是食品安全监管方式由表象深入本质的体现，表明了从食品安全监管观念到监管模式的一种转变。

食品安全几乎涉及食品的生产、供给、储存、销售、加工、烹调等各个环节，因此这一食物供给链条的任何一个环节出现问题，均可造成不同危害程度的食品安全问题。由于食品安全涉及面广、影响大，因此食品安全有其固有的特点。

(1) 重要性：食品安全是一个涉及全球的公共卫生问题，不仅关系到人类的健康生存，而且还会严重影响经济和社会的发展。食品安全事件容易造成群体性发病，并产生较大的社会和心理影响。如何保证食品安全已经被提升为新世纪社会性、世界性的重大课题，越来越受到政府和人们的重视。

(2) 复杂性：危害食品安全的因素是复杂的，发生食品污染的环节、污染类型、污染的危害和污染的防控极其复杂。例如，食品污染的原因可能是土壤和水环境污染，也可能是农牧业、种植养殖业的源头污染，还有可能是食品储存加工的污染；污染可能是大面积的，也可能是零散发生的；污染的危害可能是直接的，也可能是间接的，还可能是跨代的亲子遗传；食品污染物极可能是物理性的，有可能是化学性和生物性的，这些都为食品安全的预防、监测、处理、控制造成了极其复杂的局面。

(3) 特殊性：食品安全的特殊性在于它不像一般的传染病，会随着国家经济的发展、人民生活水平的提高、卫生条件的改善以及计划免疫的持久开展而得到有效控制。相反，随着食品生产的机械化和集中化、化学物品和新技术的广泛使用，检测手段和技术越来越先进，人民健康意识和要求越来越高，新的食品安全问题会不断涌现。

(4) 相对性：食品的绝对安全是不可能的，绝对安全的食品也是没有的。所谓食品的相对安全性是指一种食物或成分在合理食用方式和正常食用量前提下不会损害健康的实际确定性。人类天然食品中的化学组分种类繁多，人为的因素会使食品中存在的化学物质更为复杂，应尽量减少食品中存在的有害物质或消除可能的有害因素，但不可能达到“绝对安全”，只能在明确提供营养全面和优质食品的同时，在现有的检测方法和条件下，力求把可能存在的任何风险降低到最低限度，科学地保护消费者。

一旦食品安全这一关不能够严格把控，食品就有极高风险暴露在不安全的环境中甚至直接受到污染。摄入这些食品后会增加对机体造成危害的风险，但是并不能说人们只要摄入受到污染的食品，机体就会受到实质性的伤害。至于是否造成危害，还与污染物的种类、毒性、数量以及人体本身的健康状况、耐受性和抵抗力密切相关。

食源性污染对机体造成的伤害统称为食源性病害。食源性病害根据其危害发生时间长短分为急性短期效应的食源性疾病(Food Borne Disease)和慢性长期效应的食源性危害(Food Borne Hazard)。食源性疾病包括食物中毒、肠道传染病、人畜共患传染病、肠源性病毒感染以及肠道寄生虫病等。食源性疾病发病率的高低可反映出食品卫生工作开展的好与坏。食源性危害包括有害物质引起的干扰代谢、影响生理功能(包括内分泌和免疫功能)、致突变、致畸、致癌等潜在性损害，如有害金属汞、镉污染食品引起的慢性中毒等。

第二节　食品污染及其预防

食品污染是指食品在生产、加工、储存、运输和消费过程中混入有毒有害物质，造成食品安全性、营养性和(或)感官性状发生改变的过程。食品污染是引发食品安全问题的主要因素之一,了解食品污染物的特性、污染途径、检测手段、健康危害、预防措施,并在实践中执行相应的法律法规和管理体系,可以切实降低食品污染的风险和危害,以确保消费者的健康。按照污染物的性质,食品污染可分为生物性、化学性和放射性污染三类。

一、食品的生物性污染与食品的腐败变质

生物性污染包括微生物、寄生虫和昆虫污染。其中,微生物污染(主要包括细菌与细菌毒素、霉菌与霉菌毒素污染)对食品安全和人们的影响最大,并且微生物污染也是导致食品腐败变质的主要原因。

(一) 食品的细菌污染及其预防

自然界中存在大量细菌,其中一少部分细菌可存在于食品中。食品中存活的细菌被称为食品细菌,其中绝大多数是非致病菌。这些细菌是评价食品卫生质量的重要指标,也是研究食品腐败变质的原因、过程和控制方法的主要对象。

1. 常见的食品污染菌

食品中常见的细菌既有革兰氏阳性菌,也有革兰氏阴性菌。

假单胞菌属是典型的革兰氏阴性无芽胞杆菌,需氧,嗜冷兼或嗜盐,广泛分布于蔬菜、肉、家禽和海产品中,是导致新鲜的冷冻食物腐败的重要细菌。微球菌属和葡萄球菌属均为革兰氏阳性球菌,因对营养要求较低而成为食品中极为常见的菌属,可分解食品中的糖类并产生色素。芽胞杆菌属和梭状芽胞杆菌属为革兰氏阳性菌,是肉类及罐头食品中常见的腐败菌。肠杆菌科为革兰氏阴性无芽胞杆菌,多与水产品、肉及蛋的腐败有关。肠杆菌科中除志贺氏菌属于沙门氏菌属之外,其他均是常见的食品腐败菌。大肠埃希氏菌是食品中常见的腐败菌,也是食品和饮用水的粪便污染指示菌之一。弧菌属和黄杆菌属均为革兰氏阴性菌,兼性厌氧,主要来自海水或淡水,可在低温和5%食盐中生长,故为鱼类及水产品中常见的腐败菌。嗜盐杆菌属和嗜盐球菌属均为革兰氏阴性需氧菌,嗜盐,能在含高浓度食盐(至少为12%)的食品中生长,多见于咸鱼、咸肉等盐腌制食中。乳杆菌属为革兰氏阳性菌,主要见于乳制品中,易导致乳制品腐败变质。

2. 细菌性污染预防要点

(1) 加强防止食品污染的宣传教育,应在食品生产、加工、贮存、销售过程以及食用前的各个环节中保持清洁卫生,防止细菌对食品的污染。

(2) 合理贮藏食品,控制细菌生长繁殖。

(3) 采用合理的烹调方法,彻底杀灭细菌。

(4) 细菌学监测。常使用的监测指标有食品中的菌落总数(Colony Forming Units, CFU)、大肠菌群、致病菌等。

3. 食品细菌污染指标及其卫生学意义

评价食品卫生质量的细菌污染指标常用菌落总数和大肠菌群表示。

(1) 菌落总数

菌落总数是指被检测样品单位重量(g)、单位容积(mL)或单位表面积(cm^2)内,所含有的能在严格规定的条件下(培养基、pH、培养温度与时间、计数方法等)培养生长的细菌菌落总数。食品中的菌落总数可作为判断食品清洁状态的标准,并以此预测食品的耐保藏性。食品中的细菌在繁殖过程中可分解食物成分,所以食品中细菌数量越多,食品腐败变质的速度就越快。

食品中的细菌主要来自食品生产、运输、贮存、销售各个环节的外界污染,食品中细菌的多少可反映出食品卫生质量和食品卫生措施落实情况。我国和许多国家的食品卫生标准中均规定了各类食品的菌落总数最高允许限量,以提高食品的清洁状态。

(2) 大肠菌群

大肠菌群包括肠杆菌科的埃希菌属、柠檬酸杆菌属和克雷伯菌属。这些菌属的细菌是直接或间接来自人和温血动物的肠道,需氧与兼性厌氧,不形成芽孢,在 35～37℃下能发酵乳糖产酸产气的革兰氏阴性杆菌,仅有极个别菌种例外。大肠菌群现已被包括我国在内的多数国家用作食品卫生质量鉴定指标。食品中检测出大肠菌群,表明食品曾受到人和动物粪便的污染。但大肠菌群是嗜中温菌,5℃以下基本不能生长,所以对于低温菌占优势的水产品,特别是冷冻食品不适用。近年来有研究将肠球菌(链球菌科)作为粪便污染指示菌。

(二) 食品的真菌与真菌毒素污染及其预防

霉菌是丝状体比较发达的小型真菌,在自然界中分布很广。霉菌生长的营养要求比较低,所以非常容易在各种食物中大量繁殖,以花生、玉米最常见。霉菌污染食品可使食品的食用价值降低,甚至完全不能食用。

1. 真菌与真菌毒素概述

真菌是一类不含叶绿素,无根、茎、叶分化,具有细胞壁的真核细胞型微生物。真菌广泛分布于自然界并可作为食品中正常菌相的一部分,某些真菌可被用来加工食品,但某些情况下也会造成食品的腐败变质。部分真菌的代谢产物具有剧烈的毒性,因此被称为真菌毒素,可对人及动物产生毒性,一次性摄入含大量真菌毒素的食物常会发生急性中毒,而低剂量长期摄入含真菌毒素的食物则会导致慢性毒性(包括致癌、致畸和致突变等)。主要产毒的真菌有曲霉菌属、青霉菌属、镰刀菌属,主要包括的真菌毒素有 200 多种,比较重要的有黄曲霉毒素、赫菌毒素、杂色曲霉毒素等,其中黄曲霉毒素的毒性和致癌性均最强。

真菌产毒的条件与以下几个因素密切相关。① 营养成分:营养丰富的食品中真菌生长的可能性大,真菌在天然食品上比在人工合成的培养基上更易繁殖。但不同的真菌菌种易在不同的食品中繁殖,即各种食品中出现的真菌以一定的菌种为主,例如,玉米与花生中黄曲霉及其毒素检出率高,镰刀菌及其毒素主要污染小麦和玉米,青霉菌及其毒素主要在大米中出现。② 食品中的水分:食品水分含量对真菌的繁殖与产毒具有重要的作用。以最易受真菌污染的粮食为例,粮食水分为 17%～18%是真菌繁殖和产毒的最佳条件。一般来说，粮食类中的水分在14%以下，大豆类在11%以下，干菜和干果品在30%以下，微生物是较难生长的。③ 湿度和温度：在不同的相对湿度中，易于繁殖的真菌不尽相同。对于不同种类的真菌，其最适温度也不一样。大多数真菌繁殖最适宜的温度为25～30℃，在0℃以下或30℃以上时，产毒能力会减弱或消失。

2. 食品的黄曲霉毒素污染

黄曲霉毒素(Aflatoxin, AF)是结构相似的一类化合物，是由黄曲霉和寄生曲霉产生的一类代谢产物，具有极强的毒性和致癌性。早在1960年英国苏格兰火鸡饲料中毒事件中，就已经从鸡饲料中的发霉花生粉中分离出了黄曲霉菌，1961年经动物实验证明，用污染了黄曲霉的花生粉喂养大鼠可诱发大鼠肝癌，并于1962年进一步从中鉴定出了致癌物，命名为黄曲霉毒素。

(1) 黄曲霉毒素的危害

黄曲霉毒素毒性很强，即使微量污染食物，也容易导致严重危害。这些危害主要包括以下三点。① 急性毒性：黄曲霉毒素是剧毒物质，对鱼、鸡、鸭、大鼠、豚鼠、兔、猫、狗、猪、牛、猴及人均有强烈毒性，以最敏感的雏鸭为例，黄曲霉毒素 B_1 的 LD50① 为0.24 mg/kg体重。黄曲霉毒素属于肝脏毒，除了会抑制肝细胞DNA、RNA的合成之外，还会抑制肝脏蛋白质的合成，一次口服中毒剂量后，2～3天可出现肝实质细胞坏死、胆管上皮增生、肝脂肪浸润及肝出血等急性病变。② 慢性中毒：长期少量持续摄入黄曲霉毒素可引起慢性毒性，主要表现为动物生长障碍，肝脏出现亚急性或慢性损伤。慢性中毒会使肝功能改变，可见血中转氨酶、碱性磷酸酶、异柠檬酸酶的活力升高和球蛋白含量升高，白蛋白、非蛋白氮、肝糖原和维生素A降低。肝脏组织学检查可见到肝实质细胞坏死、变性、胆管上皮增生、肝纤维细胞增生、形成再生结节，甚至肝硬化等慢性损伤等。③ 致癌性：长期少量投服或短期摄入较大剂量的黄曲霉毒素，在大鼠、小鼠、豚鼠、雪貂、鳟鱼、鸭雏、狗、猫、兔、猴身上都能诱发出实验性肝癌。黄曲霉毒素诱发肝癌的能力比二甲基亚硝胺大75倍，是目前公认的最强化学致癌物质。

(2) 预防黄曲霉毒素污染的卫生学措施

预防黄曲霉毒素污染和危害的要点主要是防霉、去毒、制定食品中黄曲霉毒素限量标准，以防霉为主。

① 防霉：食品中霉菌生长繁殖的条件，主要为适宜的湿度、温度和氧气，尤以湿度最为重要。所以控制粮食中的水分是防霉的关键。在收获粮食后，必须迅速将其水分含量降至安全水分以下，所谓安全水分，就是使粮食不易发霉的最高水分含量。不同的粮食其安全水分不同，例如，一般粮粒的含水分在13%以下，玉米在12.5%以下，花生在8%以下，霉菌不易生长繁殖。粮食入仓之后，应注意通风，保持粮库内干燥。采用除氧充氮的方法对防霉也有较好的效果。

② 去毒：粮食被污染后，可采用下列几种方法去毒。挑出霉粒——对花生、玉米去毒

① LD50即半数致死量，是指能够引起试验动物一半死亡的药物剂量。

效果较好。研磨加工——发霉的大米加工成精米，可降低毒素含量，并进一步加水反复搓洗、加碱或用高压锅煮饭。加碱破坏——适用于含黄曲霉毒素较高的植物性油脂。吸附去毒——在含毒素的植物性油脂中加入活性白陶土或活性炭等吸附剂，经搅拌、静置，毒素可被吸附而去除。生物学解毒法——橙色黄杆菌可使花生油、花生、花生酱以及玉米等食品中的黄曲霉毒素全部且迅速地遭到破坏。

③ 制定食品中黄曲霉毒素限量标准：制定各食品中黄曲霉毒素的限量，使各种食品中的黄曲霉毒素的实际含量均在限量标准以下。这是控制黄曲霉毒素对人体危害的重要措施。我国主要食品中黄曲霉毒素 B_1 限量标准如下：玉米、玉米油、花生、花生油不得超过 20 μg/kg；大米及其他食用油不得超过 10 μg/kg；其他粮食、豆类、发酵食品不得超过 5 μg/kg；乳制品及特殊膳食用食品不得超过 0.5 μg/kg。

(三) 食品的腐败变质

食品的腐败变质是指食品在一定环境因素影响下，由微生物的作用而使食品成分和感官性状发生改变并失去食用价值的一种变化。引起食品腐败变质的常见细菌主要有假单胞菌属、微球菌属与葡萄球菌属、芽孢杆菌属与芽孢梭菌属、肠杆菌、弧菌属、嗜盐杆菌属与嗜盐球菌属、乳杆菌属。

1. 食品腐败变质的原因

(1) 食品本身的组成和性质

许多食品本身就是动植物组织的一部分，在宰杀或收获后的一定时间内，其所含酶类会继续催化某些生化反应，如肉、鱼类的后熟，粮食、蔬菜、水果的呼吸等，可引起食品成分分解，加速腐败变质过程。食品的营养成分如何、水分多少、pH 高低和渗透压大小等，对食品中的微生物增殖速度、菌相组成和优势菌种也有重要影响。

(2) 环境因素

环境因素主要包括气温、空气湿度、紫外线和氧等。环境温度不仅可以加速食品内的一切化学反应过程，而且有利于微生物的生长繁殖。水分含量高的食品易于腐败变质。紫外线和空气中的氧均有加速食品组成物质氧化分解作用，特别是对油脂作用尤为显著。

(3) 微生物的作用

微生物在食品腐败变质中起主要作用，除一般食品细菌外还包括酵母和霉菌，但在一般情况下细菌常比酵母占优势。微生物本身能分解食品中特定成分的酶，如细胞外酶，可将食物中的多糖、蛋白质水解为简单的物质，而细菌内酶则能将已吸收到细胞内的简单物质进行分解，产生的代谢产物使食品具有不良的气味和味道。

被微生物污染后，食品是否会变质，与食品本身的性质、微生物的种类和当时所处的环境因素等有密切的关系。三者之间的作用结果决定食品是否会发生变质以及变质的程度。

2. 食品腐败变质的化学过程

(1) 食品中蛋白质的分解

肉、鱼、禽、蛋和大豆制品等富含蛋白质的食品，主要是以蛋白质分解为其腐败变质的特性。蛋白质在微生物酶的作用下，分解为氨基酸，氨基酸再在细菌酶的作用下通过脱羧基、脱氨基、脱硫作用，形成多种腐败产物。在细菌脱羧酶的作用下，组氨酸、酪氨酸、赖氨酸、鸟氨酸脱羧分别生成组胺、酪胺、尸胺和腐胺，后两者均具有恶臭。在细菌脱氨基酶的作用下，氨基酸脱去氨基而生成氨；脱下的氨基与甲基构成一甲胺、二甲胺和三甲胺。色氨酸可同时脱羧、脱氨基形成吲哚及甲基吲哚，均具有粪臭。含硫氨基酸在脱硫酶的作用下脱硫也会产生恶臭的硫化氢。氨与一甲胺、二甲胺、三甲胺均具有挥发性和碱性，因此称为挥发性碱基总氮，所谓挥发性碱基总氮是指食品水浸液在碱性条件下能与水蒸气一起蒸馏出来的总氮量。据研究，挥发性碱基总氮与食品腐败变质程度之间有明确的对应关系。此项指标也适用于大豆制品的腐败鉴定。

(2) 食品中脂肪的酸败

食用油脂与食品脂肪的酸败受脂肪酸饱和程度、紫外线、氧、水分、天然抗氧化物质以及食品中微生物的脂肪酶等多种因素的影响。食品中的中性脂肪会分解为甘油和脂肪酸，脂肪酸可进一步断链形成酮和酮酸，多不饱和脂肪酸可形成过氧化物，进一步分解为醛和酮酸，这些产物都有特殊的臭味。脂肪分解早期酸败时，首先是过氧化值上升，这是脂肪酸败早期的指标。其后由于生成各种脂酸，以致油脂酸度(酸价)增高。过氧化值和酸价是脂肪酸败的常用指标。脂肪分解时，其固有碘价(值)、凝固点(熔点)、比重、折光系数、皂化价等也发生明显改变。醛、酮等羧基化合物能使酸败油脂带有“哈喇味”。这些都是油脂酸败较为敏感和实用的指标。

(3) 食品中碳水化合物的分解

含碳水化合物较多的食品主要是粮食、蔬菜、水果和糖类及其制品。这类食品在细菌、霉菌和酵母所产生的相应酶作用下发酵或酵解，生成双糖、单糖、有机酸、醇、羧酸、醛、酮、二氧化碳和水。当食品发生以上变化时，食品的酸度会升高，并带有甜味、醇类气味等。

3. 食品腐败变质的卫生学意义

食品腐败变质时，首先是感官性状发生改变，如刺激性气味、异常颜色、酸臭味以及组织溃烂、黏液污染等。其次是食品成分分解，营养价值严重降低，不仅蛋白质、脂肪、碳水化合物，而且维生素、矿物质等也有大量破坏和流失。最后，腐败变质的食品一般都有微生物的严重污染，菌相复杂且菌量增多，因而增加了致病菌和产毒霉菌存在的机会，极易造成肠源性疾病和食物中毒。

关于食品腐败变质分解产物对人体的直接毒害，目前尚未完全清楚。但已知某些食品腐败产生的组胺可引起中毒，脂肪酸败产物可引起人的不良反应及中毒，腐败过程产生的胺类会为亚硝胺类形成提供前体物，这些都成为重要的食品安全问题。

4. 食品腐败变质的控制措施

(1) 低温防腐

低温可以抑制微生物的繁殖，降低酶的活性和食品内化学反应的速度。低温防腐一般只能抑制微生物生长繁殖和酶的活动，使组织自溶和营养素的分解变慢，并不能杀灭微生物，也不能将酶破坏，食品质量变化并未完全停止，因此保藏时间应有一定的期限。一般情况下，肉类在4℃可存放数日，在0℃可存放7～10 d，在－10℃以下可存放数月，在－20℃可长期保存。但鱼类如需长期保存，则温度应为－30～－25℃。

(2) 高温灭菌防腐

食品经高温处理，可杀灭其中绝大部分微生物，并可破坏食品中的酶类。如果结合密闭、真空、迅速冷却等处理，可明显地控制食品腐败变质，延长保存时间。高温灭菌防腐的方式主要有高温灭菌法和巴氏消毒法两类。高温灭菌法的目的在于杀灭微生物，食品在115℃左右的温度，大约20 min，即可杀灭繁殖型和芽孢型细菌，同时可破坏酶类，获得接近无菌的食品，如罐头的高温灭菌常用100～120℃。巴氏消毒法是将食品在60～65℃下加热30 min，即可杀灭一般致病性微生物，亦有在80～90℃下加热食品30 s或1 min的巴氏消毒法。巴氏消毒法多用于牛奶、酱油、果汁、啤酒及其他饮料，其优点是能最大限度地保持食品原有的性质。

(3) 脱水与干燥

将食品中的水分含量降至一定限度以下(如细菌为10％以下，霉菌为13％～16％，酵母为20％以下)，微生物则不易生长繁殖，酶的活性也会受到抑制，从而可以防止食品腐败变质。这是一种保藏食品较常用的方法。脱水采取日晒、阴干、加热蒸发、减压蒸发或冰冻干燥等方法。日晒虽然简单方便，但其中的维生素几乎全部损失。冰冻干燥(又称为真空冷冻干燥、冷冻升华干燥)是将食物先低温速冻，使水分变为固冰，然后在较高的真空度下使水分从固态变为气态而挥发。此种方法可使大多数食品几乎能够长期保藏，既保持了食品原有的物理、化学、生物学性质不变，又保持了食品原有的感官性状。食用时，加水复原后食品可恢复到原有的形状和结构。

(4) 提高渗透压

提高渗透压常用的方法有盐腌法和糖渍法。盐腌法使微生物处于高渗介质中，可使菌体原生质脱水收缩并与细胞膜脱离而死亡。当食盐浓度为8％～10％时，可抑制大部分微生物的繁殖，但不能杀灭微生物。杀灭微生物需要食盐的浓度达到15％～20％。糖渍食品是利用高浓度(60％～65％)糖液，使微生物处于高渗介质中，从而抑制其繁殖。不过此类食品还应在密封和防湿条件下保存，否则容易吸水，降低防腐作用。

(5) 提高氢离子浓度

大多数细菌一般不能在pH4.5以下正常发育，故可利用提高氢离子浓度的办法进行防腐。提高氢离子浓度的方法有醋渍法和酸发酵法等。醋渍法是向食品内加醋酸，多用于各种蔬菜。酸发酵法是利用乳酸菌和醋酸菌等发酵产酸来防止食品腐败。

(6) 添加化学防腐剂

化学防腐剂属于食品添加剂，可抑制或杀灭食品中引起腐败变质的微生物。由于化学防腐剂中某些成分对人体有害，因而我国对食品使用的防腐剂有严格规定，但允许使用有苯甲酸及其钠盐、山梨酸及其钠盐、亚硫酸及其盐类以及对羟基苯甲酸酯类等。

(7) 辐照保藏

食品辐照保藏是20世纪40年代开始发展起来的一种新的保藏技术，主要利用^{60}Co、^{137}Cs产生的γ射线及电子加速器产生的电子束作用于食品，进行灭菌、杀虫、抑制发芽，从而达到食品保鲜并延长食品保存期限的目的。

(8) 气体保藏

改变食品贮存环境中的气体组成以达到杀菌、抑菌和减缓食品变化过程的工艺处理，称为气体保藏。当食品贮存于含有高浓度CO_2的环境中时，可防止需氧性霉菌所引起的食品变质。当空气中的CO_2增加到10%或20%时，嗜冷菌生长会受到抑制。例如，鸡肉在5℃，空气中含15% CO_2时，保存期比在一般空气中长两倍，含25%CO_2时延长2.5倍。而把苹果放置在0℃、O_2含量2%～4%、CO_2含量3%～5%的环境中，把柿子放置在O_2含量2%～5%、CO_2含量8%的环境中，均可保存3个月。此外，臭氧对果蔬有一定的贮存保鲜作用，经臭氧作用后使西红柿、青椒延缓成熟，可延长保存期。食品用不透气薄膜袋包装，充填N_2或CO_2，同时使用脱氧剂，已广泛应用于蔬菜、水果、茶叶、奶粉、火腿等的贮存保藏中。

二、食品的化学性污染及其预防

(一) 农药残留及其预防

农药能防治病、虫、草、鼠害，提高农畜产品产量，是获取农业丰收的重要措施。农药按用途可分为杀虫剂、杀菌剂、除草剂、杀螨剂、杀鼠剂、植物生长调节剂、昆虫不育剂等。按化学结构可分为有机氯、有机磷、氨基甲酸酯、菊酯类、苯氧乙酸类和有机锡类等。

在食品表面及食品内残存的农药及其代谢产物、降解物或衍生物，统称为农药残留。食用含有残留农药的食品，大剂量可能引起急性中毒或慢性中毒，低剂量长期摄入可能有致畸、致癌和致突变作用。

1. 食品中农药残留的来源

(1) 直接污染：① 在粮食作物、果树、茶树和蔬菜上直接施用农药制剂，会造成作物上表面残留农药，其中大部分可洗去，但有些农药(内吸性农药)被作物吸收，可造成果实、蔬菜内部农药残留；② 为防治禽、畜疾病使用农药后，禽、畜体内在一定时间内会有药物残留；③ 为使食用农作物在贮存期不受虫菌侵害，人们常常施用农药，例如，粮仓内用杀虫剂，香蕉和柑橘用杀菌剂，洋葱、土豆、大蒜用抑芽剂等，这些都可在食品上造成农药残留。农药残留的程度与农药的性质、剂型、施用方法和浓度及时间有关。

(2) 间接污染：由于大量施用农药以及工业“三废”的污染，大量农药进入空气、水体和土壤，成为环境污染物。农作物长期从污染的环境中吸收农药，可造成食品间接污染。另外，人们为了防治城市害虫(蚊、蝇、白蚁、蜂等)和鼠类而使用的卫生用药也会污染环境，然后进一步污染食品。

2. 食品中农药残留及其毒性

(1) 有机氯农药对人体的危害

有机氯农药为高效、广谱、化学性质稳定、不易分解的杀虫剂，主要有六六六、DDT

等,能在环境和食品中长期残留。如 DDT 在土壤中减少 95%需要的时间为 3～30 年(平均为 10 年)。由于六六六和 DDT 能引起动物肿瘤并产生慢性危害作用,许多国家已停止生产和使用,我国也于 1983 年停止生产,并于 1984 年停止使用。但现在有些水体和动物身上还可检测到有机氯农药。

有机氯农药在食品中的残留量与污染程度、食品种类、自然条件和施药时间有关。一般在动物性食品中的残留量高于植物性食品,在含油脂多的食品中高于含油脂少的食品,在食品周围部分高于内层。有机氯农药通过食物链进入动物和人体之后,主要蓄积在脂肪组织中。母体中的有机氯农药可以通过胎盘进入胎儿体内,进而对胎儿产生危害。

(2) 有机磷农药对人体的危害

有机磷农药属于高效、广谱、代谢快、易分解的杀虫剂。有机磷农药可分为高毒、中毒和低毒这三类。例如,甲拌磷、对硫磷和内吸磷等属于高毒类农药,易发生急性中毒甚至死亡。我国已禁止在蔬菜、果树、茶叶、中草药上使用高毒类农药,近年来主要生产和广泛使用高效低毒类农药,如马拉硫磷等。该类农药化学性质不稳定,施用于作物后,大多能迅速分解,在食品上不易形成残留,或残留期比较短暂。

有机磷农药主要残留于蔬菜、水果、谷类等植物性食品上,不残留或很少残留于动物性食品上,其残留量随着时间的延长而减少。一般食品中的有机磷农药多残留在外周部分,内层较少或没有。但在块茎类作物(如胡萝卜)中残留时间较长。

有机磷农药为神经毒物,进入体内后主要抑制血液和组织中胆碱酯酶的活性,引起胆碱能神经功能紊乱,部分品种有迟发性神经毒性。人长期随食物小剂量摄入有机磷农药可致慢性中毒,主要表现为神经衰弱症候群,如头晕、头痛、食欲降低、睡眠障碍和神经精神异常等。

(3) 拟除虫菊酯类

拟除虫菊酯类是人工合成的除虫菊酯,可用作杀虫剂和杀螨剂,具有高效、低毒、低残留、用量少的特点。目前大量使用的产品有数十个品种,如溴氰菊酯(敌杀死)、丙炔菊酯、苯氰菊酯和三氟氯氰菊酯等。其毒性作用机制是通过对钠泵的干扰使神经膜动作电位的去极化期延长,阻断神经传导。

(4) 氨基甲酸酯类

氨基甲酸酯类农药的特点是杀虫效果好,作用迅速,选择性较高,对温血动物、鱼和人的毒性较低,易被土壤中微生物分解,且不易在生物体内蓄积。常用的氨基甲酸酯类农药有西维因、害扑威、速灭威和混灭威等。氨基甲酸酯类农药由于结构和作用的不同可分为杀虫剂、杀菌剂和除草剂。

氨基甲酸酯类杀虫剂中毒的临床症状与有机磷农药中毒基本相同,所不同的是其临床症状出现的更急更快,而抑制作用有较大的可逆性,水解后酶的活性可不同程度地恢复,故在短时间内中毒的临床症状可恢复。氨基甲酸酯类杀虫剂较大剂量中毒时,会出现神经肌肉的损害,如肌无力、共济失调和运动性震颤等。有人认为西维因还有一定的致畸作用,在较大剂量时,可使动物胚胎发育迟缓和死胎率增高。氨基甲酸酯类农药在体内或体外，可被亚硝化为亚硝基类化合物，从而出现诱变性和致癌性。

3. 降低食品中农药残留量的措施

(1) 发展高效、低毒、低残留农药

高效是指农药用量少，杀虫效果好；低毒是指对人畜不致癌、不致畸、不产生特异病变；低残留是指农药在施用后迅速降解，在食品中残留量少。

(2) 合理使用农药

中华人民共和国原农业部(现农业农村部)于2007年颁布了《农药安全使用规范　总则》(NY/T 1276—2007)，规定了使用农药人员的安全防护和安全操作的要求。

(3) 加强对农药的生产经营和管理

2017年，国务院常务会议通过《农药管理条例(修订草案)》。该草案围绕保障农产品质量安全展开工作：要求严格全过程管理，将原由多部门负责的农药生产管理职责统一划归农业部门，解决重复监管、监管盲区并存的问题；对农药生产经营实行许可制，建立进销货查验、质量检验和废弃物回收等制度；鼓励减少农药使用量，加强剧毒、高毒农药监管；要求强化主体责任，健全质量管理制度，加大处罚力度，为餐桌上的安全提供法治保障。

(4) 制定和严格执行食品农药容许残留量标准

《食品安全国家标准　食品中百草枯等43种农药最大残留限量》(GB 2763.1—2018)规定了43种农药302项最大残留限量。在食物卫生监测中应加强对食品中农药残留量的检测，严格执行食品中农药容许残留量标准。

(二) 有毒金属污染及其预防

自然界各种金属元素可以通过饮水、食物等途径进入人体。有些金属元素如汞、镉、铅、砷等对人体有明确的毒害作用，故称为有毒金属。还有一些金属元素如铬、锰、锌、铜等摄入过多时，也会对机体产生较大的毒性作用或潜在危害。

1. 食品中有毒金属的来源

(1) 本底污染。一些特殊地区自然环境中的某些有毒金属元素本底含量较高，使生活在其中的动植物体内含有相应较高的金属元素。

(2) 工业“三废”的污染。这是有毒金属污染食品的主要来源。含有有毒金属的工业“三废”排入环境中可直接或间接污染食品。食物链的生物富集作用，使人类食品中的有毒金属含量显著增高。

(3) 食品生产加工过程的污染。在生产加工运输食品的过程中，机械设备、管道、容器或包装材料中的有毒金属可在一定的条件下溶出污染食品，或者上述设备材料先被有毒金属污染，然后再污染食品。

(4) 农药和食品添加剂的污染。某些金属农药(如有机汞、有机砷等)，或农药不纯含有金属杂质，在使用过程中均可污染食品。食品在生产加工过程中，使用含有金属杂质的食品添加剂，也可造成食品污染。

2. 有毒金属的毒性作用特点

有毒金属进入人体后多以原来的形式存在，也能转变为毒性更强的化合物。多数有毒金属能够在机体内蓄积，半衰期长。有毒金属的一次大剂量给予会造成急性中毒，但大多数污染食品的有毒金属是长期少量摄入，从而引起慢性毒性反应，也可造成致畸、致突变、致癌等危害。

有毒金属的毒性大小与其存在的形式有关，如易溶于水的氯化镉、硝酸镉，比较难溶于水的硫化镉、碳酸镉、氢氧化镉的毒性更强。有机汞比无机汞毒性大，甲基汞的毒性最大，这与机体的吸收能力有关。有毒金属可与酶蛋白的功能基团（如巯基、羧基、氨基、羟基等）结合，使酶活性降低甚至完全丧失，从而发挥其毒性作用。

膳食营养成分也会影响有毒金属的毒性，如食物蛋白质与有毒金属结合，可延缓有毒金属在肠道吸收；蛋氨酸、半胱氨酸通过提供巯基可以预防砷引起的肝损伤；胱氨酸可以提供硫结合部位，从而减轻汞的毒性；维生素 C 与铅结合形成溶解度较低的抗坏血酸铅，可使铅吸收率降低；维生素 C 使六价铬还原成三价铬，可降低其毒性。金属元素之间也可以互相影响，如镉的毒性与锌镉比值密切相关。

3. 预防金属毒物污染的措施

(1) 消除污染源：这是控制有毒金属污染食品的根本措施。主要措施包括：工业废水、废气必须预先处理，使其符合排放标准后才能排放，废渣也要妥善处理以免污染农田；禁止使用含汞、砷、铅等有毒金属的农药和食品添加剂；食品加工设备、容器和包装材料必须符合国家卫生标准和管理办法。

(2) 制定容许限量标准：制定各类食品有毒金属容许限量标准，尽量减少有毒金属污染食品的摄入，并加强对各种食品有毒金属污染状况的经常性检测。

(3) 妥善保管：对于有毒有害金属，应注意保管以防止误食误用以及意外或人为污染食品。

(4) 对已污染食品的处理：根据污染物种类、程度和范围，以及食品的种类和数量等不同情况加以不同处理。处理原则是在确保食用人群安全的基础上尽量减少损失。常用的处理方法包括剔除污染部分，根据污染物理化特性采取相应的加工方法破坏或去除污染物，限制性暂时食用，稀释、改作他用，或销毁等。

(三) *N*-亚硝基化合物污染及其预防

N-亚硝基化合物是一类毒性和致癌性很强的物质，根据其化学结构分为亚硝胺和亚硝酰胺两大类(图 9-1)。

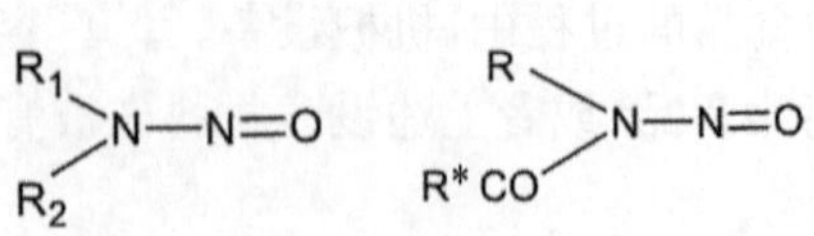

$R_1R_2N-N=O$　　$R(R^*CO)N-N=O$

亚硝胺的基本结构　　亚硝酰胺的基本结构

图 9-1　亚硝胺和亚硝酰胺的结构式

图 9-1 中，亚硝胺中的 R_1 和 R_2 为烷基或芳香基，R_1 和 R_2 相同者，称为对称的亚硝胺，如甲基亚硝胺；R_1 和 R_2 不相同者，称为不对称的亚硝胺，如甲基苯基亚硝胺。亚硝酰胺的 R 为烷基，R^*CO 为酰基。

1. *N*-亚硝基化合物的合成

环境和食品中的 *N*-亚硝基化合物是由亚硝酸盐和胺类在一定条件下合成的。作为 *N*-亚硝基化合物的前体物，即含氮的硝酸盐、亚硝酸盐和胺类，其广泛存在于环境和食品中，例如，蔬菜等农作物可吸收土壤中的硝酸盐，腌制鱼、肉等动物性食品中含有硝酸盐和亚硝酸盐，而胺类作为蛋白质、氨基酸、磷脂等生物大分子合成的必需原料，是天然动植物食品的正常成分（已知仲胺合成 N -亚硝基化合物的能力最强）。在适宜的条件下，这些前体物可以通过化学和生物途径合成各种 N -亚硝基化合物。

N -亚硝基化合物与其他致癌物的不同之处是其在体内外都能合成。例如，食物中存在硝酸盐和各种可亚硝化的胺类；硫氰酸根离子是人体唾液中的正常成分，氯离子和碘离子是食物或胃液的重要成分，它们都具有催化亚硝化反应能力；胃液的酸性环境有利于 N -亚硝化反应。另外，口腔、胃肠道和膀胱中的部分微生物既能造成所在部位的酸性环境，并通过自身的酸将硝酸盐还原为亚硝酸盐，又可使氨基酸脱去羧基形成仲胺，从而促进 N -亚硝基化合物的形成。

2. 对人体的危害

（1）致癌性：N -亚硝基化合物对动物具有致癌性已得到公认。N -亚硝基化合物可通过消化道、呼吸道、皮肤接触或皮下注射诱发肿瘤。一次大剂量投服，可产生以肝坏死和出血为特征的急性肝损害。长期小剂量投服，则会产生以纤维增生为特征的肝硬化，并在此基础上发展为肝癌。关于致癌的机制，两类 N -亚硝基化合物有所不同。亚硝酰胺（如甲基亚硝基脲、甲基亚硝基脲烷、甲基亚硝基胍）为终末致癌物，无须体内活化就有致癌作用，而亚硝胺（如二甲基亚硝胺、吡咯烷亚硝胺）是前致癌物，需要在体内活化、代谢产生自由基，使核酸或其他分子发生烷化而致癌。

（2）急慢性中毒：N -亚硝基化合物、硝酸盐和亚硝酸盐都可造成急慢性中毒。① N -亚硝基化合物中毒：一次大剂量摄入或长期小剂量摄入 N -亚硝基化合物，均可对机体产生毒性。N -亚硝基化合物还对动物有致畸作用，它会通过实验动物胎盘，使子代受损伤，一般在妊娠初期给毒可使胎仔死亡，在中期给毒可使胎仔畸形，后半期给毒则使子代发生肿瘤。② 硝酸盐和亚硝酸盐中毒：高剂量的亚硝酸盐能够使血色素中的二价铁氧化成三价铁，产生大量高铁血红蛋白从而使其失去携氧和释氧能力，引起全身组织缺氧。另外，大剂量的亚硝酸盐可使血管扩张、血压降低，还可直接作用于血管平滑肌，有松弛血管平滑肌的作用，造成血管扩张、血压下降、外周循环障碍。亚硝酸盐是一种允许的食品添加剂，控制在安全剂量范围内不会对人体造成危害，引起亚硝酸盐中毒的主要原因是误食。另外给婴儿喂食过夜的菠菜汁、芹菜汁和饮用苦井水等也可能造成亚硝酸盐中毒。

3. 防止 N -亚硝基化合物危害的措施

（1）阻断亚硝基化反应。对胺的亚硝化过程进行阻断有助于消除 N -亚硝基化合物对人的潜在危害。实验证明，维生素 C、维生素 E、没食子酸、茶叶、大蒜和大蒜素、中华猕猴桃及沙棘果汁等具有抑制亚硝化的作用。

（2）防止亚硝基化合物的危害。各种食品应以新鲜食用为原则，而腌制蔬菜则要在一个月以上才能食用，以减少硝酸盐和亚硝酸盐含量。同时，应制定食品中硝酸盐、亚硝酸盐使用量及残留量标准，开展食品中亚硝基化合物的含量监测，严禁食用 N -亚硝基化合物含量超标的食物。我国规定在肉类罐头及肉类制品中硝酸盐最大使用量为 0.5 g/kg，亚硝酸盐为 0.15 g/kg；残留量以亚硝酸钠计，肉类罐头<0.05 g/kg，肉制品<0.03 g/kg。1998 年，我国又制定了海产品和肉制品中 *N*-二甲基亚硝胺、*N*-二乙基亚硝胺的限量卫生标准(GB 9677—1998)：海产品中 *N*-二甲基亚硝胺≤4 μg/kg，*N*-二乙基亚硝胺≤7 μg/kg；肉制品中 *N*-二甲基亚硝胺≤3 μg/kg，*N*-二乙基亚硝胺≤5 μg/kg；啤酒中 *N*-二甲基亚硝胺≤3 μg/L。

(3) 世界各国现已大幅度降低腌肉时亚硝酸盐的用量，有些国家还规定不许添加亚硝酸盐。因此，有必要大力研究开发亚硝酸盐的代用品，目前已开发出了一些代用品，如山梨酸酪等。

(4) 做好食品保藏，防止蔬菜、鱼肉腐败变质。含硝酸盐高的一些蔬菜，如小白菜、菠菜宜低温贮藏，如果在常温条件下，则应尽量缩短贮藏时间，以免亚硝酸盐升高。对肉、鱼等富含蛋白质的食物，应注意防腐以减少仲胺的产生。

(5) 一些香料应与食盐分开包装，如腌制肉使用的胡椒粉、花椒粉等香料应与食盐分开包装，不宜预先将其混合，以免合成 *N*-亚硝基化合物。

(6) 多吃富含维生素的食物，尤其在胃癌高发地区，更应多吃富含维生素 C 的新鲜蔬菜、水果，少吃酸菜、腌菜及霉变食品。

(7) 注意口腔卫生，以减少唾液中的亚硝酸盐量，进而减少亚硝胺的合成。

(四) 多环芳烃类化合物污染及其预防

多环芳烃类(Polynuclear Aromatic Hydrocarbon，PAH)是由两个以上苯环稠合一起并在六碳环中杂有五碳环的一系列芳香烃化合物及其衍生物。目前，已发现多环芳烃类物质约 200 种，其中多具有致癌性。苯并[a]芘(Benzo[a]Pyrene，B[a]P)是多环芳烃类化合物中一种主要的食品污染物。

1. PAH 的物理化学特性

PAH 是两个以上苯环连接在一起的碳氢化合物。在室温下，所有的 PAH 皆为固体，其特性是高熔点和高沸点，低蒸气压，水溶解度低，易溶于多种有机溶剂中，具有高亲脂性。B[a]P 是 PAH 的典型代表，分子中有 5 个苯环，分子式为 $C_{20}H_{12}$，分子量为 252，在常温下为浅黄色针状结晶，沸点为 310～312℃，熔点为 178℃，在水中溶解度仅为 0.5～6 μg/L，稍溶于甲醇和乙醇，易溶于脂肪、丙酮、苯、甲苯、二甲苯及环己烷等有机溶剂，在苯溶液中呈蓝色或紫色荧光。B[a]P 的性质较稳定，但阳光及荧光可使之发生光化学反应，氧也可使其氧化，与 NO 或 NO_2 作用可发生硝基化。

2. 食品中 PAH 的污染来源

(1) 熏烤食品污染。熏烤食品时所使用的熏烟中含有多环芳烃(包括 B[a]P)。烤制时，滴于火上的食物脂肪焦化产物经热聚合反应，形成 B[a]P，附着于食物表面，这是烤制食物中 B[a]P 的主要来源。食物炭化时，脂肪因高温裂解，产生自由基，并相互结合(热聚合)生成 B[a]P，例如，烤焦的鱼皮，B[a]P 可高达 53.6～70 μg/kg。

(2) 油墨污染。油墨中含有炭黑，炭黑含有几种致癌性多环芳烃。有些食品包装纸带有油墨未干时，炭黑里的多环芳烃可以污染食品。

(3) 沥青污染。沥青有煤焦沥青及石油沥青两种。煤焦油的蒽油以上的高沸点馏分中含有多环芳烃，石油沥青中的B[a]P含量较煤焦沥青含的少。我国一些地方的农民将粮食晒在用煤焦沥青铺的马路上，粮食会遭到多环芳烃污染。

(4) 石蜡油污染。包装纸上的不纯石蜡油，会使食品被多环芳烃污染。不纯的石蜡纸中的多环芳烃还会污染牛奶。

(5) 环境污染。环境中的大气、水和土壤如果含有多环芳烃，则会使植物受到污染。这在一些粮食作物、蔬菜和水果中较为突出。

3. 对人体的危害

(1) 毒性：PAH为中等或低毒性。通过志愿者试验和事故分析，对于PAH的口服致死剂量，成人为5 000～15 000 mg，儿童为2 000 mg。PAH经皮或经口接触的典型影响是溶血性贫血，也可通过胎盘转移影响胎儿。PAH有骨髓毒性，可引起血液淋巴细胞变化和贫血。B[a]P等PAH有胚胎毒性、致畸性和生殖毒性。艾姆斯(Ames)试验、细菌DNA修复、姐妹染色单体交换、染色体畸变、哺乳类动物精子畸变等实验，都表明B[a]P有致突变作用。在小鼠和兔中，B[a]P能通过胎盘发挥致癌活性，造成子代肺腺瘤和皮肤乳头状瘤，还有降低生殖能力和破坏卵母细胞的作用。另外，B[a]P具有环境内分泌干扰物的作用。

(2) 致癌性：学界已对PAH的致癌性进行了广泛的研究。B[a]P是PAH中最重要的一种致癌物，可诱发大鼠、地鼠、豚鼠、兔、鸭和猴等多种动物的多种肿瘤。B[a]P致癌的机制，与其代谢活化过程有关。B[a]P在体外并不能与DNA、RNA或蛋白质以共价结合，但进入体内后，可被肝微粒体混合功能氧化酶氧化而变成环氧化物，该环氧化物可与核酸大分子结合而诱发癌瘤。

4. 预防措施

(1) 减少污染：改进食品的烤熏工艺；使用纯净的石蜡油纸做食品包装材料；加强环境质量监控，减少多环芳烃对环境及食品的污染。

(2) 去毒：对已经污染的食品，可以采用紫外线照射或臭氧等氧化剂处理，使其失去致癌作用；食油在精练时加0.3%活性炭，可使其中的B[a]P含量减少90%；对于烟熏食品，可通过揩去食物表面的烟油而去除20%左右的B[a]P，当食品烤焦时，刮去表面烤焦部分后食用。

(3) 制定食品中B[a]P的允许含量标准：一般认为，B[a]P对人体无害的限量标准为水体<0.03 μg/L，藻类与水生植物<5 μg/kg，植物<20 μg/kg，而人体每日B[a]P摄入的总量不应超过10 μg。我国食品卫生限量标准(GB 7104—1994)规定了烧烤或熏制的动物性食品中B[a]P的限量标准，如烤猪肉、鸡、鸭、羊肉和熏鱼，以及稻谷、小麦、大麦等食物中，B[a]P含量≤5 μg/kg，食用油中B[a]P的含量≤10 μg/kg。

第三节　食物中毒及其预防

一、食物中毒的概念、特点和分类

(一) 食物中毒的概念

食物中毒是指摄入了含有生物性和化学性有毒有害物质的食物，或把有毒有害物质当作食物摄入后出现的非传染性急性或亚急性疾病。食物中毒既不包括因暴饮暴食而引起的急性胃肠炎、食源性肠道传染病(如伤寒)和寄生虫病(如旋毛虫、囊虫病)，也不包括因一次大量或长期少量摄入某些有毒、有害物质而引起的以慢性毒害为主要特征(如致癌、致畸、致突变)的疾病。

(二) 食物中毒的特点

食物中毒发生的原因各不相同，但发病具有如下共同特点。① 发病呈暴发性，潜伏期短，来势急剧，短时间内可能有多数人发病，发病人数曲线呈上升趋势。② 中毒病人一般具有相似的临床表现。常常出现恶心、呕吐、腹痛和腹泻等消化道症状。③ 发病与食物有关。患者在近期内都食用过同样的食物，发病范围局限在食用该有毒食物的人群，停止食用该食物后症状很快消失，发病人数曲线在突然上升之后即突然呈下降趋势，无余波。④ 食物中毒病人对健康人群不具传染性。

(三) 食物中毒分类

1. 细菌性食物中毒

细菌性食物中毒主要包括沙门菌食物中毒、变形杆菌食物中毒、副溶性弧菌食物中毒、葡萄球菌肠毒素食物中毒、肉毒梭菌食物中毒、蜡样芽孢杆菌食物中毒、韦梭菌食物中毒、致病性大肠杆菌食物中毒、酵米面椰毒假单胞菌毒素食物中毒、结肠炎耶尔森菌食物中毒、链球菌食物中毒、志贺菌食物中毒等。

2. 有毒动植物中毒

有毒动植物中毒是指误食有毒动植物或摄入因加工、烹调不当未除去有毒成分的动植物食物而引起的中毒。这种中毒情况下，发病率较高，病死率因动植物种类而异。该类中毒情形包括两种：有毒动物中毒，如河豚、有毒贝类等引起的中毒；有毒植物中毒，如毒蕈、含氰甙果仁、木薯、四季豆等引起的中毒。

3. 化学性食物中毒

化学性食物中毒是指误食有毒化学物质或食入被其污染的食物而引起的中毒，发病率和病死率均比较高，如某些金属或类金属化合物、亚硝酸盐、农药等引起的食物中毒。

4. 真菌毒素和霉变食品中毒

真菌毒素和霉变食品中毒是指食用被产毒真菌及其毒素污染的食物而引起的急性疾病，其发病率较高，死亡率因菌种及其毒素种类而异，如赤霉病麦、霉甘蔗等引起的中毒。

二、细菌性食物中毒

细菌性食物中毒是指由于食用了含有大量细菌或细菌毒素的食物而引起的中毒，是食物中毒中最常见的一类。由活菌引起的食物中毒称为感染型，由菌体产生的毒素引起的食物中毒称为毒素型。有的食物中毒既有感染型，又有毒素型。

细菌性食物中毒发生的基本条件包括：① 细菌污染食物；② 在适宜的温度、水分、pH 及营养条件下，细菌急剧大量繁殖或产毒；③ 进食前食物加热不充分，未能杀灭细菌或破坏其毒素。

细菌性食物中毒全年皆可发生，但在夏秋季节发生较多，引起细菌性食物中毒的食物主要为动物性食品。细菌性食物中毒一般病程短、恢复快、预后良好，抵抗力低的人群，如老人、儿童、病人和身体衰弱者，发病症状常较为严重。

三、有毒动植物中毒

(一) 河豚中毒

河豚中毒是指食用了含有河豚毒素的鱼类引起的食物中毒，在我国主要发生在沿海地区及长江、珠江等河流入海口处。

1. 毒性物质

河豚的有毒成分为河豚毒素，是一种神经毒素，可引起中毒的河豚毒素有河豚素、河豚酸、河豚卵巢毒素及河豚肝脏毒素，其对热稳定，220℃以上可分解。河豚的卵巢和肝脏毒性最强，其次为肾脏、血液、眼睛、鳃和皮肤。河豚死后较久时，内脏毒素可渗入肌肉，使本来无毒的肌肉也含毒。河豚的毒素常随季节变化而有差异，每年 2～5 月为卵巢发育期，毒性最强；6～7 月产卵后，卵巢萎缩，毒性减弱，故河豚中毒多发生于春季。

2. 中毒表现

(1) 发病急，潜伏期为 0.5～3 h，一般 10～45 min 即可发病。

(2) 中毒后会先感觉手指、口唇、舌尖麻木或有刺痛感，然后出现恶心、呕吐、腹痛、腹泻等胃肠道症状，并感到四肢无力，且口唇、舌尖及肢端麻痹，进而四肢肌肉麻痹，以致身体摇摆、行走困难，甚至造成全身麻痹成瘫痪状。

(3) 严重者眼球运动迟缓，瞳孔散大，对光反射消失，然后言语不清，发绀、血压和体温下降，呼吸先迟缓、浅表，而后呼吸困难，最后呼吸衰竭而死亡。

3. 预防措施

(1) 捕捞鱼类时必须将河豚剔除。

(2) 水产部门必须严格执行《中华人民共和国水产品卫生管理办法》，严禁出售鲜河豚。河豚的加工干制品必须严格按规定操作程序操作。

(3) 加强宣传教育，宣传河豚的毒性及危害，不擅自食用沿海地区捕捞或捡拾的不认识或未吃过的鱼。

(4) 严禁饭店、酒店自行加工河豚。

(二) 毒蕈中毒

毒蕈又称为毒蘑菇，是指食用后可引起中毒的蕈类。在我国目前已鉴定的蕈类中，可食用蕈近300种，有毒蕈类约为100种，可致人死亡的至少有10种，它们是褐鳞小伞、肉褐鳞小伞、白毒伞、褐柄白毒伞、毒伞、残托斑毒伞、毒粉褶蕈、秋生盔孢伞、包脚黑褶伞、鹿花蕈。由于生长条件的差异，不同地区发现的毒蕈的种类、大小、形态不同，所含毒素亦不一样。

毒蕈的有毒成分十分复杂，一种毒蕈可以含有几种毒素，而一种毒素又可存在于数种毒蕈之中。毒蕈中毒在全国各地均有发生，多发生在高温多雨的夏秋季节，以家庭散发为主，有时在一个地区连续发生多起，且常常是由于误采毒蘑菇食用而中毒。

毒蕈中毒的预防措施主要有以下三点。① 停止食用并销毁毒蘑菇和用毒蘑菇制作的食品，加工盛放毒蘑菇食品的容器炊具也应洗刷干净。②毒蘑菇中毒的原因主要是误采、误食，由于毒蘑菇难以鉴别，在中毒发生后应及时通过新闻媒体进行广泛宣传，教育当地群众不要采集野蘑菇食用，以免中毒事件再次发生。③关于毒蕈与食用蕈的鉴别，目前尚缺乏简单可靠的方法，一般认为毒蕈有如下一些特征(仅作参考)：颜色奇异鲜艳，形态特殊，蕈盖有斑点、疣点，损伤后流浆、发黏，蕈柄上有蕈环、蕈托，气味恶劣，不长蛆，不生虫，破碎后易变色，煮时能使银器变色、大蒜变黑等。

(三) 含氰甙类植物中毒

含氰甙类植物引起食物中毒的往往是杏、桃、李和枇杷等核仁及木薯。杏仁中含有苦杏仁甙，木薯和亚麻籽中含有亚麻苦甙。苦杏仁甙在苦杏仁中含量比甜杏仁高20～30倍，苦桃仁以及其他核仁中也含有氰甙，引起中毒最为多见，后果最为严重。此外还有苦桃仁、枇杷仁、李子仁、樱桃仁和木薯等。其有毒成分为氰甙，在酶或酸的作用下释放出氢氰酸。苦杏仁甙属剧毒。含氰甙类植物中毒以散发为主。

1. 中毒表现

苦杏仁中毒的潜伏期为半小时至数小时，一般为1～2 h。主要症状为口内苦涩、头晕、头痛、恶心、呕吐、心慌、脉速、四肢无力，继而出现不同程度的呼吸困难、胸闷，有时可闻到苦杏仁味，严重者意识不清、呼吸微弱、四肢冰冷、昏迷，常发出尖叫。随后意识丧失，瞳孔散大，对光反射消失，牙关紧闭，全身阵发性痉挛，最后因呼吸麻痹或心跳停止而死亡，也可引起周围神经症状。空腹、年幼及体弱者中毒症状重，病死率高。

2. 预防措施

应当加强宣传教育，不生吃各种苦味果仁，也不能食用炒过的苦杏仁。若食用果仁，必须用清水充分浸泡，再敞锅蒸煮，使氢氰酸挥发掉。同时，不吃生木薯，食用时必须将木薯去皮，加水浸泡2天，再敞锅蒸煮后食用。

四、化学性食物中毒

(一) 亚硝酸盐食物中毒

亚硝酸盐食物中毒是指食用了含硝酸盐及亚硝酸盐的蔬菜或误食亚硝酸盐后引起的

一种高铁血红蛋白血症，也称为肠源性青紫症。常见的亚硝酸盐有亚硝酸钠和亚硝酸钾，为白色或微黄色结晶或颗粒状粉末，无臭，味微咸涩，易潮解，易溶于水。蔬菜中常含有较多的硝酸盐，特别是当大量施用含硝酸盐的化肥或土壤中缺钼时，可增加植物中的硝酸盐。

1. 亚硝酸盐的来源

(1) 新鲜的叶菜类，如菠菜、芹菜、大白菜、小白菜、圆白菜、生菜、韭菜、甜菜、菜花、萝卜叶、灰菜和荠菜等，几乎不含亚硝酸盐，但含有较多的硝酸盐，可在肠道内硝酸盐还原菌的作用下转化为亚硝酸盐。新鲜蔬菜贮存过久，腐烂蔬菜及放置过久的煮熟蔬菜，亚硝酸盐的含量会明显增高。

(2) 刚腌不久的蔬菜(暴腌菜)含有大量的亚硝酸盐，尤其是在加盐量少于 12%、气温高于 20℃的情况下，蔬菜中亚硝酸盐的含量有所增加，第 7～8 天达到高峰，一般于腌制后 20 天消失。

(3) 苦井水含较多的硝酸盐，用该水煮食物，再在不洁的锅内放置过夜后，则硝酸盐在细菌作用下可还原成亚硝酸盐。

(4) 食用蔬菜过多会使大量硝酸盐进入肠道，儿童胃肠机能紊乱、贫血、蛔虫症等消化功能欠佳者肠道内的细菌可将蔬菜中的硝酸盐转化为亚硝酸盐，且在肠道内过多过快的形成以致来不及分解，从而使大量亚硝酸盐进入血液导致中毒。

(5) 腌肉制品加入过量硝酸盐及亚硝酸盐。

(6) 误将亚硝酸盐当作食盐。

2. 中毒表现

(1) 潜伏期：一般为 10～15 min，大量食入蔬菜或未腌透菜类者，一般为 1～3 h，个别可长达 20 h 后发病。

(2) 症状体征：有头痛、头晕、无力、胸闷、气短、嗜睡、心悸、恶心、呕吐、腹痛、腹泻等症状，且会造成口唇、指甲及全身皮肤、黏膜发绀等。严重者可导致心率减慢，心律不齐，昏迷和惊厥，常因呼吸循环衰竭而死亡。

3. 急救处理

(1) 消除毒物：催吐、洗胃和导泻。

(2) 解毒剂：氧化型亚甲蓝(美蓝)可使高铁血红蛋白还原为低铁血红蛋白(氧化型)，恢复携氧功能。将其剂量以 1～2 mg/kg 体重，加入 50%葡萄糖液 20～40 mL 中，缓慢静脉注射，一般 30 min 后症状即可缓解。1～2 h 后可重复用药半量或全量，以后根据病情适当延长用药时间或减少用量，直至发绀消失。此外，维生素 C 亦可还原高铁血红蛋白，故可口服大量维生素 C 或静脉注射维生素 C 500 mg。临床上一般将美蓝、维生素 C 和葡萄糖三者合用，效果较好。

(3) 对症治疗：出现严重发绀应吸氧。若经美蓝、维生素 C 及输液治疗后，症状仍明显存在者，可输入适量新鲜血液。

4. 预防措施

(1) 保持蔬菜新鲜,禁食腐烂变质蔬菜。短时间内不要进食大量含硝酸盐较多的蔬菜;勿食大量刚腌的菜,腌菜时盐应稍多,至少待腌制 15 天以上再食用。

(2) 肉制品中硝酸盐和亚硝酸盐的用量应严格遵守国家卫生标准的规定,不可多加。

(3) 不喝苦井水,不用苦井水煮饭、煮粥,尤其勿存放过夜。

(4) 妥善保管好亚硝酸盐,防止误将其当成食盐或碱而误食中毒。

(二) 有机磷农药中毒

有机磷是一种剧毒农药,农药进入人体后与体内胆碱酯酶迅速结合,形成磷酰化胆碱酯酶,使胆碱酯酶活性受到抑制,使之失去分解乙酰胆碱的能力,使乙酰胆碱在体内积累过多从而出现中毒症状。

引起食物中毒的原因主要有三点:① 误食农药拌过的种子或误把有机磷农药当作酱油或食用油而食用,或把盛装过农药的容器再盛装油、酒以及其他食物等引起中毒;② 喷洒农药不久的瓜果、蔬菜,未经安全间隔期即采摘食用,从而引起中毒;③ 误食被农药毒杀的家禽、家畜也可引起中毒。

轻度中毒表现为头晕、头痛、恶心、呕吐、多汗胸闷、视力模糊、无力等症状,瞳孔可能缩小,重度者可出现肌束震颤、瞳孔缩小、轻度呼吸困难、流涎、腹痛腹泻、步态蹒跚、意识模糊等情形,甚至出现昏迷、抽搐、呼吸困难、口吐白沫、肺水肿、瞳孔缩小、大小便失禁、惊厥、呼吸麻痹等症状。

中毒者应立即送医院抢救,应尽早导吐,并可用清水、2%碳酸氢钠溶液或用 1∶5 000 高锰酸钾溶液洗胃,洗胃应反复进行。特效解毒药物有抗胆碱剂和胆碱酯酶复能剂。阿托品是目前抢救有机磷农药中毒最有效的解毒剂之一,轻度中毒者可单独给予阿托品;中度或重度中毒者应以阿托品治疗为主,可同时使用胆碱酯酶复能剂(如氯磷定、解磷定)。

第四节 《中华人民共和国食品安全法》简介

中华人民共和国成立后,我国历届政府均非常重视食品卫生和食品安全方面的法制建设及依法管理食品安全工作,早在 20 世纪 50 年代就开始了食品卫生法制化管理,并于 1965 年颁布了《食品卫生管理试行条例》,1982 年 11 月通过了《中华人民共和国食品卫生法(试行)》,1995 年 10 月正式通过了《中华人民共和国食品卫生法》,使我国的食品卫生工作正式走上了法制化道路。在此基础上,2009 年我国颁布了首部《食品安全法》,并经过 2015 年和 2018 年两次修订。新修订后的《食品安全法》更加完善,处罚也更加严厉,被称为史上最严格的食品安全法。《食品安全法》对防控食品安全风险、降低食品安全危害、严格食品安全生产监管、惩戒食品犯罪方面均进行了强化,必将在新时代保护国民健康和饮食安全方面发挥更大的作用。

一、食品安全风险监测与评估

《食品安全法》对食品安全风险监测与评估做出了以下规定。

(1) 建立食品安全风险监测制度，对食源性疾病、食品污染以及食品中的有害因素进行监测。国务院卫生行政部门会同国务院食品安全监督管理等部门，制定、实施国家食品安全风险监测计划。国务院卫生行政部门依照本法和国务院规定的职责，组织开展食品安全风险监测和风险评估，建立食品安全风险监测制度，对食源性疾病、食品污染以及食品中的有害因素进行监测。

(2) 国务院食品安全监督管理部门和其他有关部门获知有关食品安全风险信息后，应当立即核实并向国务院卫生行政部门通报。对有关部门通报的食品安全风险信息以及医疗机构报告的食源性疾病等有关疾病信息，国务院卫生行政部门应当会同国务院有关部门分析研究，认为必要的，及时调整国家食品安全风险监测计划。

(3) 省、自治区、直辖市人民政府卫生行政部门会同同级食品安全监督管理等部门，根据国家食品安全风险监测计划，结合本行政区域的具体情况，制定、调整本行政区域的食品安全风险监测方案，报国务院卫生行政部门备案并实施。

(4) 食品安全风险监测结果表明可能存在食品安全隐患的，县级以上人民政府卫生行政部门应当及时将相关信息通报同级食品安全监督管理等部门，并报告本级人民政府和上级人民政府卫生行政部门。食品安全监督管理等部门应当组织开展进一步调查。

(5) 国家建立食品安全风险评估制度，运用科学方法，根据食品安全风险监测信息、科学数据以及有关信息，对食品、食品添加剂，以及食品相关产品中生物性、化学性和物理性危害因素进行风险评估。

(6) 国务院卫生行政部门负责组织食品安全风险评估工作，成立由医学、农业、食品、营养、生物、环境等方面的专家组成的食品安全风险评估专家委员会进行食品安全风险评估。食品安全风险评估结果由国务院卫生行政部门公布。

(7) 对农药、肥料、兽药、饲料和饲料添加剂等的安全性评估，应当有食品安全风险评估专家委员会的专家参加。

(8) 国务院食品安全监督管理、农业行政等部门在监督管理工作中发现需要进行食品安全风险评估的，应当向国务院卫生行政部门提出食品安全风险评估的建议，并提供风险来源、相关检验数据和结论等信息、资料。省级以上人民政府卫生行政、农业行政部门应当及时相互通报食品、食用农产品安全风险监测信息。

(9) 经食品安全风险评估，得出食品、食品添加剂、食品相关产品不安全结论的，国务院食品安全监督管理等部门应当依据各自职责立即向社会公告，告知消费者停止食用或者使用，并采取相应措施，确保该食品、食品添加剂、食品相关产品停止生产经营；需要制定、修订相关食品安全国家标准的，国务院卫生行政部门应当会同国务院食品安全监督管理部门立即制定、修订。

(10) 国务院食品安全监督管理部门应当会同国务院有关部门，根据食品安全风险评估结果、食品安全监督管理信息，对食品安全状况进行综合分析。对经综合分析表明可能具有较高程度安全风险的食品，国务院食品安全监督管理部门应当及时提出食品安全风险警示，并向社会公布。县级以上人民政府食品安全监督管理部门和其他有关部门、食品安全风险评估专家委员会及其技术机构，应当按照科学、客观、及时、公开的原则，组织食品生产经营者、食品检验机构、认证机构、食品行业协会、消费者协会以及新闻媒体等，就食品安全风险评估信息和食品安全监督管理信息进行交流沟通。

二、食品安全标准

《食品安全法》规定，制定食品安全标准，应当以保障公众身体健康为宗旨，做到科学合理、安全可靠。食品安全标准是强制执行的标准。除食品安全标准之外，不得制定其他食品强制性标准。食品安全标准应当包括下列八项内容。

(1) 食品、食品添加剂、食品相关产品中的致病性微生物，农药残留、兽药残留、生物毒素、重金属等污染物质以及其他危害人体健康物质的限量规定。

(2) 食品添加剂的品种、使用范围、用量。

(3) 专供婴幼儿和其他特定人群的主辅食品的营养成分要求。

(4) 对与卫生、营养等食品安全要求有关的标签、标志、说明书的要求。

(5) 食品生产经营过程的卫生要求。

(6) 与食品安全有关的质量要求。

(7) 与食品安全有关的食品检验方法与规程。

(8) 其他需要制定为食品安全标准的内容。

食品安全国家标准由国务院卫生行政部门会同国务院食品安全监督管理部门制定、公布，国务院标准化行政部门提供国家标准编号。食品中农药残留、兽药残留的限量规定及其检验方法与规程由国务院卫生行政部门、国务院农业行政部门会同国务院食品安全监督管理部门制定。

制定食品安全国家标准，应当依据食品安全风险评估结果并充分考虑食用农产品安全风险评估结果，参照相关的国际标准和国际食品安全风险评估结果，并将食品安全国家标准草案向社会公布，广泛听取食品生产经营者、消费者、有关部门等方面的意见。国家鼓励食品生产企业制定严于食品安全国家标准或者地方标准的企业标准，在本企业适用，并报省、自治区、直辖市人民政府卫生行政部门备案。

省级以上人民政府卫生行政部门应当会同同级食品安全监督管理、农业行政等部门，分别对食品安全国家标准和地方标准的执行情况进行跟踪评价，并根据评价结果及时修订食品安全标准。

三、食品生产经营

《食品安全法》规定，食品生产经营应当符合食品安全标准，并符合下列要求。

(1) 具有与生产经营的食品品种、数量相适应的食品原料处理和食品加工、包装、贮存等场所，保持该场所环境整洁，并与有毒、有害场所以及其他污染源保持规定的距离。

(2) 具有与生产经营的食品品种、数量相适应的生产经营设备或者设施，有相应的消毒、更衣、盥洗、采光、照明、通风、防腐、防尘、防蝇、防鼠、防虫、洗涤以及处理废水、存放垃圾和废弃物的设备或者设施。

(3) 有专职或者兼职的食品安全专业技术人员、食品安全管理人员和保证食品安全的规章制度。

(4) 具有合理的设备布局和工艺流程，防止待加工食品与直接入口食品、原料与成品交叉污染，避免食品接触有毒物、不洁物。

(5) 餐具、饮具和盛放直接入口食品的容器，使用前应当洗净、消毒，炊具、用具用后应当洗净，保持清洁。

(6) 贮存、运输和装卸食品的容器、工具和设备应当安全、无害，保持清洁，防止食品污染，并符合保证食品安全所需的温度、湿度等特殊要求，不得将食品与有毒、有害物品一同贮存、运输。

(7) 直接入口的食品应当使用无毒、清洁的包装材料、餐具、饮具和容器。

(8) 食品生产经营人员应当保持个人卫生，生产经营食品时，应当将手洗净，穿戴清洁的工作衣、帽等；销售无包装的直接入口食品时，应当使用无毒、清洁的容器、售货工具和设备。

(9) 用水应当符合国家规定的生活饮用水卫生标准。

(10) 使用的洗涤剂、消毒剂应当对人体安全、无害。

(11) 法律、法规规定的其他要求。

同时，禁止生产经营下列食品、食品添加剂、食品相关产品。

(1) 用非食品原料生产的食品或者添加食品添加剂以外的化学物质和其他可能危害人体健康物质的食品，或者用回收食品作为原料生产的食品。

(2) 致病性微生物，农药残留、兽药残留、生物毒素、重金属等污染物质以及其他危害人体健康的物质含量超过食品安全标准限量的食品、食品添加剂、食品相关产品。

(3) 用超过保质期的食品原料、食品添加剂生产的食品、食品添加剂。

(4) 超范围、超限量使用食品添加剂的食品。

(5) 营养成分不符合食品安全标准的专供婴幼儿和其他特定人群的主辅食品。

(6) 腐败变质、油脂酸败、霉变生虫、污秽不洁、混有异物、掺假掺杂或者感官性状异常的食品、食品添加剂。

(7) 病死、毒死或者死因不明的禽、畜、兽、水产动物肉类及其制品。

(8) 未按规定进行检疫或者检疫不合格的肉类，或者未经检验或者检验不合格的肉类制品。

(9) 被包装材料、容器、运输工具等污染的食品、食品添加剂。

(10) 标注虚假生产日期、保质期或者超过保质期的食品、食品添加剂。

(11) 无标签的预包装食品、食品添加剂。

(12) 国家为防病等特殊需要明令禁止生产经营的食品。

(13) 其他不符合法律、法规或者食品安全标准的食品、食品添加剂、食品相关产品。

四、食品原料

《食品安全法》对食品原料做出了以下规定。

(1) 食品生产者采购食品原料、食品添加剂、食品相关产品,应当查验供货者的许可证和产品合格证明;对无法提供合格证明的食品原料,应当按照食品安全标准进行检验;不得采购或者使用不符合食品安全标准的食品原料、食品添加剂、食品相关产品。

(2) 食品生产企业应当建立食品原料、食品添加剂、食品相关产品进货查验记录制度,如实记录食品原料、食品添加剂、食品相关产品的名称、规格、数量、生产日期或者生产批号、保质期、进货日期以及供货者名称、地址、联系方式等内容,并保存相关凭证。记录和凭证保存期限不得少于产品保质期满后 6 个月;没有明确保质期的,保存期限不得少于 2 年。

(3) 生产经营的食品中不得添加药品,但是可以添加按照传统既是食品又是中药材的物质。按照传统既是食品又是中药材的物质目录由国务院卫生行政部门会同国务院食品安全监督管理部门制定、公布。

(4) 利用新的食品原料生产食品,或者生产食品添加剂新品种、食品相关产品新品种,应当向国务院卫生行政部门提交相关产品的安全性评估材料。国务院卫生行政部门应当自收到申请之日起 60 日内组织审查;对符合食品安全要求的,准予许可并公布;对不符合食品安全要求的,不予许可并书面说明理由。

(5) 国家对食品添加剂生产实行许可制度。从事食品添加剂生产,应当具有与所生产食品添加剂品种相适应的场所、生产设备或者设施、专业技术人员和管理制度,并取得食品添加剂生产许可。

(6) 生产食品添加剂应当符合法律、法规和食品安全国家标准。食品添加剂应当在技术上确有必要且经过风险评估证明安全可靠,方可列入允许使用的范围;有关食品安全国家标准应当根据技术必要性和食品安全风险评估结果及时修订。食品生产经营者应当按照食品安全国家标准使用食品添加剂。

(7) 生产食品相关产品应当符合法律、法规和食品安全国家标准。对直接接触食品的包装材料等具有较高风险的食品相关产品,按照国家有关工业产品生产许可证管理的规定实施生产许可。质量监督部门应当加强对食品相关产品生产活动的监督管理。

(8) 国家建立食品安全全程追溯制度。食品生产经营者应当依照本法的规定,建立食品安全追溯体系,保证食品可追溯。国家鼓励食品生产经营者采用信息化手段采集、留存生产经营信息,建立食品安全追溯体系。

(9) 国务院食品安全监督管理部门会同国务院农业行政等有关部门建立食品安全全程追溯协作机制。

五、食品标签

《食品安全法》对食品标签进行了如下规定。

预包装食品的包装上应当有标签。标签应当标明下列事项：

(1) 名称、规格、净含量、生产日期；

(2) 成分或者配料表；

(3) 生产者的名称、地址、联系方式；

(4) 保质期；

(5) 产品标准代号；

(6) 贮存条件；

(7) 所使用的食品添加剂在国家标准中的通用名称；

(8) 生产许可证编号；

(9) 法律、法规或者食品安全标准规定应当标明的其他事项。

专供婴幼儿和其他特定人群的主辅食品，其标签还应当标明主要营养成分及其含量。食品添加剂应当有标签、说明书和包装。标明食品添加剂的使用范围、用量、使用方法，并在标签上载明“食品添加剂”字样。

食品和食品添加剂的标签、说明书，不得含有虚假内容，不得涉及疾病预防、治疗功能。生产经营者对其提供的标签、说明书的内容负责。

食品和食品添加剂的标签、说明书应当清楚、明显，生产日期、保质期等事项应当显著标注，容易辨识。

食品和食品添加剂与其标签、说明书的内容不符的，不得上市销售。

六、新修订的《食品安全法》的特点

与2009年颁布的首部《食品安全法》相比，新修订的《食品安全法》突出了预防为主、风险管理、全程控制、社会共治的基本原则，要求建立科学、严格的监管制度，特别强调预防的重要性。在预防为主方面，强化食品生产经营过程和政府监管中的风险预防要求，更加突出预防为主、风险防范；在风险管理方面，提出了食品药品监管部门应根据食品安全风险监测、风险评估结果和食品安全状况等，确定监管重点、方式和频次，实施风险分级管理；在全程控制方面，提出了国家要建立食品全程追溯制度，食品生产经营者要建立食品安全追溯体系，保证食品可追溯；在社会共治方面，强化了行业协会、消费者协会、新闻媒体、群众投诉举报等方面的规定。

新修订的《食品安全法》具有下列鲜明特点：① 完善统一权威的食品安全监管机构，终结了“九龙治水”的食品安全分段监管模式，从法律上明确由食品药品监管部门统一监管；② 建立最严格的全方位的监管制度，对食品生产、食品流通、餐饮服务和食用农产品销售等环节，食品添加剂、食品相关产品的监管以及网络食品交易等新兴业态进行了细化和完善；③ 建立最严格的标准，明确了食品药品监管部门参与食品安全标准制定工作的责任，加强了标准制定与标准执行的衔接；④ 强化对特殊食品的严格监管，明确特殊医学用途配方食品、婴幼儿配方乳粉的产品配方实行注册制度；⑤ 加强对农药的管理，鼓励使用高效、低毒、低残留的农药，特别强调剧毒、高毒农药不得用于瓜果、蔬菜、茶叶、中草药材等国家规定的农作物；⑥ 加强风险评估管理，明确规定通过食品安全风险监测或者接到举报发现食品、食品添加剂、食品相关产品可能存在安全隐患等情形，必须进行食品安全风险评估；⑦ 建立最严格的法律责任制度，从民事和刑事等方面强化了对食品安全违法行为的惩处力度，强化刑事责任追究，大幅提高了罚款额度，对重复违法行为加大处罚。

新修订的《食品安全法》把明确食品安全各方责任作为强化食品安全监管的关键一招。明确地方人民政府对本行政区域的食品安全监管工作负责，统一领导、组织、协调本行政区域的食品安全监管工作及食品安全突发事件应对工作。强调企业主体责任，新修订的《食品安全法》从以下方面对食品生产经营者的主体责任进行了明确：① 对生产经营的食品安全负责，承担社会责任；② 建立健全食品安全管理制度，对职工进行食品安全知识培训，加强食品检验工作，依法从事生产经营活动；③ 企业主要负责人对本企业的食品安全工作全面负责，落实食品安全管理制度；④ 强化生产经营过程的风险控制，建立并实施原辅料、关键环节、检验检测、运输等风险控制体系；⑤ 明确建立食品安全自查和报告制度、食品安全追溯体系。

新修订的《食品安全法》突出风险治理，将预防为主、风险管理作为食品安全工作应该遵循的“两大”基本原则——由食品的本质属性决定。那么，如何把安全系数变大，把风险系数变小？这就需要做到以下几个方面：企业自控，监管部门防控，社会监控，完善食品安全风险监测、风险评估、风险交流和食品安全标准等基础性制度，增设食品生产经营者风险自查、责任约谈、风险分级管理等重点制度。

新修订的《食品安全法》从经济和行政、民事和刑事等方面强化了对食品安全违法行为的惩处力度，进一步加大了违法者的违法成本，让食品生产经营者不敢以身试法。

思考题

1. 基本概念：食品安全、食品污染、食品腐败变质、食源性疾病、食物中毒。

2. 思考题：

(1) 食品安全有哪些固有特点？

(2) 根据食物中毒的原因，食物中毒的类型有哪些？如何预防食物中毒？

(3) 一旦发生食物中毒事件，应当如何开展应急救援和食品安全检查工作？

(4) 如何预防食物的腐败变质？

(5) 为何称新修订的《食品安全法》为史上最严格的食品安全法？在日常生活中，如何更好地贯彻《食品安全法》？

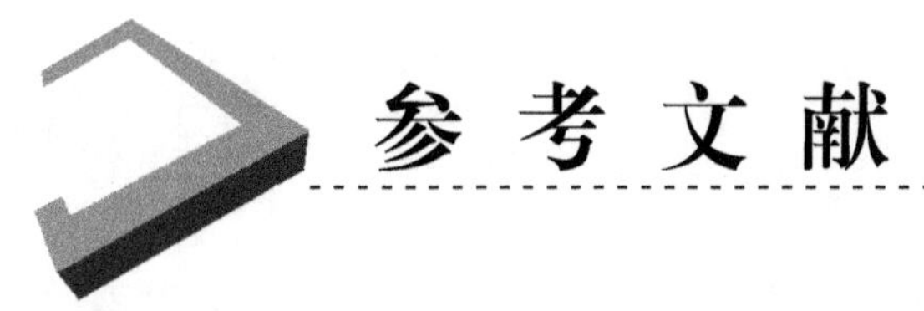

参考文献

[1] 孙长颢.营养与食品卫生学[M].8版.北京：人民卫生出版社，2017.

[2] 郭俊生，罗海吉.军队卫生学[M].上海：第二军医大学出版社，2003.

[3] 史仍飞，袁海平.运动营养学[M].北京：北京体育大学出版社，2015.

[4] 王陇德，白书忠，陈君石，等.健康管理师（基础知识）[M].2版.北京：人民卫生出版社，2019.

[5] 中国营养学会.中国居民膳食指南（2016）[M].北京：人民卫生出版社，2016.

[6] 中国就业培训技术指导中心.公共营养师（基础知识）[M].2版.北京：中国劳动社会保障出版社，2012.

[7] 中国营养学会.中国居民膳食营养素参考摄入量（2013版）[M].北京：科学出版社，2014.

[8] 马文领，尚振川.中国家庭营养指导手册[M].北京：中国协和医科大学出版社，2010.

[9] 马文领，刘伟，李铁岭.心脑血管疾病预警与干预——CWPAS健康管理系统概论[M].北京：军事医学科学出版社，2014.